Leben für eine humane Medizin

Reinhard Schlüter, geboren 1948, ist Publizist (er schreibt unter anderem für die *Süddeutsche Zeitung* und *Psychologie Heute*) und seit vielen Jahren Autor der Sendungen »RadioWissen« und »ZeitReisen« im Bayerischen Rundfunk. Er lebt in Spanien und Österreich.

Reinhard Schlüter

Leben für eine humane Medizin

Alice Ricciardi-von Platen –
Psychoanalytikerin und Protokollantin
des Nürnberger Ärzteprozesses

Campus Verlag
Frankfurt/New York

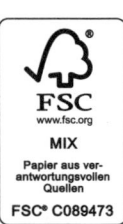

Bibliografische Information der Deutschen Nationalbibliothek:
Die Deutsche Nationalbibliothek verzeichnet diese Publikation in der Deutschen Nationalbibliografie.
Detaillierte bibliografische Daten sind im Internet über http://dnb.d-nb.de abrufbar.
ISBN 978-3-593-39356-8

Copyright © 2012 Campus Verlag GmbH, Frankfurt am Main
Umschlaggestaltung: Guido Klütsch, Köln
Umschlagmotiv: Alice Ricciardi-von Platen-Hallermund. © Miguel Ferraz Araújo.
Satz: Publikations Atelier, Dreieich
Druck und Bindung: Beltz Bad Langensalza GmbH

Dieses Buch ist auch als E-Book erschienen.
www.campus.de

Inhalt

Einleitung 7

Prolog – Der Kälte entgegen 13

1. Herkunft und Kindheit 17
   Prämisse 1 – Die Familie der Mutter 18
   Prämisse 2 – Die Familie des Vaters 22
   Geburt 24
   Wilhelm von Stumm 28
   Beginn der Odyssee 29

2. Stabilisierung und Prägung – Salem 1923–1928 37

3. Zwischen »Dreigroschenoper« und Sterilisationsschock –
   Die Studienjahre 51
   Medizinstudium 1929–1934 54
   Landesanstalt Potsdam 64

4. Florentiner Exil 1936–39 72
   Eine Liebe mit Leyden 72
   Der Hitlerbesuch 1938 77

5. »Große Liebe« in Rom 83
   Kriegsbeginn in Altaussee 83
   Ernst Homann-Wedeking 90

6. Die Odyssee geht weiter – 1940–1946 100
Der Rückweg in den Arztberuf 100
Als Landärztin im geographischen Dreieck Mauthausen,
Schloss Hartheim, Ebensee 108

7. Der Nürnberger Ärzteprozess 119
Zwischenjahre 1945–46 119
In der Kälte 124
Das Buch 139

8. Der Weg zur Psychoanalyse 147
St. Getreu 147
Augusto 160

9. Kein Ende der »Odyssee« – 1957–1967: London – Brüssel –
Tripolis 171

10. Wegbereiterin der Gruppenpsychoanalyse 180
Angekommen in Rom 180
Gründungs- & Aufbaujahre 184

11. Im Unruhestand 194
Erneut allein 194
Die »Wiederentdeckung« des Buches und seiner Autorin 199

12. 1997–2008: Wettlauf mit der Zeit 208

Dank 223

Anmerkungen 226

Literatur 246

Abbildungsnachweise 249

Kurzbiographien (Auswahl) 250

Einleitung

Wie wohl nur wenige Biografien ist die Lebensgeschichte Alice Ricciardi-von Platen-Hallermunds dazu geeignet, das vergangene Jahrhundert unter dem Aspekt zu beleuchten, wie wir mit uns selbst, mit anderen, mit »Andersartigen« und besonders mit den Schwächsten und Hilflosesten unter uns umgehen: Ein beinahe hundert Jahre währendes Leben, das in der Endphase der deutschen Monarchie wurzelt, das durch die NS-Zeit und zwei Weltkriege massiv erschüttert wurde, das durch eine fast unübersehbare Zahl teils erwungener Ortswechsel charakterisiert, mit spektakulären Ereignissen, Begegnungen, Wendepunkten, Erfolgen und Rückschlägen prall gefüllt ist, und das daher nicht von ungefähr an jenes mythologische Muster der »Heldenreise« erinnert, dem Homer erstmals mit seiner »Odyssee« Gestalt gab.

Wäre es indessen nach dem Willen der deutschen Ärztekammern des Jahres 1948 gegangen, hätte die Öffentlichkeit niemals Kenntnis von Alice von Platen und ihrem Buch erhalten – hieße: keine Auflagen in vier Sprachen, keine internationalen Ehrungen, kein Bundes-Verdienstkreuz am Bande, keine TV- & Filmporträts, keine Rundfunk- und Print-Features in Serie, keine Nachrufe in *Guardian*, *Times*, *La Repubblica*, *Corriere della Sera* oder *Sydney Morning Herald*. Und vermutlich auch keine Gedenkfeier zu ihrem 100. Geburtstag am 28. April 2010 durch die Nürnberger Sektion der Friedensnobelpreis-Organisation *Internationale Ärzte zur Verhütung des Atomkriegs* (IPPNW). Und dennoch hätte selbst ein lebenslanges Totschweigen ihrer mutigen Initiative vermutlich nur wenig am weiteren Lebensweg der Ärztin, Psychiaterin und Psychoanalytikerin geändert. Als in den 1980er Jahren Historiker und Medizinwissenschaftler auf die Information stießen, es müsse da ein Werk zum Thema NS-»Euthanasie« geben, dessen Auflage rund 40 Jahre zuvor auf scheinbar »mysteriöse« Weise vom Markt verschwunden sei, hatte Alice Ricciardi-von Platen sich längst als international anerkannte Wegbereiterin der Gruppenpsychoanalyse profiliert, waren aberhunderte von Lernenden und Lehrenden durch die Seminare der fast 80-Jährigen gegangen.

Dabei deutete in jenen kalten Dezembertagen des Jahres 1946, als Alice von Platen sich an der Seite einiger Ärztekollegen im Auftrag der Ärztekammern von Heidelberg aus ins zerbombte Nürnberg aufmachte, nicht das Geringste auf einen Karrierestart hin. Eben erst hatte ihr Professor Viktor von Weizsäcker klar gemacht, dass sie ihre Assistenten-Stelle an der Universitätsklinik nach dem Ende des Nürnberger Ärzteprozesses zugunsten der kriegsheimkehrenden männlichen Wissenschaftler werde aufgeben müssen. Und als bedurfte es noch einer Draufgabe, hatte der Vater ihres fünfjährigen Sohnes das Ende ihrer Beziehung signalisiert. 36 Jahre alt, allein erziehend, ohne berufliche Perspektive. Welche Frau an ihrer Stelle hätte sich unter diesen Umständen nicht angepasst verhalten? Wer nicht alles unterlassen, was die ohnedies eingeschränkten beruflichen Chancen in einem von Männern dominierten Beruf hätte gefährden können? Protokollieren, Zusammenfassen, Abliefern, Schweigen! Nicht mehr und nicht weniger erwarteten jene Ärztekammern von ihr, deren Mitglieder bis 1945 zu mehr als 50 Prozent der NSDAP angehörten, und um deren Rolle während der NS-Zeit es in Nürnberg ging. Doch da waren vor allem die Greuel, die der Prozess zutage förderte. Da war das Erschrecken über Medizinverbrechen, die Alice von Platen in diesem Ausmaß nicht für möglich gehalten hatte. Da war die Erinnerung an die ersten Sterilisationen, mit denen sie 1935 als junge Assistenzärztin in der psychiatrischen Landesanstalt Potsdam unversehens konfrontiert war, und von deren tödlicher Fortschreibung sie acht Jahre später als Landärztin im oberösterreichischen Dreieck Mauthausen, Ebensee, Schloss Hartheim eine Ahnung bekam. Und da war die – allenfalls auf die Hauptverantwortlichen zielende – Prozessführung, die Alice von Platen schließlich dazu brachte, persönliche Opportunität dem Wahrheitsanspruch zu opfern, um den Gesamtkomplex der so genannten »Euthanasie« erstmals einer breiten Öffentlichkeit bekannt zu machen.

Der Schock trifft sie zwei Jahre nach Hitlers »Machtergreifung«. Hineingeboren in eine Familie, als deren berühmtestes Mitglied der Dichter August von Platen-Hallermund gilt – aufgewachsen zwischen Holstein, England, St. Petersburg, Den Haag und Berlin in einer protestantischen Tradition aristokratischen Herkunftsbewusstseins –, seit Schul- und Studientagen befreundet mit Golo Mann und Marion Gräfin Dönhoff, tritt Alice von Platen-Hallermund am 3. Juni 1935 ihre erste ärztliche Stelle als Medizinalpraktikantin der Landesanstalt Potsdam an. Die Patienten hier gelten als »Irre«, egal ob sie am Down-Syndrom, an Epilepsie, spinalen Lähmungen oder an irreversiblen geistigen Erkrankungen leiden. Seit ihrer Gymnasialzeit auf Schloss Salem, wo Mitschüler sich wegen Homosexualität umbrachten, sind es vor allem die

»Anderen«, deren Situation in einer auf »Anpassung« programmierten Gesellschaft Alice von Platen bewegt und schließlich zum Studium der Medizin mit dem Berufsziel Psychiatrie motiviert. Einfühlen, verstehen, helfen! Wie sehr entspricht ihr doch diese ärztliche Ethik. Und wie fern davon ist das, was die 25-jährige in jener Landesanstalt erlebt. Nicht Therapie ist mehr angesagt, sondern Sterilisation. Die Ideologie vom »lebensunwerten Leben« beginnt zu greifen. »Die meisten Ärzte waren stramme Nazis«, wird sie sich später erinnern, die in Potsdam verbrachten Monate als »die unglücklichsten« ihres Lebens bezeichnen.

Alice von Platen will nicht Teil dieses Systems sein. Sie meldet sich krank und setzt sich kurzentschlossen nach Florenz ab. In der Stadt Michelangelos trennen sie nun plötzlich Welten von jener verhassten Ideologie, »die plötzlich alles in Frage stellte«. Noch schiebt sich Österreich wie ein schützender Riegel zwischen Deutschland und Italien, noch hat die NS-Nomenklatur – allen voran Josef Goebbels – das obersteirische Ausseerland, das sich mit Namen wie Jakob Wassermann, Sigmund Freud und Hugo von Hoffmannsthal verbindet und wo Alice von Platens Mutter ein Haus besitzt, nicht als »Sommerfrische« entdeckt. Noch lebt der spätere enge Freund und Nachbar ihrer ältesten Schwester Marie von Stumm – Joachim von Ribbentrop – als Botschafter in London. Noch sind jene Verbrechen nicht vorstellbar, die Ribbentrop und andere NS-Größen dereinst den Hals kosten werden.

Frei von familiären und gesellschaftlichen Konventionen fühlt sich Alice von Platen in Florenz »angekommen« inmitten einer anregenden »Mélange« von Kunsthistorikern, Künstlern, Bohemiens, Literaten und jüdischen Immigranten. Doch die Weltgeschichte gibt ihren eigenen Takt vor. Im März 1938 wird Österreich annektiert. Zwei Monate später besucht Hitler Mussolini, der nationalsozialistische Würgegriff erreicht die Appeninnen-Halbinsel. Anfang 1939 sind die in Italien lebenden jüdischen Immigranten – darunter ein enger Freund Alice von Platens – zur Ausreise gezwungen. Am 1. September ist Krieg. Alice von Platen beginnt Tagebuch zu schreiben, unterzieht sich einer forschenden Selbstanalyse, sucht ihren Weg fern aller ideologischen Abgrenzung und »Wir«- Euphorik. In Rom verliebt sie sich in einen verheirateten Mann. Obwohl sie sich des voraussichtlichen Endes ihrer Beziehung nach dem Krieg bewusst ist (»So werden wir wohl in Freuden und Schmerzen zusammenblieben, bis es aus äußerer Notwendigkeit zu Ende sein muss«), hofft sie dennoch auf eine gemeinsame Zukunft – und wird schwanger.

Wenige Tage später kehrt Alice von Platen in den unmittelbaren NS-Machtbereich zurück. Sie muss Geld verdienen. Der Rückweg zur Medizin ist beschlossene Sache. Während ihrer Schwangerschaft eilt sie von Praxisvertretung zu Praxisvertretung. Im Mai 1941 bringt sie am Bodensee ihren Sohn zur Welt. 1943 bewirbt sie sich um eine Landarztstelle und entscheidet sich für das Dorf Pettenbach im »Reichsgau Oberdonau«. Ausschlaggebend für die 33-Jährige ist – neben der geografischen Nähe zu ihrer in Altaussee lebenden Mutter – der Wunsch, ihren Sohn möglichst fern des Kriegsgeschehens aufwachsen zu lassen. Indessen steht zwischen ihr und ihrer aristokratisch geprägten Mutter die »uneheliche« Geburt des Enkelsohns. Mehr denn je ist Alice von Platen nun auf sich allein gestellt. Es ist ihre Zeit der Reife. Im ärztlichen Dauereinsatz zwischen bäuerlicher Dorfbevölkerung, Kriegsheimkehrern und kriegsgefangenen Zwangsarbeitern durchlebt die junge Mutter Jahre der Einsamkeit, der inneren Konflikte und Selbstzweifel. »Die allgemeine Lage sieht so verzweifelt aus«, schreibt sie am 22. Januar 1945, »dass man daraus vielleicht die immer größere Unverschämtheit der Behörden erklären kann. Mit ihnen geht es mir schlechter denn je, mit der Arbeit doch etwas besser. Ich habe durch alle Anfeindungen ein gutes Gewissen bekommen, nur wenn ich nach strengstem Maßstab gemessen alles erledigt habe, fühle ich mich wohl in meiner Haut.«

Zwei Jahre später wird sie denselben »strengsten Maßstab« an sich anlegen und ihren Landsleuten als eine der ersten Buchautorinnen neben ihrem Mentor Eugen Kogon und ihrem Kollegen Alexander Mitscherlich einen Teil ihrer verlorenen Wahrheit zurückgeben. Doch ist jene »Wahrheit« das Letzte, an dem die deutsche Öffentlichkeit interessiert ist. Wann immer sich Alice von Platen als Beobachterin des Nürnberger Ärzteprozesses zu erkennen gibt, lernt sie die Stimmung in der Bevölkerung kennen. Als »Opfer« gelten die angeklagten Ärzte. »Täter« sind die Amerikaner mit ihrer vermeintlichen »Siegerjustiz«. Entsprechend ihrem von Scham- oder gar Schuldgefühlen kaum belasteten Selbstverständnis reagiert auch ein großer Teil der Ärzteschaft: Als »Nestbeschmutzer« gelten sowohl Alice von Platen als auch vor allem Alexander Mitscherlich. Dessen in Zusammenarbeit mit dem Studenten Fred Mielke erscheinendes Werk *Wissenschaft ohne Menschlichkeit* verschwindet ebenso ungelesen »vom Markt« wie Alice von Platens *Die Tötung Geisteskranker in Deutschland*. Erst ein halbes Jahrhundert später wird man wissen, wohin Teile der Buchauflagen verschwanden.

Nach dem Ärzteprozess arbeitet Alice von Platen zwei Jahre lang als Ärztin in der Bamberger Nervenklinik St. Getreu. 1949 entschließt sie sich in Absprache mit dem Klinikdirektor Prof. Georg Zillig, nach England zu gehen, um dort ihre psychiatrische und psychoanalytische Ausbildung anzuschließen. Danach, so ist es ausgemacht, soll sie Zillig als wissenschaftliche Assistentin und Oberärztin an die Universität Würzburg folgen. Durch Viktor von

Weizsäcker erhält Alice von Platen Kontakt zu Anna Freud. Daneben begeistert sie sich für die gruppenpsychoanalytischen Erkenntnisse Sigmund H. Foulkes', Wilfred Bions und Melanie Kleins. Als mutmaßlich Erste in Deutschland publiziert sie 1949 kurz vor ihrer Abreise über das Wesen und den aktuellen Stand dieser neuen Lehrdisziplin. Ein Jahr später erhält sie in London die Nachricht vom Tod Georg Zilligs. Mit einem Mal ist für sie der berufliche Rückweg in ihre Heimat abgeschnitten. Schon 1948 hatte sie beim Londoner »Mental Health«-Kongress als einzige weibliche Teilnehmerin der 20-köpfigen deutschen Ärztedelegation einen Eindruck davon bekommen, was sie seitens der Kollegenschaft erwartete, sollte sie sich etwa zur Rückkehr in ihre Heimat entschließen. Was bleibt ihr anderes übrig, als in England eine neue Existenz zu suchen – jenem Land, in dem Sigmund Freud 1938 Zuflucht fand, und dessen Sprache sie in ihren ersten vier Lebensjahren gleichsam als »Muttersprache« in sich aufnahm.

Sie ist 40 Jahre alt. Längst hat sie sich von der Vorstellung verabschiedet, je so etwas wie konventionelles Familienglück zu finden. Zwar steht sie mit dem Vater ihres Sohnes nach wie vor in Kontakt, doch haben Stolz und Selbstwertgefühl inzwischen die Reste ihrer einstigen Liebe verdrängt. Da tritt in London unvermittelt ein neuer Mann in ihr Leben: Augusto Ricciardi, fünf Jahre jünger, italienischer Aristokrat, freier Mitarbeiter des *Corriere della Sera* und der *BBC*. Ist es glückliche Fügung oder »Ironie des Schicksals«, dass sie sich ausgerechnet in einen Mann verliebt, der sich am Ende als einer jener »Anderen« entpuppt, die Alice von Platen unter anderen Umständen als diesen gerne als ihre »besten Freunde« bezeichnet? Wie so oft ist es auch diesmal die außergewöhnliche Art und Weise, wie Alice Ricciardi von Platen den Wechselfällen, Katastrophen und Desillusionierungen ihres eigenen Lebens begegnet, die dieses knapp hundert Jahre währende Frauenleben so exemplarisch macht.

In ihrem am 27. August 2005 in der *taz* erschienen Alice Ricciardi-von Platen-Porträt schreibt Ulrike Winkelmann: »Vielleicht ist es einfach schwer, sieben Jahrzehnte ›Psychiatrie als Ganzes‹ zu erklären, wenn aus dem Ganzen doch immer der Nürnberger Ärzteprozesses herausbricht und alles, was mit und nach ihm zu Tage trat.« Tatsächlich war es vor allem ihre Rolle beim Nürnberger Ärzteprozess, der die öffentliche Wahrnehmung der Ärztin und Psychoanalytikerin Alice Ricciardi von Platen seit der Neuauflage ihres Buches im Jahr 1993 prägte. Sie nutzte die Aufmerksamkeit, um seitdem unermüdlich auf die Gefahren jener neuen Formen von »Euthanasie« und »Eugenik« hinzuweisen, die sich hinter Begriffen wie »Sterbehilfe«, »Biotechnologie«, »Genmedizin« oder »Pränataldiagnostik« verstecken:

»Angesichts der Gen-Manipulation von Erbkrankheiten erhebt sich sofort die Frage, wie weit diese Wissenschaft gehen wird, um den Wunsch nach dem idealen Menschen zu erfüllen. Werden Erbkranke zwangsläufig bürokratisch ›erfasst‹? Welche Aussicht auf Hilfe und Verständnis werden Verkrüppelte haben? Wird ein völlig gesunder Standard-Mensch das neue Ideal werden?« (Alice Ricciardi von Platen 1998)

Es ist dies der Ausdruck jener unveränderten medizinethischen Position, die Alice von Platen in ihrem Buch 1948 so beschwor:

»Durch die Freigabe auch nur eines Menschen an den so genannten ›Gnadentod‹ wird das Verhältnis zwischen Arzt und Patient auf der ganzen Welt in Frage gestellt!«

Prolog – Der Kälte entgegen

Das klamme Unbehagen, das Alice von Platen an diesem Sonntagmorgen, dem 8. Dezember 1946, bei ihrer Abfahrt aus Heidelberg erfasste, scheint sich mit jedem Kilometer zu verstärken, der sie näher an Nürnberg heranbringt. Was erwartet sie in der Stadt der ehemaligen »Reichsparteitage«? Wie wird die amerikanische Militärgerichtsbarkeit den deutschen Vertretern jener Zunft begegnen, um deren Verbrechen während der NS-Zeit es in Nürnberg ab morgen geht? Werden sie und ihre Kollegen länger als nur ein paar Tage bleiben dürfen? Wird sie dies überhaupt wollen? Seitdem der Vater ihres fünfjährigen Sohnes das Ende ihrer Beziehung signalisierte und Professor Viktor von Weizsäcker sie wenig später wissen ließ, dass ihre Zeit als Voluntärassistentin an der psychosomatischen Abteilung der Heidelberger Klinik gezählt sind – zugunsten der aus dem Krieg heimkehrenden männlichen Wissenschaftler, an ihrer *ärztlichen* Befähigung gebe es keine Zweifel – spürt Alice von Platen alte Existenzängste neu aufbrechen, weiß sie, dass ihre »Odyssee« einmal mehr nur für kurze Zeit unterbrochen war und scheinbare Gewissheiten sich einmal mehr aufzulösen beginnen. Sollte ihre Mutter am Ende doch Recht damit behalten, die sie 1928 vor dem Medizinstudium warnte – wohl ahnend, dass die Stellung der Frau sich in diesem traditionell von Männern beherrschten Beruf auf lange Sicht kaum bessern würde? Auch 1946 liegt der Frauenanteil innerhalb der deutschen Ärzteschaft bei allenfalls 13 Prozent, übt ein Fünftel der approbierten Ärztinnen ihren Beruf nicht aus – oftmals zugunsten der gesellschaftlich erwünschten Rolle als Hausfrau und Mutter. So gesehen kann Alice von Platen sich als einzige Frau unter den sechs Medizinern, die ab dem morgigen Montag als »deutsche Beobachterkommission« dem Nürnberger Ärzteprozess beiwohnen sollen, gleichsam »überrepräsentiert« fühlen: Fred Mielke, 24-jähriger Medizinstudent an der Universität Heidelberg, ist der einzige Nicht-Arzt im Team. Der zweite, Friedrich Benstz, promovierte bei Viktor von Weizsäcker und zählt zu jenen Wissenschaftlern, denen Weizsäcker nun den Vorzug vor der »Praktikerin« Alice von Platen gibt. Auch Wolfgang Spamer war bis vor kurzem in Weizsäckers Abteilung der Heidelberger Ludwig-Krehl-Klinik tätig. Der knapp 35-Jährige wollte sich gerade als praktischer Arzt in Neckarsteinach niederlassen, als ihn sein ehemaliger Chef bat, sich der von Alexander Mitscherlich angeführten Gruppe anzuschließen.

Mitscherlich, 38 Jahre alt, Neurologe mit der bewegten Vergangenheit eines Philosophie- und Geschichtsstudenten, Buchhändlers und Gestapohäftlings, war nach den Querelen um das von ihm angestrebte und nach einem Gutachten von Karl Jaspers verwehrte »Institut für Psychotherapie« an der Universität Heidelberg der Anfrage des »großhessischen« Ärztekammerpräsidenten Carl Oelemann gegenüber, eine deutsche Beobachterkommission beim Ärzteprozess zu leiten, prinzipiell aufgeschlossen. Mitscherlichs einzige Bedingung: die Zustimmung aller deutschen medizinischen Fakultäten. Diese war jeweils per Brief, Telegramm und Fernschreiben teils erst wenige Tage vor Prozessbeginn erfolgt, sodass die Zeit zur Bildung der Kommission denkbar knapp wurde. So hatte Oelemann am Ende mit dem Frankfurter Arzt Friedrich Jensen rasch noch einen persönlichen Freund in die Kommission gebeten. Alle sechs sollen sie nun die Erwartungen der deutschen Standesvertreter und der medizinischen Fakultäten erfüllen, die in Nürnberg zur Verhandlung stehenden Ärzteverbrechen publizistisch »einer äußerst beschränkten nationalsozialistischen Clique«[1] zuzurechnen und damit das Gros der deutschen Ärzteschaft möglichst von jeglicher NS-Schuld reinzuwaschen.

Mitscherlich ist der Kommission vorausgeeilt, Jensen und Koch werden vor Ort dazu stoßen. Die anderen sitzen im ungeheizten Eisenbahnabteil, eingeklemmt zwischen Obdachlosen und frisch Entnazifizierten, Kriegsheimkehrern und Witwen, Hamsterern und Schwarzmarktprofiteuren. Nur an den Haltestationen kommt Bewegung in die Reihen der Sitzenden und im Gang dicht gedrängt Stehenden. Kaum jemanden drängt es danach zu sprechen. Zu unterschiedlich die unmittelbaren Erinnerungen, zu beklemmend die gegenwärtige Situation, zu ungewiss die Zukunft. Statt an das bevorstehende Weihnachtsfest denken die meisten an Heizstoffmangel, Hunger und Wohnungsnot. Fast jeder in Deutschland hat im Krieg mindestens einen ihm nahestehenden Menschen verloren. Auch sonst ist das Land so zerrissen wie nie zuvor in seiner Geschichte. Wer in der amerikanisch-britischen Bizone lebt, darf mit einer täglichen Nahrungszuteilung von bis zu 1.500 Kalorien pro Tag rechnen, in der französischen Zone liegt der festgesetzte Wert bei rund 1.200 Kalorien, noch weniger sind es in der sowjetischen Zone. Allenfalls Schwerarbeiter werden halbwegs satt. Der »Normalverbraucher« hingegen hungert. Wer eine halbwegs intakte Wohnung bewohnt, muss diese oft mit wildfremden Menschen teilen. Sechs Menschen leben im Schnitt in jeder

Wohnung, der Wiederaufbau kommt kaum voran – überall fehlt es an Geld und Material. Die allerorten verklebten Plakate machen Anordnungen und Verlautbarungen publik, ansonsten dominieren an den Wänden Suchmeldungen. Produktwerbung erübrigt sich mangels zu bewerbender Produkte. Und wo es welche gibt, fehlt es meist am Geld. Sieben bis acht Mark verdient ein Arbeitnehmer im Durchschnitt pro Tag. Gerade genug, um sich 200 Gramm Mehl zu kaufen. Was einzig gedeiht, ist die Schattenwirtschaft. Zigaretten behaupten sich als halbwegs stabile Ersatzwährung. Wer ein paar ordentlich besohlte Schuhe anbietet, kann dafür bis zu 60 Zigaretten oder zwei Pfund Butter verlangen. Einige kehren so das »Hans-im-Glück«-Prinzip um und tauschen ihren Status kontinuierlich nach oben. Wem dagegen – wie den meisten – das Selbstvertrauen und Talent zum Handeln fehlt, der verscherbelt seine einst »wertbeständige« Habe gegen Naturalien oder anderen flüchtigen Besitz. Uniformen werden in Zivilkleidung umgearbeitet, »aus alt mach' neu!« heißt die Devise auch bei Stahlhelmen oder Blechdosen, die sich in Heimarbeit zu Koch-, Ess- und Trinkgeschirr verwandeln lassen. Mehr als sechs Millionen Vertriebene und Zuwanderer musste das geschrumpfte und zerbombte Land bisher aufnehmen. Hunderttausende werden folgen – dazu die aus Kriegsgefangenschaft heimkehrenden Soldaten. Wollte man ein Bild aus der Mikrobiologie bemühen, so könnte man das Land als ein Millionenheer von Zelleinheiten auf der Suche nach einem ordnenden Ganzen beschreiben: nach Menschen, nach einem Zuhause, nach Essen, Brennholz und Kohle. Die meisten aber wohl nach dem verlorenen Selbst.

Daran änderte auch das »Superwahljahr« 1946 kaum etwas – weder die neu sich bildenden Kommunalparlamente noch Volksabstimmungen über jeweilige Landesverfassungen. Wie soll nach zwölf Jahren Totalitarimus von heute auf morgen ein Gefühl für Demokratie entstehen? Noch immer überlagert bei den meisten Deutschen das Gefühl der »Niederlage« jenes der »Befreiung«. Groll, sofern er sich denn artikuliert, zielt auf die Besatzer, kaum auf jene, die das Land und den Kontinent in den Abgrund führten. Landauf, landab dominiert jene »Gefühlsstarre«, die Alexander und Margarete Mitscherlich 20 Jahre später in ihrem Buch *Die Unfähigkeit zu trauern* als »erste Reaktionsform« bezeichnen werden, mit der die Einsicht in eine »überwältigende Schuldlast« ferngehalten werde.[2] Indes haben sich die Koordinaten für besagte »Schuldlast« bereits zu verschieben begonnen. Mit dem »Gesetz zur Befreiung von Nationalsozialismus und Militarismus« vom 5. März 1946 sind die Aliierten dazu übergegangen, die Aufarbeitung der meisten NS-Straftaten den Deutschen selbst zu überantworten. Seitdem scheiden die landauf, landab gebildeten, oft mit Laienrichtern besetzten Spruchkammern die Angeklagten säuberlich in »Hauptschuldige«, »Belastete«, »Minderbelastete« und »Mitläufer«. Noch bevor eines der für die beiden Ersteren vorgesehenen Arbeitslager errichtet wurde, findet sich mehr als die Häfte der Angeklagten als »Mitläufer« entlastet. Dennoch vermag sich 1946 noch kaum jemand vorzustellen, dass etwa in Westdeutschland die »Entnazifizierung« bereits 1951 per Bundestagsbeschluss ihr Ende finden wird.

Die Hauptverantwortlichen der millionenfachen NS-Verbrechen haben bis zu diesem 8. Dezember 1946 entweder Selbstmord begangen, sind mit gefälschten Identitäten abgetaucht oder warten als Gefangene in diversen Lagern oder Militärgefängnissen darauf, angeklagt oder aufgrund eines »glücklichen« Umstandes freigelassen zu werden. Die Chance, mit einer vergleichsweise milden Strafe davonzukommen, hat sich für NS-Täter erhöht, seitdem US-Außenminister Byrnes am 9. September 1946 den Stopp von Reparationslieferungen in die sowjetische Zone verkündete und damit einen folgenreichen Wendepunkt in der Deutschlandpolitik der USA markierte.

Noch ist indes der Begriff »Kalter Krieg« nicht erfunden, noch mahlen in deutschen Städten die Mühlen der Militär- und Strafjustiz. So hat vor kurzem in Hamburg vor einem britischen Militärgericht der erste »Ravensbrück«-Prozess gegen 16 KZ-AufseherInnen und Denunzianten begonnen. So wird am Landgericht Frankfurt am Main soeben der Prozess gegen Ärzte und Pflegepersonal der Tötungsanstalt Hadamar vorbereitet. Und so soll am morgigen Montag, dem 9. Dezember 1946 in Nürnberg – zehn Wochen nach der Urteilsverkündung im »Hauptkriegsverbrecherprozess«[3] – auf der Rechtsgrundlage des Kontrollratsgesetzes Nr. 10 vor einem amerikanischen Militärgericht im selben Schwurgerichtssaal 600 der Prozess gegen 23 führende NS-Mediziner beginnen …

1. Herkunft und Kindheit

Nur wenig von den Geschehnissen in Deutschland dringt in diesem Frühwinter 1946 ins steirische Salzkammergut zu jenen zwei älteren Herrschaften vor, die einander seit vielen Jahren durch ein freundschaftliches Mietverhältnis verbunden sind. Nach dem Tod seiner Frau im Jahr 1938 war Herbert von Hindenburg, Neffe des einstigen Reichspräsidenten, der Einladung Elisabeth von Platen gefolgt, aus Berlin in die bis dahin nur im Sommer genutzte »Villa Alten« im obersteirischen Altaussee zu ziehen. Gegen Kriegsende hatte auch Elisabeth von Platens älteste Tochter Marie von Stumm vorübergehend hier gewohnt. Eher selten hatte sich dagegen Elisabeths jüngste Tochter Alice hier blicken lassen. Nach der Befreiung durch US-Militärverbände am Anfang Mai 1945 war das 1938 dem »Gau Oberdonau« zugeordnete Ausseerland vorübergehend in den Fokus des Weltinteresses geraten, als man im Altausseer Salzbergwerk die in ganz Europa zusammengeraubten und von Ausseer Bergleuten in letzter Minute vor der befohlenen Sprengung bewahrten Kunstschätze[1] barg, als man in einer Berghütte unweit Altaussees Ex-»SD«-Chef Ernst Kaltenbrunner verhaftete, und als das auf der Oberfläche des Toplitzsees treibende Blütenmeer britischer »Fünfpfundnoten« die Welt darauf hinwies, dass auch die größte Geldfälscheraktion der Geschichte, die im KZ Sachsenhausen initiierte »Aktion Bernhard«, im Ausseerland ihr Ende gefunden hatte. Als Ende April 1945 die NS-Nomenklatura kollabierte, hatten sich tausende Funktionäre, Profiteure und Täter auf der Flucht vor den von allen Seiten näher rückenden aliierten Streitkräften ins Ausseerland geflüchtet, den Kern der vermeintlichen »Alpenfestung«. Auch Ehefrau und Söhne des Ex-SS-Obersturmbannführers Adolf Eichmann waren so in Altaussee gelandet. Seit 1945 leben sie in Elisabeth Platens unmittelbarer Nachbarschaft, ohne dass man zueinander Kontakt gefunden hätte. Für die anglophile Adelstochter, die sich vom jeweils herrschenden »Frauenbild« allein dadurch abhob, dass sie Frauenkleidern Hosenanzüge vorzog, war die »krawallige NS-Mischpoke« vom Anbeginn an zuwider. Dass ausgerechnet ihre älteste Tochter Marie zu Hitlers frühen Bewunderern zählte, hat Elisabeth von Platen nie verstanden. Dennoch herrscht in der Familie über das Thema Schweigen, seit Marie von Stumm im Krieg beide Söhne verlor. So sind es denn auch weniger die Ereignisse der jüngeren Vergangenheit, über die sich Elisabeth von Platen mit ihrem Freund und Mieter Herbert von Hindenburg in den Spätherbsttagen des Jahres 1946 verständigt, als etwa jene Notiz in der Londoner *Times*, derzufolge ein in der Grafschaft Kent gelegenes Gasthaus endlich wieder seinen angestammten deutschen Namen »Von Alten« tragen darf:

»The portrait of Major-General Karl von Alten will hang outside the inn«, heißt es da. Und: »The inn was opened by an English soldier who gave it the name of his German commander against Napoleon. Major-General Karl von Alten was described by the Duke of Wellington as a brave and resourceful officer«.[2]

Prämisse 1 – Die Familie der Mutter

Jede menschliche Existenz wird bekanntlich durch Faktoren mitbestimmt, die sich dem Einfluss des Individuums entziehen – wie etwa Genetik, kultur- und zeitgeschichtlichen Hintergrund, sozialen Status und geistig-ideologischen Standort der Familie. Nicht minder wirksam sind Erwartungen, Hoffnungen und Zuwendungsfähigkeit der Eltern sowie das Angebot mehr oder weniger stabiler Repräsentanzen. Um möglichst rechtzeitig zu verstehen, in welchem Maß die genannten Faktoren den Charakter und den Lebensweg Alice von Platen-Hallermunds von Beginn an mit beeinflussten, soll diese Biographie bereits 14 Jahre vor Alice von Platens Geburt ansetzen – genau: mit der Geburt ihrer ältesten Schwester Marie am 3. Juni 1896 im obersteirischen Altaussee.

Mit einer der erwarteten Ankunft des ersehnten Stammhalters angemessenen Entourage von 12 Personen – inklusive Tanten, Großtanten, Hebamme und Dienern – war das junge gräfliche Paar Carl und Elisabeth von Platen-Hallermund – er 25, sie 20 – am 28. Mai 1896, aus Berlin kommend, nach rund 15-stündiger Eisenbahnfahrt im obersteirischen Markt Aussee eingetroffen und unter dem Kommando des Vaters der werdenden Mutter – Carl Friedrich Franz Victor Graf von Alten, General der Kavallerie à la suite Kaiser Wilhelms II. und Großneffe des zuvor erwähnten Napoléon-Bezwingers – auf mehrere zweispännige »Taxi«-Kaleschen verteilt – der Altausseer »Villa Alten« entgegen gerollt.

Bis zur Mitte des 19. Jahrhunderts hatte das von Salinenarbeitern, Bauern, Jägern, Müllern und ihren Familien bevölkerte Ausseerland – ungeachtet seiner Bedeutung als kaiserliches Salz-Kammergut seit dem 13. Jahrhundert – gleichsam »selbstversunken« die Jahrhunderte überdauert. Erst als der spätere deutsche Reichskanzler Fürst Chlodwig Hohenlohe-Schillingsfürst 1858 den Topos bei einem Jagdausflug »entdeckte«, und der Wiener Kurarzt Josef Schreiber wenige Jahre später eine »Heilwirkung« des Ausseer Wassers konstatierte, war die von freundlichen Beinahe-Zweitausendern eingerahmte Fünfseenlandschaft jäh aus seinem Dornröschenschlaf geweckt worden. Dem Fürsten folgte der deutsche Hochadel – nicht zuletzt ermuntert durch die geographische Nähe zu Bad Ischl, der Sommerresidenz des österreichischen Kaisers – und dem Wiener Kurarzt der Wiener »Geldadel« sowie ein Teil der jüdisch-wienerischen Geisteselite. Zu denjenigen, die sich bald für den Erwerb von Grund und Boden interessierten, zählte die holländische Familie Groeninx van Zoelen. 1869 erwarben sie in Altausseer Ortsteil Fischerndorf ein drei Hektar großes Grundstück direkt unterhalb des 1838 m hohen Ausseer Wahrzeichen-Berges *Loser* und errichteten dort ein Jagd- und Sommerfrische-Landhaus. 1862 hatte die Groeninx-Tochter Caroline den damaligen preußischen Militärattaché in Den Haag, Friedrich Franz Victor von Alten geehelicht. 1886 später kaufte der zwischenzeitlich zum kommandierenden General des kaiserlichen *Gardes-du-Corps*-Regiments in Potsdam aufgerückte Friedrich Franz Victor von Alten seinen holländischen Schwagern Haus und Grund ab, und ließ etwas unterhalb der »Villa am Loser« eine zweite, kleinere Villa errichten, die er seiner am 1. August 1875 (von Altens 42. Geburtstag) geborenen, zweiten Tochter Elisabeth Karoline Friederike zudachte. Vom Vater vergöttert und wie ein Knabe erzogen, war Elisabeth – »Elsie genannt« – stets in von Altens Nähe, egal ob dieser in Berlin eine berittene Parade »Unter den Linden« kommandierte oder ob er – fern

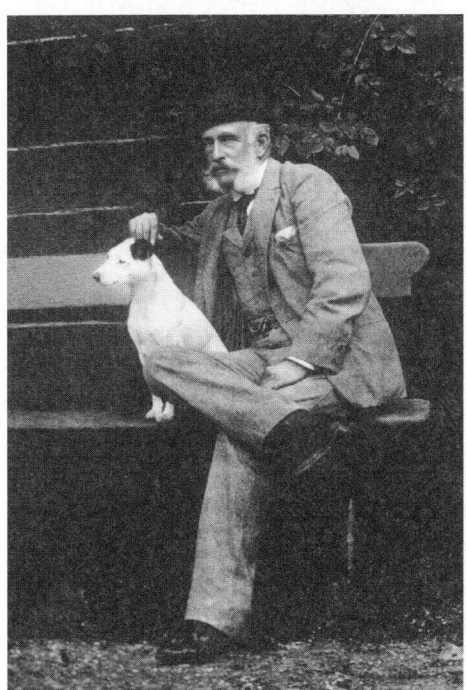

Abb. 1: Carl Friedrich Franz Victor von Alten vor der »Villa am Loser« in Altaussee. Das Anwesen samt drei Hektar großem Grundstück hatte der *Gardes du Corps*-Kommandeur 1886 von seinen holländischen Schwagern erworben.

der Potsdamer Hofrangordnung – in den Ausseer Hochwäldern jagte. Indessen gab es da noch jene Schattenseite von Altens als Berliner »Gesellschaftslöwe«, Spieler und verhinderter Duellant, von der etwa Theodor Fontane in seinen Romanen und Briefen zu erzählen wusste.

Das elitäre Selbstverständnis des in der preußischen »Hofrangordnung« 35 Stufen über dem Universitätsprofessor rangierenden Generals lässt sich aus dem folgenden von Alten verfassten Sechszeiler erahnen:

> »Ich bin der ›Chevallier‹
> Vom Scheitel bis zur Zeh’,
> Mein Schwager ist der Albedyll
> Mein guter Freund Fürst Radzivill
> Drum kann ich machen was ich will
> Ich bin der ›Chevallier‹«.

In der Tat – was sollte jemandem schon passieren, dessen älteste Schwester Helene mit einem Gesandten des russischen Zaren verheiratet war, dessen zweitälteste Schwester Louise nacheinander den siebenten Herzog von Manchester und nach dessen Ableben den achten Herzog von Devonshire geehelicht hatte und obendrein als »Mistress of the Robes« (etwa: Oberstgewandkämmerer) Queen Viktorias fungierte, und dessen jüngere Schwester Julie mit dem Chef des preußischen Militärkabinetts, Emil von Albedyll, verheiratet war?

Zurück ins Frühjahr 1896, als sich das Ausseerland längst als Kur- und Sommerfrische-Region etabliert hatte, und als hier neben zahllosen »hohen Herrschaften« auch solche Gäste im Ausseerland weilten, die erst später berühmt werden sollten – darunter etwa der Wiener Psychoanalytiker Sigmund Freud,[3] die Publizisten Karl Kraus und Theodor Herzl, der junge Musiker und Dirigent Bruno Walter Schlesinger sowie der 21-jährige Hugo von Hofmannsthal.[4] Letzterer war Ende Juli erstmals ohne seine Eltern in die Ausseer »Sommerfrische« gereist, um hier die zu sammelnden zwischenmenschlichen Erfahrungen literarisch zu verarbeiten und so die väterlichen Schecks zu rechtfertigen. »Seit gestern abend bin ich hier in zwei netten niedrigen Bauernzimmern, von denen eines einen großen grünen Ofen mit einer Ofenbank hat, sehr schön untergebracht«, berichtet Hofmannsthal am 29. Juli 1896, um am Ende dieses ersten Briefes anzumerken:

»Von morgen an werde ich bei dem jungen Ehepaar Platen-Hallermund Tennis spielen. Die Gräfin ist eine geborene Gräfin Alten […] Ich hoffe, durch ihre Freundlichkeit sehr große Fortschritte zu machen«[5]

In den folgenden Wochen und Monaten berichtet »Euer Hugo« regelmäßig von Tennismatches, Fototerminen und sonstigen Begegnungen mit Carl und

Elisabeth von Platen-Hallermund. Mit keinem Wort erwähnt der Dichter dagegen die am 3. Juni 1896 erfolgte Geburt des Platen'schen Sprosses: Marie Aurelie Wilhelmine Sophie Anna Sidonie. Dass mit der Geburt einer *Tochter* die per Familien-Fideikommiss[6] geregelte *männliche* Erbfolge voerst verfehlt wurde, bereitet Carl und Elisabeth von Platen-Hallermund indes einstweilen geringere Sorge als jenes Ereignis, das die Betroffenen nun zum längeren Verweilen in Altaussee nötigt: 1895 war am Ende einer seit 1870 anhaltenden Brandserie das Hauptgebäude des Familienstammsitzes der Grafen von Platen-Hallermund im ostholsteinischen Weissenhaus abgebrannt. Der von Carl von Platen-Hallermund offenbar viel zu groß angelegte Wiederaufbau zieht sich in die Länge und droht die finanziellen Ressourcen der Familie aufzuzehren, zumal eine Kreditaufnahme durch den erwähnten Familienfideikomiss ausgeschlossen ist. Für Hofmannsthal bedeutet all dies indes willkommene Inspiration. Noch in Altaussee schreibt er einen szenischen Entwurf – Titel: *Der Schlossbrand*:

»Der Schlossherr, Karl Platen. Die Frau, Alice[7] Morrison. Es brennt den ganzen Nachmittag, erst in der Nacht kommt er um. Ihre Gedanken während des Brandes, eine entsetzliche Überwachheit, die Leute, die helfen kommen, die Schätze im Gras auf dem Friedhof […] Ihr Benehmen gegen die Leiche, das Componieren der Grabschrift […] Sie fühlt fortwährend die Verführung in sich, in einem bestimmten Moment etwas bestimmtes zu sein und unterliegt ihr […] Jetzt wird sie vielleicht den Cousin heirathen.«[8]

Dass Hofmannsthal dem »Schlossbrand« mit dem Tod des Schlossherrn verknüpft, erscheint angesichts der kommenden Ereignisse beinahe visionär. Dabei lässt sich auch die im Altausseer Sommer 1896 abgeschlossene Erzählung des Dichters – Titel: *Das Dorf im Gebirge* – metaphorisch lesen. Darin heißt es:

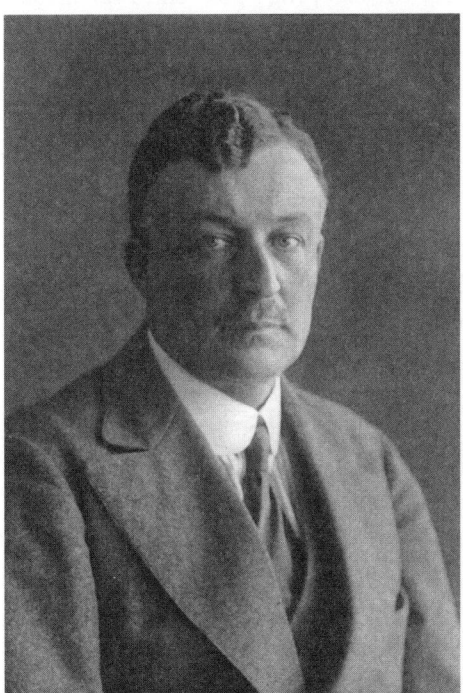

Abb. 2: Carl Julius Erasmus von Platen-Hallermund im Alter von etwa 40 Jahren.

»Das Spiel der vier (Tennis-)Spieler ist wechselnd: morgen, kann es sein, wird der Gleichgültige den Starken ablösen. Vielleicht auch werden eitle und kühne Erinnerungen und der eingeatmete Morgenwind den zum Stärksten machen, der heute ganz schwach war.«

Prämisse 2 – Die Familie des Vaters

Obwohl beide dem Ausseerland bis an ihr Lebensende verbunden blieben, sollten Elisabeth von Platen-Hallermund und Hugo von Hofmannsthal nie wieder Tennis miteinander spielen. Schon ein Jahr später war eine Begegnung allein deswegen unwahrscheinlich, weil Hochwasser die eingleisige Bahnstrecke nach Aussee unterspült und damit den Touristenstrom zum Erliegen gebracht hatte. Während Hofmannsthal 1897 in Wien fünf Theaterstücke en suite fertigte – darunter *Das kleine Welttheater*, verbrachten Carl, Elisabeth und die einjährige Marie von Platen-Hallermund den Sommer in der Nähe Nizzas, dem Ferienort Königin Victorias von Großbritannien. Auch in den folgenden Jahren rückt das Ausseerland für das junge gräfliche Paar in den Hintergrund, zumal die Belastungen durch den Schlossneubau an der holsteinischen Ostseeküste nun virulent werden.

17 Jahre war Carl Julius Erasmus von Platen-Hallermund alt, als er am 9. November 1887 die Erbfolge seines Großvaters als Reichsgraf, General-Erbpostmeister, Herr auf Futterkamp und Weissenhaus in Holstein antreten musste. Carls Vater war bereits 1881 gestorben, und so lastete auf dem jugendlichen Offiziersanwärter unversehens die Verantwortung als Familienoberhaupt und Fideikommisherren über das rund 1.000 Hektar große, östlich Kiel gelegene Territorium. Die Bürde wog für Carl von Platen-Hallermund umso schwerer, als nicht weniger als achtzehn Onkel und Tanten das Handeln und Walten des jugendlichen »Familienoberhaupts« vom ersten Tag an kritisch verfolgten. Es war in der Tat ein komplexes Erbe, das die Stammväter ihren Erbnachfolgern da jeweils in die Wiege legten.

Durch die Nähe zum Hannoveraner (und später englischen[9]) Herrscherhaus waren Einfluss und Familienvermögen im 17. Jahrhundert kontinuierlich gewachsen. So sah sich Franz Ernst von Platen – Premierminister des Kurfürsten von Hannover – bereits 1688 veranlasst, das Familienerbe per Familienfideikommiss zu sichern. 1689 folgte die kaiserliche Erhebung in den Reichsgrafenstand. Zum Amt des »General-Erbpostmeisters in den sämtlichen Kurbraunschweig–Lüneburgischen Landen« fügte sich unter anderem der Erwerb der Grafschaft Hallermünde. Ein weiterer entscheidender Schritt erfolgte 1739/40, als Franz Ernsts Enkel Georg Ludwig von Platen die Privilegien eines »General-Erbpostmeisters« an den englischen König George II. verkaufte (nicht ohne den Leertitel für sich und seine Nachkommen zu sichern) und von dem Erlös rund 6.000 Hektar Grund und Boden erwarb – darunter das ostholsteinische Guts- und Forstgebiet Weissenhaus.

Im überschaubaren Machtgefüge Hannover-Braunschweigs war eine nähere Berührung zwischen den aus mittelalterlichem Ritteradel erwachsenen Grafen Alten und den Grafen Platen-Hallermund früher oder später unausweichlich. So hatten die Platens 1688 von den Altens deren in Linden bei Hannover gelegene Ländereien erworben und diese – ungeachtet einer auf das Jahr 1728 datierten Rückkaufklausel – zum feudalen Familienstammsitz nebst Brauerei, Ziegelei und einer 31 Häuser umfassenden Weberstraße ausgebaut. 1728 pochten die Altens auf ihr Rückkaufsrecht, und als die Platens den Rückkauf verweigerten, war der Grundstein für einen 90 Jahre andauernden Familienzwist gelegt. Erst 1816 – begünstigt durch die bei Waterloo erworbene Reputation des Napoleon-Mitbezwingers Carl Graf von Alten – wurde der Rückkauf Lindens amtlich besiegelt, worauf die Platens ihren Familienstammsitz bei Hannover aufgeben mussten und nach Weissenhaus zogen.

So mag sich in der Familie Platen-Hallermund Mitte der 1890er Jahre zur Skepsis gegenüber dem jugendlichen Familienoberhaupt der Unmut über dessen Allianz mit dem Alten-Spross Elisabeth Karoline Friederike fügen.

Daneben war das Erbe Carl von Platen-Hallermunds durch die erwähnte, weitere, gewichtigere Hypothek belastet: Seit seinem Geburtsjahr 1870 hatte eine in und um Weissenhaus wütende Brandserie Gutshöfe und Wirtschaftsgebäude in Flammen aufgehen lassen. Besonders schmerzhaft schlug dabei zu Buche, dass man beim Abschluss der Versicherungen offenbar die *eigenen* Resourcen – wie etwa *eigenes* Reet, *eigene* Ziegelei, auf Nutzungstauschs-Basis[10] verpachtete Äcker und Weiden – überbewertet und die Brandrisiken krass unterversichert hatte. Von Brand zu Brand zog sich die Schadensregelung immer mehr in die Länge, und als 1887 obendrein die Weizenpreise einbrachen, war der finanzielle Spielraum des neuen Fideikommissherrn von Beginn an denkbar eingeengt. Eine Kreditaufnahme war durch das Fideikommiss ausgeschlossen, und so hatte sich Carl von Platen kurz nach seinem Abitur am Lübecker Katharineum[11] einem von Tanten, Onkel, Vettern und Cousinen überwachten Sparzwang zu unterwerfen. Gleichsam als »rettender Engel« mag ihm da während seines Militärdienstes im kaiserlichen Gardes du Corps-Regiment in Potsdam die mit dem halben europäischen Hochadel verwandte und verschwägerte Tochter des Generals der Kavallerie à la suite Kaiser Wilhelms II., Carl Friedrich Franz Victor von Alten erschienen sein.

Geburt

Um die Jahrhundertwende hatte sich der durch Bismarcks Reichsverfassung von 1871 zusammengehaltene Kleinstaatenbund namens »Deutsches Reich« zu internationaler Größe gemausert. Mehr als die Eroberung und der Erwerb kolonialer Gebiete hatten Forschung und Industrialisierung Deutschland auf Augenhöhe mit den übrigen Weltmächten gebracht. Zum inoffiziellen Titel des »Technologie-Weltmeisters« in den Bereichen Elektrotechnik, Chemie und Maschinenbau fügte sich der des »Export-Weltmeisters«. Die Unternehmen hießen Krupp, Siemens, Thyssen, BASF oder AEG, die Forscher an der Weltspitze Robert Koch, Max Planck, Wilhelm Conrad Röntgen oder Emil von Behring. Schon im ersten Nobelpreis-Jahr 1901 gehen zwei der Auszeichnungen nach Deutschland. Eine deutsche Erfindung nach der anderen macht von sich reden – allen voran das Automobil. So könnte in der jungen Nation alles zum Besten bestellt sein, stünden diese Erfolge nicht in denkbar scharfem Kontrast zu den sozialen Verwerfungen, besonders in den deutschen Städten. Allenfalls während allfälliger Jubelfeiern vermag der Kaisers so etwas wie ein »Wir«-Gefühl in der zunehmend in Oben und Unten, Arm und Reich, Drinnen und Draußen sich teilenden Nation zu aktivieren. Verschärft wird diese Entwicklung durch das zwischen 1890 und 1910 sprunghaft beschleunigte Bevölkerungswachstum – bedingt vor allem durch die Eindämmung der Kindersterblichkeit, verbesserte Krankenhaushygiene, neue Seren und Reihenimpfungen – sowie das sinkende Arbeitsplatzangebot infolge zunehmender Industrialisierung. Die äußeren Folgen sind Landflucht, Wohnungsknappheit, Entwertung von Arbeit, Schattenwirtschaft und zunehmende Verelendung. Die inneren Folgen: Angst vor Statusverlust, sozialem Absturz und Elend.

Zwar hat Bismarcks Reichsverfassung den Arbeitern via Sozialdemokratie Sitz und Stimme im Parlament beschert, zwar garantiert das neue BGB allen Bürgern des Landes rechtliche Gleichbehandlung, zwar haben sich mit der Einführung der Krankenversicherung im Jahr 1883 funktionierende Sozialsysteme zu bilden begonnen. Dennoch stößt sich beinahe jeder Ansatz einer sozialen Verbesserung am ständischen Denken der herrschenden Kreise, stehen Schulsystem, Erziehung und Machtverteilung einer nachhaltigen Demokratisierung und Gleichstellung entgegen, verhindert eine von der Sehnsucht nach Ordnung und Hierarchie getragene Geisteshaltung den inneren Wandel. Die männerbündische Struktur der Gesellschaft erscheint Anfang des 20. Jahrhunderts gleichsam in Erz gegossen. Von einer Gleichstellung der Frau kann allenfalls geträumt werden, daran können auch die ersten weiblichen

Studienabschlüsse (am 30. März 1901 schaffte die 24-jährige Ida Democh in Halle als erste Frau das medizinische Staatsexamen) einstweilen nicht das Geringste ändern. Nach wie vor steht die 62 Rangstufen umfassende Hofrangordnung für ein auf Erhalt und Fortschreibung der tradierten Macht gerichtetes System. An der Spitze rangiert das Militär und an der Spitze des Militärs der Adel. Nicht minder fest in Adelshand sind Politik, Diplomatie und höhere Verwaltung. Ungeachtet des aufstrebenden Wirtschafts- und Bildungsbürgertums erscheint ein *bürgerlicher* Reichskanzler in Deutschland undenkbar. Umso mehr gerät dafür die ständische Gliederung *unterhalb* der herrschenden Schicht ins Rutschen. Rund ein Fünftel der Arbeiter schafft den sozialen Aufstieg als Handwerker, Händler oder Beamte. Ein weiteres Fünftel erklimmt per Heirat die nächst höhere gesellschaftliche Stufe. Allein dem Bürgertum bleibt die Möglichkeit eines Aufstiegs per Heirat in höhere Adelskreise weitgehend verwehrt. Was besonders dem Bürgertum bleibt, sind Frust und Absturzängste und eine geradezu exzessive Zuflucht in so genannte »Rang-Mimikry« per Titelschwemme, Nachahmung »obrigkeitlicher« Gewohnheiten und übersteigertem Patriotismus. Die deutsche Nation erscheint wie ein Gärgefäß: Im Inneren brodelt es – allein die Schaumkrone scheint davon unberührt.

Ungeachtet des Umstandes, dass der Familienstammsitz eben erst bis auf die Grundmauern niedergebrannt war, hatten Carl von Platen-Hallermund und Elisabeth von Alten wie geplant am 17. September 1895 im niederländischen (Den) Haag – nahe Elisabeths Geburtshaus Huis ten Donck – geheiratet. Zur Brandursache wurde die durch einen Rasierspiegel auf den Badezimmervorhang fokussierte Sonneneinstrahlung erklärt. Nachdem die Versicherung sich diesem Untersuchungsergebnis angeschlossen und den Schaden – einmal mehr weit unter Wert – reguliert hatte, hatte Carl von Platen den Neubau nach dem Muster englischer Herrschaftssitze in Auftrag gegeben. Ende des Jahrzehnts konnte die Familie ihr Domizil beziehen und etwa ein Jahr später, am 3. November 1900, brachte Elisabeth ebendort das zweite Kind zur Welt: Karoline Julie. Ungeachtet der durch den überdimensionierten Neubau weiter verknappten Geldmittel pflegte das junge gräfliche Paar einen ungebremst feudalen Lebensstil, gab Gesellschaften, veranstaltete Treibjagden und zählte bald auch zu den ersten Autobesitzern Schleswig Holsteins. Darüber hinaus kam Carl von Platen – dem jeweiligen Drängen seiner Frau folgend – ein ums andere Mal für die Spielschulden seines Schwiegervaters und Ex Kommandeurs Carl Friedrich Franz Victor von Alten auf. Anfang des neuen Jahrhunderts schließlich geschah, was nicht hätte geschehen dürfen: »Weissenhaus« war insolvent. Schon wenige Monate nach der Geburt von Karoline Julie wurde der Familienbetrieb unter Zwangsverwaltung[12] gestellt. Dass sich in der jungen Familie noch immer kein männlicher Erbnachfolger eingestellt hatte, wog mit einem Mal umso schwerer, als Carl von Platens sieben Jahre jüngerem Bruder Erasmus 1902 auf Anhieb ein Sohn geboren wurde: Clemens. Auf Clemens folgte ein Jahr später Bernhard. Die Frage »Junge oder Mädchen« wurde plötzlich zur Existenzfrage für Carl von Platens Familie. Im Mai 1906 lautete die Antwort auf diese Frage zum dritten Mal: »Mädchen«. Und als Muriel von Platen-Hallermund bereits mit knapp drei Jahren gestorben war, bedeutete nach über acht Jahren Zwangsverwaltung das im April 1910 erwartete vierte Kind sozusagen die »letzte« Hoffnung auf einen Sohn und den Verbleib der Familie in Weissenhaus.

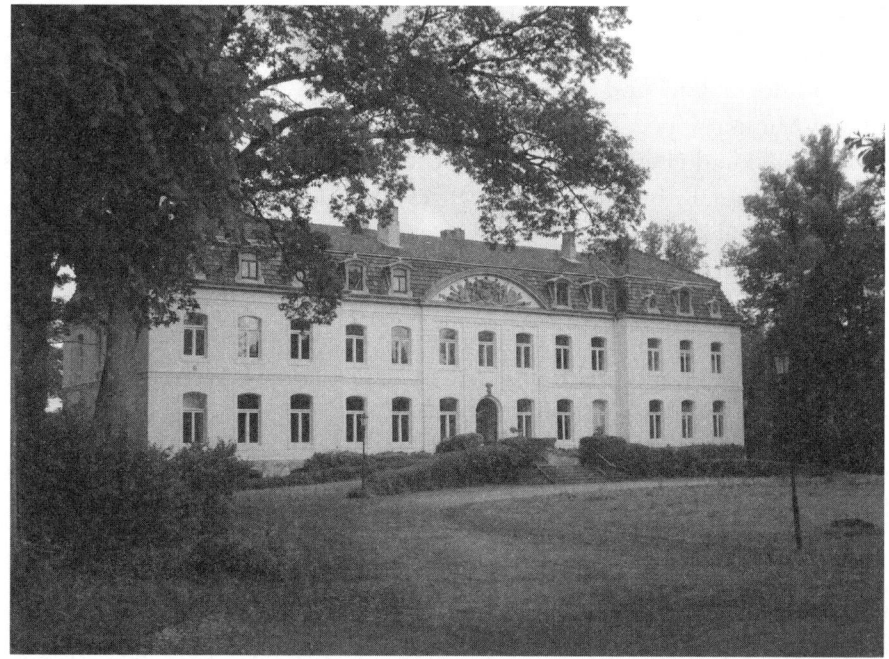

Abb. 3: Alice von Platens Geburtshaus. Der Familienstammsitz der Grafen Platen-Hallermund im ostholsteinischen Weissenhaus war nach dem Brand des Hauptgebäudes 1895 entsprechend den Vorstellungen von Alice's Vater neu erbaut worden.

Die allgemeine Gefühlslage in Deutschland schwankt im Jahr 1910 zwischen Aufbruchstimmung und kollektiver Paranoia. Während einerseits die Zahl der Automobile wächst, Luftschiffe und Doppeldecker-Flugzeuge zusehends den Luftraum zwischen Ostsee und Bodensee füllen, während in Nürnberg die Gründung der »deutschen psychoanalytischen Vereinigung« durch Sigmund Freud, C.G. Jung und Alfred Adler der Psychoanalyse Auftrieb gibt, während in Dresden die »Brücke«-Maler und in München die Maler des »Blauen Reiter« der bildenden Kunst in Deutschland neue Wege öffnen, während in Berlin-Dahlem ein zukunftsweisendes Wissenschaftszentrum namens »Kaiser-Wilhelm-Gesellschaft« entsteht, hat Namensgeber Wilhelm II. sein aus 25 Kleinstaaten konstituiertes »Reich« in eine zunehmend gefährliche außenpolitische Isolation gegenüber Großbritannien, Frankreich, Russland und dem übrigen Europa geführt. Allein Österreich-Ungarn steht fest zum Deutschen Kaiserreich.

Währenddessen wird Elisabeth von Platen-Hallermund – inzwischen 34 – am Morgen des 28. April 1910 um 6 Uhr 15 im Obergeschoss des Weissenhäuser Schlossgebäudes zum vierten Mal von einer Tochter entbunden. Wenige Tage später steht fest, dass die Familie im Herbst desselben Jahres Weissenhaus verlassen muss. Ihren Platz soll ein solventer und möglichst investitionsfreudiger Pächter einnehmen. Anders als für Carl von Platen, dessen Leben in Weissenhaus wurzelt, bedeutet der bevorstehende Auszug für seine Frau keine Katastrophe. In den 15 Jahren ihrer Ehe ist Elisabeth weder mit dem Ort noch mit seinen Bewohnern warm geworden, am wenigsten mit der »landadeligen« Familie ihres Mannes. Indem sie auch ihre Mutterrolle jeweils frühestmöglich an Kindermädchen und Erzieherinnen überantwortete, erschöpften sich Zuwendungsfähigkeit und Zuwendungswilligkeit der Generalstochter großteils in der Anlage des Gartens, dem Setzen von Eschen und Eichen sowie in der Aufzucht von Pferden. Wo immer es geht, spricht sie Englisch, bleibt ihr familiäres Augenmerk vor allem auf ihre in England lebende Verwandtschaft gerichtet. Elsie's Tante Louisa Cavendish, zweimal verwitwete Herzogin von Manchester und Devonshire, ebenso jagdfreudig wie ihre Nichte, lebt 78-jährig in Chatsworth. Mit ihrer Cousine Alice Maude Olivia Montagu, Oberhofdame Queen Alexandras, und deren Ehemann Lord Stanley of Bickerstaffe – seit 1908 17. Earl of Derby – ist Elsie seit mehr als 20 Jahren über die Verwandtschaft eng befreundet. Am 2. Juni 1910 findet die Taufe in der evangelischen Kirche Hohenstein nahe Weissenhaus statt, Taufpatin ist die eigens aus England angereiste Alice Stanley. Wenige Wochen später wird Alice von Platen – wie bei dem weiblichen Nachwuchs der Familie Platen üblich – als »Konventualin« in das evangelische Stift Itzehoe[13] eingetragen, im Oktober 1910 schließlich macht Elisabeth von Platen sich mit ihren 14 Jahre, zehn Jahre und sechs Monate alten Töchtern auf den Weg nach England. Allein Carl von Platen-Hallermund bleibt zur Regelung der Pachtangelegenheiten vorläufig in Weissenhaus.

Wilhelm von Stumm

In der deutschen Diplomatie hat sich währenddessen ein Name etabliert, der wenige Jahre später nicht nur in der Weltpolitik, sondern als Schwiegersohn Carl von Platen-Hallermunds auch in dessen Familie eine besondere Rolle spielen sollte: 1894 war der studierte Jurist Wilhelm von Stumm, Mitglied der gleichnamigen saarländischen Montanunternehmer-Familie, 25-jährig in den diplomatischen Dienst eingetreten, hatte sich als Legationssekretär in Brüssel und St. Petersburg bewährt und war während der »Marokkokrise« 1905/1906, als Deutschland sich unversehens einer aus Großbritannien, Frankreich, Russland, den USA und Italien gebildeten Allianz gegenüber sah, und als erstmals das Gespenst der »Einkreisung« im Deutschen Reich umging, zum deutschen Geschäftsträger in London ernannt worden. Doch statt der von Wilhelm II. erwünschten Klimaverbesserung begann zwischen beiden Nationen ein bislang ungekanntes Flotten-Wettrüsten. Der Kaiser reagierte, indem er von Stumm 1908 nach Berlin zurückbeorderte und 1909 den zu Österreich-Ungarn in »Nibelungentreue« verhafteten Reichskanzler Bernhard von Bülow durch den englandfreundlichen Theobald von Bethmann Hollweg auswechselte. 1911 ernennt von Bethmann Hollweg den England-erfahrenen Wilhelm von Stumm zum »Unterstaatssekretär« im Außenamt und stattet den inzwischen 42-Jährigen mit weitreichenden Kompetenzen aus.

Ein Jahr später – am 16. April 1912 – unterschreibt[14] Wilhelm von Stumm im Beisein Carl von Platen-Hallermunds und den vom Familienaufsichtsrat bestimmten Zwangsverwaltern den Pachtvertrag für die Schloss- und Gutsanlage Weissenhaus. Unterdessen findet von Bethmann-Hollwegs Verständigungspolitik mit England auf beiden Seiten nur geteilte Zustimmung. Zwar versichert der britische Außenminister Sir Edward Grey: »So long as Bethmann Hollweg is chancellor we will cooperate with Germany for the peace of Europe« – »So lange Bethmann Hollweg Kanzler ist, werden wir mit Deutschland für Frieden in Europa kooperieren« -, doch bestärkt die Ende 1912 erfolgende Ankündigung Großbritanniens, im Kriegsfall an der Seite Frankreichs zu stehen, die »Falken« im deutschen Lager. Tatsächlich lässt Bethmann Hollweg statt der Flotte nun das Landheer massiv aufrüsten. Als schließlich im Mai 1913 ein neuerlicher Balkankrieg nur durch die diplomatische Stärkung Serbiens vermieden werden kann, beginnt in Europa ein Wettrüsten bisher ungekannten Ausmaßes. Wilhelm August von Stumm erkennt, dass er sich in absehbarer Zeit kaum im erhofften Umfang um das gepachtete Weissenhäuser Areal wird kümmern können, und bittet die Familie von Platen-Hallermund bereits 1913 um die vorzeitige Auflösung des Pachtvertrages. Als Nachfolge-Pächter für Weissenhaus steht wenig später Willy von Rochow fest. Entschlossen, dem Weissenhäuser Gutsbetrieb Ansehen und Rentabilität zurückgeben, bringt der aus dem schlesischen Minkowitz stammende Major a.D. sogleich einen eigenen Chefgärtner an die ostholsteinische Küste mit. Unterdessen wächst sich die Stimmung in Europa zu einer Art kollektiver Paranoia aus. Anfang 1914 verkündet Zar Nikolaus II.:

»Ich werde in diesem Jahr zu Hause bleiben, weil wir Krieg bekommen.«

Kaum jemandem in Europa gelingt es, sich dem allgemeinen »patriotischen« Furor zu entziehen. Franz Marc, Sohn einer französischen Mutter, malt apokalyptische Tierbilder und notiert in sein Tagebuch:

»Europa ist krank am alten Erbübel und will gesund werden, darum will es den fürchterlichen Blutgang.«

Am 1. Juli 1914 – drei Tage nach der Ermordung des österreichischen Thronfolgers und seiner Gattin in Sarajewo – reist der deutsche Publizist und Vertrauensmann des Berliner Außenamts, Victor Naumann, nach Wien, um dem Kabinettschef des k.k. Außenministeriums, Alexander Graf Hoyos, die Einschätzung des deutschen Unterstaatssekretärs Wilhelm von Stumm wiederzugeben, dass der deutsche Kaiser im Falle einer österreichischen Kriegserklärung an Serbien den Dingen »ihren Lauf lasse«. Drei Tage später begibt Hoyos sich nach Berlin, um sich von Reichskanzler von Bethmann-Hollweg einen diesbezüglichen »Blankoscheck« ausstellen zu lassen. Am 28. Juli 1914 schließlich ist es soweit: Kaiser Franz Joseph erklärt von seiner Sommerfrische Bad Ischl aus Serbien den Krieg. Sämtliche Allianzen und Beistandsabkommen beginnen zu wirken, der allgemein ersehnte »große Waffengang« ist da. Am 6. August gibt Wilhelm II. an sein Garderegiment die Parole aus: »Nun aber wollen wir sie dreschen!«

Beginn der Odyssee

Von den Geschehnissen im Vorfeld des Krieges sind Elisabeth von Platen und ihre Töchter in England zunächst weitgehend abgeschirmt. Die Familie ist in einem Landhaus nahe Epsom untergebracht, wo der 12. Earl of Derby 1780 den jährlichen Leistungsvergleich für dreijährige Vollblutpferde begründete, und wo unter der Schirmherrschaft von Alice von Platens Patentante das jährliche englische »Derby« stattfindet. Wie schon bei ihrer ersten Tochter hat Elisabeth auch die Betreuung ihrer jüngsten Tochter Alice in die Hände eines – diesmal englischen – Kindermädchens gegeben. Während die älteren Töchter Marie und Caroline schon bald ein englisches Internat besuchen, Carl von Platen regelmäßig nach Deutschland reist und Elisabeth bevorzugt ihren Leidenschaften Reiten, Tennisspielen und Jagen folgt, wächst Alice von Platen-Hallermund in ihren ersten vier Lebensjahren mit der englische Sprache und britischen Lebensgewohnheiten auf. Als einen ersten Höhepunkt erlebt sie am 21. April 1913 im Hafen von Southampton die Schiffstaufe des Transatlantik-Liners *RMS Aquitania* durch ihre Patentante Alice mit.

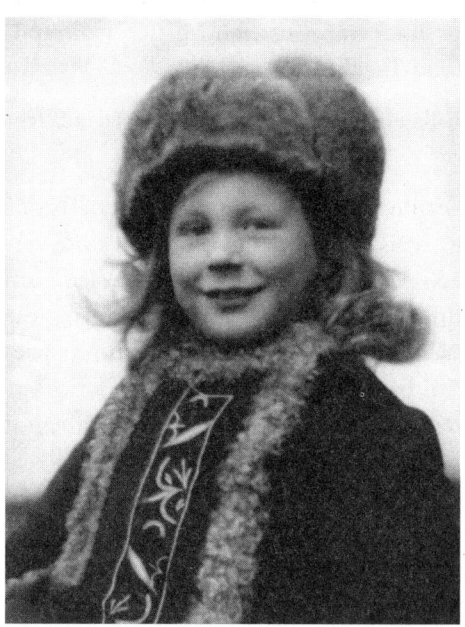

Abb. 4: Alice von Platen-Hallermund im Winter 1914/15.

Mitte 1914 beginnt der Weltkonflikt auch in die ländliche Abgeschiedenheit der Grafschaft Surrey vorzudringen. Die medial geschürte »Hunnen«-Furcht entlädt sich zunächst in Übergriffen auf deutsche Geschäftsinhaber. Von »No german goods – no german labour – no german influence – Britain for the British!« bis »Take up the sword of justice!« – »Nimm das Schwert der Gerechtigkeit in die Hand!« – steigern sich die Parolen, bis schließlich im Sommer 1914 selbst die Autorität des Earl und der Countess of Derby nicht ausreichen, die Sicherheit Elisabeths und ihrer Kinder zu gewährleisten. Was nützt es der Familie »von Platen-Hallermund«, dass man nominell die englische Staatsbürgerschaft[15] besitzt, wenn ihnen nun ihr deutscher Name und ihr deutscher Akzent als Makel anhaften? Es spricht für eine gewisse Kopflosigkeit, dass Elisabeth von Platen sich in dieser Situation dafür entscheidet, England mit ihren Kindern ausgerechnet in Richtung Russland zu verlassen. Sie wolle in Russland endlich einmal Wölfe und Bären jagen, hatte Elisabeth ihren Töchtern den plötzlichen Aufbruch aus England erklärt. In Wahrheit gilt die Reise dem Anwesen ihrer nahe St. Petersburg lebenden Tante[16] und deren Familie. Der Zeitpunkt, um in Russland Bären zu jagen, hätte in der Tat nicht ungünstiger gewählt sein können. Am 15. August 1914 überschreiten russische Truppen die ostpreußische Grenze und durchkreuzen damit den auf die Vermeidung eines Zweifrontenkrieges zielenden Plan des Generalfeldmarschalls Alfred Graf Schlieffen. Auf einen Schlag ist der Familie der Rückweg in den Westen verstellt, sind die wenigen Eisenbahnlinien in Richtung Deutschland durch Truppentransporte verstopft. Wie zuvor in England wendet sich nun auch in Russland die Stimmung gegen die Deutschen. Unter Hausarrest verbringt Elisabeth von Platen mit ihren Töchtern den Winter auf dem Landsitz der Bludows, bevor man sie im Frühjahr 1915 nach Deutschland abschiebt. Eine etwaige Rückkehr der Familie nach Weissenhaus ist nach wie vor ausgeschlossen, zumal sich der reaktivierte Major Willy von Rochow seit Kriegsbeginn im Fronteinsatz befindet. So führt der Weg von Russland aus direkt ins neutrale Holland – in die Nähe Den Haags, wo Elisabeth 1875 geboren wurde, wo sie 1895 Carl von Platen heiratete und wo 1911 ihre Mutter Karoline Friederike von Alten[17] gestorben war. Für Alice von Platen-Hallermund bedeutet dies, dass sie sich mit knapp fünf Jahren zum dritten Mal in ihrem Leben auf eine neue Umgebung, eine andere Sprache und Kultur einzustellen hat. Ihre zehn Jahre ältere Schwester Karoline bleibt ihr lebenslang fremd. Marie, die sich dagegen fast mütterlich um sie sorgt, schickt sich Anfang 1916 an, die Familie in Richtung Berlin zu verlassen, um dort den 27 Jahre älteren Ex-Pächter von Weissenhaus und Unterstaatssekretär im deutschen Außenamt, Wilhelm von Stumm, zu heiraten.[18] Und das Hauptinteresse ihrer Mutter gilt auch jenseits des 40. Lebensjahres dem Sport und den Pferden. So wird mehr und mehr der Vater zur wichtigsten Bezugsperson in Alice von Platens Leben. Während sie mit ihm herumtollt, seinen Erzählungen zuhört und sich von ihm zum Lachen bringen lässt, ahnt sie nicht, dass ihr Vater ernsthaft erkrankt[19] ist.

Am 5. April 1916 heiraten in Berlin Marie Aurelie Wilhelmine Sophie Anna Sidonie und Wilhelm von Stumm. Unterdessen naht der Zeitpunkt, da Alice von Platens neuer Schwager nun erstmals unmittelbar in den Lauf der Weltgeschichte eingreift. Während überall in Europa Trauer, Erschöpfung und wirtschaftlicher Mangel herrschen, wird in Russland darüber hinaus die durch den Krieg verdrängte Wut auf das Zarenregime erneut virulent. Am 8. März 1917 legen in St. Petersburg Zehntausende Frauen und Männer die Arbeit nieder und versammeln sich in den Straßen. Zwei Tage später sehen sich Verwaltung und Militär der Residenzstadt bereits einer Masse von 200.000 Protestierenden gegenüber, weitere fünf Tage später wird Zar Nikolaus II. von seinen Generälen zum Abdanken gezwungen. Noch kann jedoch von »Revolution« keine Rede sein, fehlt doch der Volksbewegung der revolutionäre Kopf. Dieser setzte sich nach seiner Flucht vor der zaristischen Geheimpolizei in die Schweiz ab, wo er als Untermieter eines Schweizer Schuhmachers in Zürich lebt. Sein Name: Wladimir Iljitsch Uljanow – genannt »Lenin«. Nach dem Sturz des Zaren drängt es den 47-Jährigen, mit seiner Ehefrau und 30 weiteren in Zürich lebenden Exilanten schnellstmöglich nach Russland zurückzukehren. Allein – der Rückweg durch deutsch-österreichisches Feindesland ist versperrt. Es ist der historische Moment, da sich die Sehnsucht der russischen Revolutionäre in spe mit dem Interesse der deutschen Regierung deckt. In Erwartung des immer wahrscheinlicheren Kriegseintritts der USA erscheint es aus deutscher Sicht unabdingbar, den Zweifrontenkrieg zu beenden und den Rücken im Osten freizubekommen. Als man im Berliner Außenamt von dem Durchreise-Anliegen der 32 Züricher Exilrussen erfährt, entscheidet man umgehend, Lenin mit einer Million Reichsmark auszustatten und den russischen Exilanten freies Geleit durch Deutschland zu gewähren. Am 25. März ergeht eine Weisung an den deutschen Gesandten in Bern, Freiherrn von Romberg. Inhalt: *Oberste Heeresleitung hat gegen Durchreise russischer Revolutionäre keine Bedenken, wenn sie in Sammeltransport in sicherer Begleitung erfolgt.* Die Depesche trägt die Signatur: *Wilhelm von Stumm, Unterstaatssekretär.* Am 6. April 1917 erfolgt die erwartete Kriegserklärung der USA, drei Tage später setzt sich in Zürich der mit Lenin und seinen Begleitern besetzte Kurswagen zur ungehinderten Weiterfahrt via Stuttgart und Rügen in Bewegung. Am Morgen des 26. Oktober 1917 ist die russische Oktoberrevolution beendet, am 5. Dezember erfüllt sich für Wilhelm von Stumm und die oberste deutsche Heeresleitung die Hoffnung auf einen Waffenstillstand mit der neuen Sowjetführung.

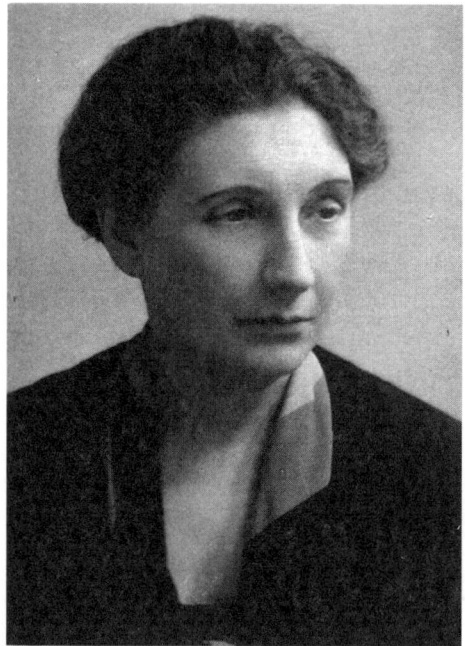

Abb.5: Elisabeth von Platen Anfang der 1920er Jahre in Berlin.

Wenige Wochen später erhält Carl von Platen-Hallermund die Erlaubnis, gemeinsam mir seiner Familie nach Weissenhaus zurückzukehren[20]. Mit knapp acht Jahren erlebt Alice von Platen erstmals bewusst den Ort ihrer Geburt und Herkunft. Mehr als sieben Jahre nach dem Auszug zeigt sich Weissenhaus optisch wie substanziell gewandelt. Die von Elisabeth von Platen Ende des 19. Jahrhunderts eigenhändig gepflanzten Eschen und Eichen sind inzwischen hoch gewachsen. Die Schlossanlage – von der Pferdekoppel bis zum Küchengarten – verrät die professionelle Hand des Gärtners. Willy von Rochow hat gehalten, was er bei Pachtübernahme 1913 versprach. Mit der Errichtung eines Weinhauses und des rundum eingeglasten Orchideenhauses wurde eine zusätzliche wirtschaftliche Basis geschaffen. Noch hält sich allerdings die Nachfrage der Hamburger Hotels nach den raren blauen Trauben in Grenzen, noch stehen Krieg und leere Kassen einem blühenden Orchideenhandel entgegen. Und noch immer steht Weissenhaus unter der Zwangsverwaltung zweier Kuratoren. Der kranke Carl von Platen-Hallermund mag die Situation umso schmerzvoller erleben, als sein jüngerer Bruder Erasmus sich inzwischen über einen weiteren Sohn freuen kann.[21] Für Elisabeth lautet die Devise dagegen »business as usual«. Als seien die Dinge noch beim Alten, versammeln sich Eltern und Töchter an kalten Tagen im einzigen beheizbaren Raum des Erdgeschosses um den Kamin, bis der Diener mit Pelzen über dem Arm erscheint und »die Herrschaften« zum Essen ins Esszimmer holt. Wie ehedem organisiert Elisabeth in den Weissenhauser Wäldern Treibjagden. Schon beim ersten Mal darf Alice sich dabei unter die Treiber einreihen. Beim herbstlichen Erntefest fallen der Achtjährigen die »schrulligen Dorfbewohner« ins Auge. Der Schulunterricht gestaltet sich in der Form, dass entweder sie beim Dorflehrer erscheint oder der Dorflehrer zu ihr nach Weissenhaus kommt. Sie fühlt sich unterfordert, den bescheidenen Lernstoff hat ihr längst ihr Vater beigebracht. Seit ihrem sechsten Lebensjahr kann Alice lesen und schreiben. Was immer sie im Haus an Gedrucktem findet, liest sie von Anfang bis Ende. Im Sommer verbringt sie jede freie Minute am nahen Ostseestrand. Fast immer hat sie ein Buch dabei. Im Winter zieht es sie zu dem bis zu vier Meter hoch geschichteten Packeis. Oft verliert sie sich auf der Suche nach Bernstein, gibt sie den aus dem Wasser aufragenden Granitblöcken Namen, erfindet sie Geschichten. Meist ist sie mit ihren Eindrücken allein, spielt aber auch gerne mit den gleichaltrigen Kindern der Gutsangestellten. Dass sie sich ihnen gegenüber »abgehoben« fühlt, liegt indessen weniger an der Zugehörigkeit zur reichsgräflichen Familie als vielmehr an ihrer Erziehung und dem offenkundigen Bildungsvorsprung. Seit ihrer Rückkehr nach Weissenhaus muss sie neben Deutsch und Englisch auch Französisch lernen. Unterdessen ist in Weissenhaus weder vom Krieg noch vom nahenden Kriegsende viel zu spüren. Selbst als sich Ende Oktober 1918 im nahen Kiel die Matrosen des Panzerschiffs »Markgraf« dem Befehl der deutschen Admiralität zum »ehrenvollen Untergang« widersetzen und damit die deutsche Revolution anstoßen, bleibt Weissenhaus von den Ereignissen unberührt. Binnen weniger Wochen verlieren sämtliche deutsche Fürsten und Herzöge Privilegien und Ämter – teils freiwillig, teils unter dem Druck der sich landauf, landab bildenden »Arbeiter- und Soldatenräte«, die meisten spurlos, nur wenige so einprägsam wie Friedrich August III. von Sachsen, der den Ex-Untertanen bei seinem Abgang nur knapp empfahl: »Macht doch eiern Dreck alleene!« Als der letzte deutsche Reichskanzler, Prinz Max von Baden, am 9. November 1918 zur allerhöchsten Überraschung Wilhelms II. dessen Abdankung verkündet, ist mit der Monarchie auch die Adelsherrschaft in Deutschland Geschichte. Zwei Tage später unterzeichnet eine deutsche Delegation in einem Eisenbahnsalonwagen nordöstlich von Paris den Waffenstillstand. Der Krieg, dessen Beginn allseits frenetisch bejubelt wurde, ist vorbei. Am Ende zählt man rund zehn Millionen tote Soldaten und mehr als sieben Millionen tote Zivilisten. Von den zerstörten Familien, den vernichteten Existenzen und dem lebenslangen Trauma der Kriegsheimkehrer spricht niemand. Und dennoch wird dieser Krieg dereinst allenfalls als der »Erste« hinter einem zweiten, noch fürchterlicheren Weltkrieg rangieren. Auch wird man erst viele Jahrzehnte später wissen, dass zwischen 1914 und 1918 in deutschen Kliniken bereits stattfand, was ab Ende 1939 seine organisierte Fortsetzung finden sollte: die heimliche »Euthanasie« von 140.234 Altersdementen und psychisch Kranken in deutschen Kliniken und Anstalten durch Unterversorgung, mangelnde Heizung und Verhungern.

Der Kontinent liegt moralisch und wirtschaftlich am Boden. Nahrungsmangel ist ein gesamteuropäisches Phänomen. Erschöpfung und lückenhafte medizinische Versorgung ermöglichen der in Europa wütenden »Spanische Grippe«, der Zahl der Kriegsopfer weitere 25 Millionen Tote hinzuzufügen. Besonders in Deutschland kommen die Menschen nicht zur Ruhe. Längst bevor sich im Februar 1919 in Weimar die erste deutsche Demokratie konstituiert, haben sich am linken und rechten Rand des politischen Spektrums Parteien gebildet, die eben dies verhindern wollen. Viele der aus dem Krieg heimgebrachten Waffen sind unversehens auf eigene Landsleute gerichtet. Am 15. Januar 1919 werden in Berlin die zwei Mitbegründer der KPD, Karl Liebknecht und Rosa Luxemburg, erschossen. Vier Tage später sind bei den Wahlen zur verfassungsgebenden deutschen Nationalversammlung erstmals in Deutschland auch Frauen wahlberechtigt. Als regionales Nebenereignis rangiert 1919 die Gründung der Deutschen Arbeiter-Partei im Münchner »Café Gasteig«. Zu den ersten Mitgliedern zählen der 30-jährige Weltkriegsobergefreite Adolf Hitler und der 34-jährige Fotograf Heinrich Hoffmann. Letzterer hat sich seit 1910 in den ehemaligen Atelierräumen des Malers

Franz Marc in der Münchner Schellingstraße eingerichtet. Ab 1923 wird Hoffmann hier in zahllosen Foto-Sitzungen gemeinsam mit seinem Parteifreund Adolf Hitler Posen, Mimik und »Führer«-Image erarbeiten. Franz Marc und August Macke, die einander hier kennenlernten, sind tot. Ihr Künstlerfreund aus der Zeit des »Blauen Reiter«, Wassilij Kandinsky, ist dabei, dem Ruf des Architekten Walter Gropius nach Weimar zu folgen, wo dessen frisch gegründetes »Bauhaus« für einen kulturellen Neuanfang in Deutschland steht.

Als schließlich am 28. Juni 1919 mit der Unterzeichnung des »Pariser Friedensvertrags« im Spiegelsaal von Versailles der Weltkrieg auch formal beendet wird, ist Carl Julius Erasmus von Platen-Hallermund bereits seit sechs Wochen tot. Seine letzten Lebenstage hatte der 48-Jährige unweit Weissenhaus im Haus eines Vetters von mütterlicher Seite, Werner von der Schulenburg, in Roggendorf verbracht und war dort in den frühen Abendstunden des 4. Mai 1919 seinem Leiden erlegen. An der Beisetzung ihres Vaters auf dem Familienfriedhof Hohe-Rehm darf Alice von Platen-Hallermund nicht teilnehmen. Als sie von ihrem Kinderzimmer im ersten Stock aus dem scheinbar endlosen Leichenzug hinterherblickt, weiß sie, dass sie gemeinsam mit ihrer Mutter und ihrer Schwester Caroline Julie Weissenhaus verlassen muss. Über das Warum und Wohin schweigt sich das erwachsene Umfeld aus. Damit sie mit ihrer Trauer nicht ganz allein ist, schenkt man ihr einen Hund. Doch drängt einstweilen weder Carls jüngerer Bruder Erasmus Rudolf Adolf, nunmehriger Reichsgraf, Fideikommissherr und General-Erbpostmeister, noch sonst jemand auf den sofortigen Auszug der Restfamilie. So beschert der Weissenhauser Sommer 1919 der Neunjährigen nochmals unvergessliche Eindrücke: Baden in der Ostsee, Strandspaziergänge, Erntefest. Daneben Reisen mit Mutter, Schwestern und Schwager Wilhelm von Stumm. Einer der Ausflüge führt ins ostpreußische Friedrichstein nahe Königsberg, wo die Grafen Dönhoff seit Mitte des 17. Jahrhunderts das größte Schloss Ostpreußens ihr eigen nennen. Machtvolle Berühmtheiten aus allen Epochen machten hier den Dönhoffs die »Honneurs« – vom »Alten Fritz« bis zum »Helden von Tannenberg«, Generalfeldmarschall von Hindenburg. Zu den Freunden des Hauses zählen indes auch die Unternehmerfamilien Siemens, Krupp und von Stumm. Allein die Kinder nehmen einander nur oberflächlich zur Kenntnis. Bei ihrer Wiederbegegnung 15 Jahre später in Berlin werden Alice von Platen-Hallermund und Marion von Dönhoff sich daran erinnern, dass sie beide an diesem Sommerwochenende 1919 in Friedrichstein dabei waren, als der Schriftsteller Jakob Burkhardt aus seiner »Kleinen Reise« vorlas.

Seitdem auch *seine* politische Karriere im November 1918 zu Ende ging, hat Wilhelm von Stumm sein Tätigkeitsfeld in die Wirtschaft verlagert. Er ist Miterbe und Gesellschafter der Gebrüder Stumm GmbH und Mitglied diverser Aufsichtsräte. Zwar befindet sich das Roheisen erzeugende saarländische Familienunternehmen seit Kriegsende unter französischer Kontrolle, doch werden die Stumms der erzwungenen 60-prozentigen Fremdbeteiligung bald dadurch begegnen, dass sie zwar ihre Minderheitsbeteiligung im Saarland behalten, ihre unternehmerischen Aktivitäten jedoch ins Ruhrgebiet verlegen. Im Berliner Stadtteil Lützow bewohnen Wilhelm und Marie von Stumm mit ihren drei zwischen 1916 und 1918 geborenen Kindern Wilhelm, Friedrich und Elisabeth ein Haus in der Hohenzollernstraße 8. Als man dort zu Beginn des Jahres 1920 im »Souterrain« ein paar Zimmer für die aus dem Holsteinischen Weissenhaus erwarteten Logiergäste frei macht, trifft in der Reichshauptstadt gerade ein 6.000 Mann starkes Freikorps Vorbereitungen, die frei gewählte Regierung zu stürzen und durch einen rechtsextremen Politiker namens Wolfgang Kapp zu ersetzen. Etwa zur selben Zeit nimmt in London die soeben gegründete Tavistock Clinic die Behandlung der vom Krieg traumatisierten Soldaten auf, befasst sich der 34-jährige Neurologe Viktor von Weizsäcker in Heidelberg mit neurophysiologischen und wahrnehmungspsychologischen Experimenten, publizieren der Strafrechtler Karl Binding und der Psychiater Alfred Erich Hoche ihre Schrift *Die Freigabe der Vernichtung lebensunwerten Lebens. Ihr Maß und ihre Form*, benennt sich im Münchner Hofbräuhaus die Deutsche Arbeiterpartei in »Nationalsozialistische Deutsche Arbeiterpartei« um, schreibt Sigmund Freud in Wien die Abhandlung *Massenpsychologie und Ich-Analyse* und wird in Salzburg unter der Regie von Max Reinhardt die erste Aufführung von Hugo von Hofmannsthals – teils in Aussee entstandenem – Bühnenwerk *Jedermann* vorbereitet.

2. Stabilisierung und Prägung – Salem 1923–1928

»Im Dezember 1922 taten die Mutter und ich die Reise nach Salem zum ersten Mal«, schreibt Golo Mann in seinen Lebenserinnerungen.[1] »Sie hatte verstanden, und dafür bin ich ihr dankbar, daß ich für eine Zeit aus dem Haus müßte, in dem ich nicht guttat, mich auch nicht mehr wohlfühlte.« Im Dorf Mimmenhausen stiegen sie aus dem Zug und nehmen die knapp drei Kilometer lange Wegstrecke über verschneite Wiesen hin zu jenem »zehn- oder zwanzigmal längeren als« hohen Gebäude, in dem seit 1920 ein reformpädagogischer Schulbetrieb etabliert ist, zu Fuß in Angriff. Drei Wochen später: selber Ort, gleiche Szene. Diesmal heißt das der Schlossanlage zustrebende Mutter-Kind-Paar Elisabeth und Alice von Platen-Hallermund. Auch die Beweggründe für die lange Anreise zu der reformpädagogischen Enklave klingen ähnlich:

»Berlin war eine schlimme Zeit; meine Mutter merkte, dass ich nicht recht gedieh und schickte mich ins Internat nach Salem.«[2]

Nach genau 37 Amtstagen als letzter Reichskanzler des Deutschen Kaiserreichs hatte Prinz Maximilian Alexander Friedrich Wilhelm von Baden am 9. November 1918 ohne vorherige Rücksprache mit Wilhelm II. dessen Abdankung verkündet und sich nach kommissarischer Übergabe des Kanzleramtes an den Sozialdemokraten Friedrich Ebert auf sein badisches Stammschloss Salem zurückgezogen. Wie nur wenige deutsche Fürsten hatte Max von Baden die Lehre aus der Katastrophe des Ersten Weltkrieges gezogen, die da nur lauten konnte: »Wehret vergleichbaren Anfängen!«. Einen Weg zur Umsetzung dieses Anspruchs hatte ihm ein junger Pädagoge aufgezeigt, den der Prinz während dessen Tätigkeit im Auswärtigen Amt kennengelernt und mit dem er sich befreundet hatte: Kurt Hahn.[3] Der Erziehungswissenschaftler war 1914 aus Oxford[4] in seine Heimatstadt Berlin zurückgekehrt, um anstelle des Waffendienstes in der »Zentralstelle für Auslandsdienst« Berichte der britischen und später auch der amerikanische Presse auszuwerten. Der »Spirit« gegenseitiger Achtung, den er in Oxford in sich aufgenommen hatte, der Respekt gegenüber dem Andersdenkenden, britsches Fairplay und die Kunst des Verlierenkönnens boten sich in Kurt Hahns Augen als wirksamer Gegenentwurf zu jener »schwarzen« Erziehung an, wie sie in Deutschland seit dem 18. Jahrhundert gang und gäbe war. Nicht Vorbild zu sein, war seit etlichen Generationen bei deutschen Eltern angesagt, sondern »Erzieher«. Nicht Einfühlung in die Bedürfnisse des Kindes, sondern »Zucht und Ordnung«. Begleitet und gefördert wurde dieser Geist durch eine Ratgeberliteratur, die – verkürzt gesagt – auf Anpassung an gegebene Normen sowie die »Unterordnung des kindlichen Willens unter den Willen des Erziehers« zielte.*

Kurt Hahns Ansatz war ebenso schlüssig wie subversiv: Indem man den Nachwuchs einer den notwendigen Veränderungen aufgeschlossenen, privilegierten Oberschicht im Bewusstsein ihrer demokratischen Verantwortung erzog, würde sich dieser neue Geist geradezu zwangsläufig in die übrige Gesellschaft ausbreiten. In Prinz Max von Baden hatte Hahn seinen Mitstreiter und Unterstützer gefunden, und in dessen Familiensitz, einem knapp 800 Jahre alten ehemaligen Zisterzienserkloster unweit des Bodensees, den idealen Ort zur Umsetzung seines reformerischen Konzepts. Bereits 1920 konnte das Internat Schule Schloss Salem seine Pforten für einen bunten Mix von Aristokraten-Sprösslingen, Söhnen deutschnationaler Industrieller, jüdischer Bankiers oder parteiloser Regierungsbeamter öffnen. Dass sich zu ihnen der eine oder andere begabte Bauernsohn aus der Umgebung gesellte, gehörte ebenso zu Hahns Konzept wie das Prinzip der »Koedukation« – sprich: der Aufnahme von Mädchen. Letzteres sollte allerdings vor allem der »Vervollkommnung« der zu erziehenden Jungen dienen.

Etwa 50 Schüler zwischen elf und 18 Jahren leben im Salem Internat, als Golo Mann und Alice von Platen zur Jahreswende 1922/23 erstmals das Gelände betreten. Beide empfinden die Situation ähnlich: Während Golo Mann in sich »den brennenden Wunsch« spürt, »einer von ihnen zu sein«, ist Alice von Platen-Hallermund hier »auf Anhieb glücklich«. Bis zu ihrem Weggang aus Weissenhaus hatten Alice's schulische Erfahrungen sich auf einen zweimaligen Einzelunterricht pro Woche beschränkt. Solange Carl von Platen lebte, war der aufgenommene Wissensstoff im täglichen Frage- und Antwortspiel mit dem Vater vertieft worden, sodass Alice von Platen nicht nur ohne Wissensrückstand nach Berlin kam, sondern den gleichaltrigen Mitschülerinnen jener »Höheren Mädchenschule«, die sie zunächst besuchte, infolge ihrer englisch-deutschen Zweisprachigkeit voraus war. Dessen ungeachtet gelang es ihr

---

*   Sh. Rutschky, Katharina (Hg.) Schwarze Pädagogik. Quellen zur Naturgeschichte der bürgerlichen Erziehung, München 2001.

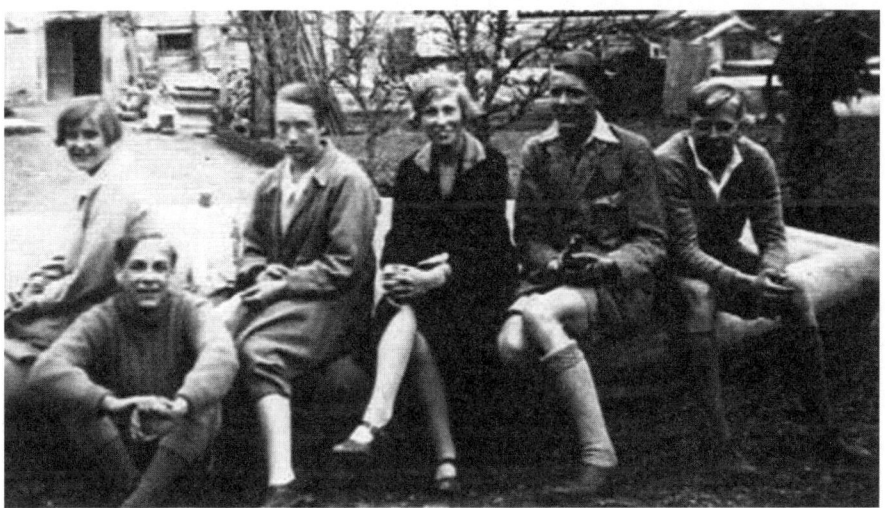

Abb. 6: Alice von Platen 1927 inmitten Salemer Mitschüler.

nicht, sich in die Gemeinschaft zu integrieren. In Weissenhaus war sie seit dem Tod ihres Vaters meist allein gewesen. Das trügerische Privileg als »Gräfin« unter Gutsarbeiter- und Bauernkindern hatte ihre Fähigkeit zur Integration und zum »Common Sense« kaum gefördert. Dazu kamen die teils traumatischen Trennungserlebnisse ihrer ersten zehn Lebensjahre. Am Ende musste sie auch ihren Hund in Weissenhaus zurücklassen. In der Millionenmetropole war für Zehnjährige buchstäblich alles neu: das enge Zusammenleben in der als »Souterrain« bezeichneten Halbkellerwohnung im Hause Marie und Wilhelm von Stumms. Die tägliche Fahrt in öffentlichen Verkehrsmitteln. Die Unterforderung im Unterricht. Die Ausgrenzung durch die Mitschülerinnen. Großstadtlärm, Straßenverkehr, Menschenaufläufe und nicht zuletzt das Berliner Tempo. Vor allem aber gab es seit dem Tod ihres Vaters niemanden mehr, an dem sie sich hätte orientieren oder dem sie ihr Inneres hätte offenbaren wollen. Die wenigen »glücklichen Momente« in Berlin – so Alice von Platen viel später – blieben auf das Spielen mit den drei Kindern ihrer ältesten Schwester in der Belétage des von Stumm'schen Anwesens beschränkt.

Nachdem auch der Versuch gescheitert war, Alice von Platen in einer öffentlichen Berliner Schule zu integrieren, stand 1922 mit einem Mal »Salem« im Raum. Zwar hatten sich in Deutschland neben dem badischen Internat auch andere private Schulen der Reformpädagogik verschrieben – so die »Lietz'schen Heime« oder die 1910 gegründete »Odenwaldschule«, wo man zudem bereits positive Erfahrungen in der Koedukation von Jungen und Mädchen vorzuweisen hatte –, dennoch sprach fast alles für Salem. So kannten etwa Wilhelm von Stumm und Kurt Hahn einander aus ihrer gemeinsamen Zeit im Berliner Außenamt. Zudem lebten neben einem Neffen Wilhelm von Stumms bereits zwei Cousins Alice von Platens in Salem – und allen schien der Aufenthalt gut zu bekommen.

Anders als Golo Mann, für den sich der »brennende Wunsch, einer von ihnen zu sein«,[5] erst ab dem Sommersemester 1923 erfüllte, durfte Alice von Platen sofort im Internat bleiben. Schon der unterschiedliche Empfang ihrer Mütter hatte gezeigt, dass – Reformpädagogik hin, Reformpädagogik her – manches Denkrelikt aus der Kaiserzeit auch in Salem fortdauerte: Während die mit einem Teil des europäischen Hochadels verwandte oder verschwägerte Elisabeth von Platen von Prinz Max persönlich empfangen wurde, hatte Katia Mann – nach mehreren vertröstenden »Herr Hahn gibt gerade Latein-Unterricht«, »Herr Hahn muss sich um einen kranken Schüler kümmern«, »Herr Hahn muss im Dorf eine Kuh kaufen« erstmals am späten Abend Gelegenheit erhalten, ihren Sohn dem »hochgewachsenen, etwas schweren, mit schlenkernden Armen«[6] einherschreitenden Internatsleiter vorzustellen. Zum Glück für den 13-Jährigen und dessen spätere besondere Internats-Bekanntschaft mit Alice von Platen hatte Katia Mann den »Affront« verschmerzt und den spontan im Kopf verfassten Brief (»Nach einem so wenig entgegenkommenden Empfang möchte ich den Plan lieber aufgeben …«) nicht geschrieben.

Im Deutschland der frühen 1920er Jahre hat sich an der traditionellen Rolle der Frau in der Gesellschaft nur wenig geändert. Zwar verfügen Frauen seit 1918 über das allgemeine Wahlrecht, zwar dürfen sich Frauen inzwischen generell an medizinischen Fakultäten habilitieren, doch werden nach wie vor so gut wie alle Schlüsselpositionen in Politik, Wirtschaft und Wissenschaft von Männern gehalten. Auch im Internat Schloss Salem kann trotz »Koedukation« und eines immerhin zehnprozentigen Mädchenanteils[7] von einem auf »Emanzipation« zielenden Erziehungskonzept vorerst keine Rede sein. »Was die Mädchen betrifft, so war ihre Rolle in Salem, solange Hahn die Leitung innehatte, keine ganz glückliche«, wird Golo Mann sich später erinnern: »Wenn der Internatsleiter einen Satz begann mit den Worten: ›Alle Jungen …‹, so war das nachfolgende ›und alle Mädchen‹ etwas wie eine zögernde Hinzufügung.«[8] Tatsächlich bestand eine wesentliche Funktion der Mädchen zunächst vor allem darin, die Jungen zur »Ritterlichkeit« zu motivieren und dadurch zur erwünschten »Vervollkommnung« beizutragen.

Welches auch immer die Motive Kurt Hahns für sein Konzept der »Koedukation« waren[9] – für Alice von Platens Entwicklung erweist sich das Salemer »Biotop« als geradezu ideal. Anders als in Berlin gelingt ihre Integration in den Kreis der Gleichaltrigen und Älteren in Salem problemlos. Auf Anhieb fühlt sie sich hier allem, was sie sieht, riecht und berührt, zugehörig. Eine »Mädchenhelferin« weist ihr ihren Schlafplatz im ersten Stock zu. Einer der wenigen Vorteile für die Mädchen besteht darin, dass sie in Vierbettzimmern schlafen dürfen, während sich die Jungen jeweils zu sechst ein Zimmer teilen. Allein Prinz Berthold, mit 16 Jahren den »Großen« zugehörig und von Alice vom ersten Tag an »angehimmelt«,[10] wohnt im Schloss. Die Zimmereinrichtung weist auf den hier angesagten »spartanischen« Geist: ringsum je ein Bett, darüber jeweils ein Brett für Bücher und persönliche Gegenstände. Auf dem löchrigen Steinfußboden zwei Tische und vier Stühle. Tagsüber sind die Betten an die Wand geklappt. Die Mädchen tragen das übliche Schulkleid in grauem Flanell – mit dem Ablegen der mitgebrachten Kleider sind sämtliche Hinweise auf Status und Herkunft verschwunden. Was ab jetzt zählt, ist der von Kurt Hahn verordnete, Selbstverantwortung und Selbstdisziplin fördernde Geist.

Ab halb neun ist für die »Kleinen« Nachtruhe angesagt – zu ihnen zählt einstweilen auch Alice -, um neun Uhr gehen die »Mittleren« ins Bett, um halb zehn die »Großen« – jene also, für die das Abitur in greifbare Nähe rückt. Morgens um halb sieben ist »Wecken« angesagt – ein vom Hausburschen in breitem Badisch (»Aufstehen, Dauerlauf – ausgenommen für die Huschter[11]!«) exekutiertes Zeremoniell. Nach und nach finden sich die Zöglinge in den Waschräumen ein, um sich in Stehwannen eine Krugfüllung kalten Wassers über den Kopf zu gießen. Um Punkt Sieben ruft die Schlossturmglocke zum allmorgendlichen Dauerlauf in Zweier- und Dreiergruppen rund um den prinzlichen Ziergarten. Es folgen Anziehen, Aufräumen des Zimmers, gemeinsames »englisches« – heißt: aus Haferbrei bzw. Porridge bestehendes – Frühstück. Schließlich bis 13 Uhr der Unterricht, gegliedert nach Alter und Schulfortschritt, in Klassen zwischen sieben und zehn Schülern – unterbrochen von einer dreiviertelstündigen, mit Leichtathletik gefüllten »Trainingspause«. Nach dem Mittagessen ist »Liegen« angesagt – wobei meist einer der »Großen« den »Kleinen« und »Mittleren« aus einem Roman oder einer Novelle vorliest. Der Nachmittag ist mit Sport ausgefüllt – genau: mit Hockey, jener Sportart, die sich durch körperloses Fairplay, Mut, schnelle Auffassungsgabe, Disziplin und Teamgeist auszeichnet – jenen Tugenden also, die dem von Kurt Hahn verfolgten Erziehungsideal entsprechen. Nach dem Sport öffnet sich ein etwa zweistündiges Zeitfenster für die Hausaufgaben. Erst dann stehen »heiß Duschen« und »Kleiderwechsel« auf dem Programm. Dem grauen Flanellkleid der Mädchen entsprechen Short und Pulli der Knaben aus demselben Material. Nach dem abschließenden gemeinsamen Abendessen haben die Zöglinge erstmals »freie« Zeit. Nur wenige nutzen sie zum Briefeschreiben. Die meisten haben keine große Lust, ihren Angehörigen Eindrücke und Erlebnisse mitzuteilen, und ziehen das Zusammensein mit ihresgleichen vor. Streits zwischen Jungen werden gelegentlich nach den Regeln des Marquess of Queensberry mittels Boxhandschuhen in Anwesenheit von Sekundanten geführten Duell geregelt – ein von Hahn ersonnenes Zeremoniell. Streits unter den wenigen Mädchen erledigen sich während der vielen Gemeinsamkeit erfordernden Handlungen meist von selbst.

So atemlos der Salemer Schulalltag sich auch gestaltet, so wenig Zeit den Kindern für das bleibt, was man gemeinhin »Freizeit« nennt, so förderlich ist dieses Konzept für Alice von Platens Entwicklung. Von ihrem ersten Lebensjahr an war ihr der jeweilige Lebensmittelpunkt stets nach mehr oder weniger kurzer Zeit wieder entzogen worden, hatte sie sich in unterschiedlichen Sprachen und Kulturen zurechtfinden, sich mit wechselnden Bezugspersonen arrangieren, den Tod des Vaters verarbeiten und die emotionale Abwesenheit der Mutter ertragen müssen – die äußeren Eindrücke wechselten wie Vexierbilder, in ihrem Denken und Fühlen war sie meist allein, gleichaltrige Bezugspersonen bildeten eine Leerstelle in ihrem Leben.

All das, was ihr bisher fehlte, ist nun in Salem gegeben: Struktur, eine verlässliche Gemeinschaft, Vorbilder, Ideen, die zur Identifikation einladen, dazu das Gefühl, durch das aktive Mitwirken an gemeinsamen Projekten wertvoll zu sein. Wie schwer war das Kennenlernen, wie problematisch die Aufnahme in den Berliner Mädchenschulen – und wie leicht und freundlich gestaltet sich all das in Salem. Wie alle, die sich in der Gemeinschaft bewähren, darf Alice von Platen nach wenigen Wochen ihren »Trainingsplan« an die Wand heften, auf dem sie säuberlich jeden Morgenlauf, jedes kalte Duschen, jedes Seilspringen oder jedes getrunkene Glas Wasser (mehr als drei Glas sind nicht erlaubt) einträgt – ein von Kurt Hahn zur Förderung von Eigenverantwortung, Wahrhaftigkeit und Selbstdisziplin verordnetes Privileg. Zur »Wahrhaftigkeit« gehört auch der Eintrag von »Minus«-Ergebnissen – wie etwa der verpönten Einnahme einer Zwischenmahlzeit. Zu rauchen oder Alkohol zu trinken fällt ohnehin niemandem ein, zumal die wenigsten das Geld dazu hätten. Wer mogelt, liest tags darauf am Schwarzen Brett Kurt Hahns handschriftlichen Vermerk: »XY verliert seinen Trainingsplan, weil er gelogen hat.« Erziehung zur Verantwortung und zur Demokratie heißt Öffentlichmachen von Verfehlungen, heißt aber auch Schülerselbstverwaltung bis in die »untersten Gremien«. Aufgaben, die in der Gesellschaft »draußen« der »Exekutive« obliegen, sind in der Salemer Enklave durch ein ausgeklügeltes »Helfer«-System gespiegelt. So sind »Unterrichtshelfer« für schwächere Schüler verantwortlich, »Außenhelfer«

für die aus umliegenden Dörfern kommenden Mitschüler, »Helfer für geistige Angelegenheiten« für die Auswahl der Freizeitlektüre, »Flügelhelfer« für die Ordnung in den im Nord- bzw. Südflügel gelegenen Zimmern. Für die Minderheit der Mädchen ist eigens eine »Mädchenhelferin« delegiert. Im Übrigen bedarf es keiner Verfehlung, um die Schuhe der gesamten Schülerschaft putzen oder das komplette Mittagsgeschirr abwaschen zu müssen. Dergleichen »Drecksarbeit« gehört ebenso zum Erziehungskonzept wie die sommerliche Landarbeit auf den Feldern der Umgegend. Auch »Regierung« und »Parlament« liegen in der Eigenverantwortung der Schüler. Wer sich ein paar Jahre lang bewährt und sich den Prinzipien der Schule gegenüber loyal verhalten hat, kann – sofern auch Kurt Hahn die Persönlichkeitsenwicklung des Kandidaten positiv beurteilt –, mit Zustimmung der bereits Initiierten in die »farbentragende Versammlung« hineingewählt werden. Ausgewiesen durch einen am Revers oder auf der Brust getragenen lilafarbenen Stoffstreifen, treffen sich die »Farbentragenden« periodisch, um über Regeländerungen zu debattieren und über neue Regeln (=Gesetze) abzustimmen. Über die Einhaltung der Regeln wacht der »Wächter« in Person des badischen Prinzen Berthold. Eingeschränkt wird dieses demokratische Prinzip einzig durch den Internatsleiter. Wann immer es ihm angezeigt erscheint, setzt Kurt Hahn per Dekret Ausnahmen von den Regeln, oder er greift ordnend in Debatten ein.

Eine »neue Elite« soll in »Salem« heranwachsen – besser als jene, die das Kaiserreich vor wenigen Jahren in den Abgrund führte. Voraussetzung dafür

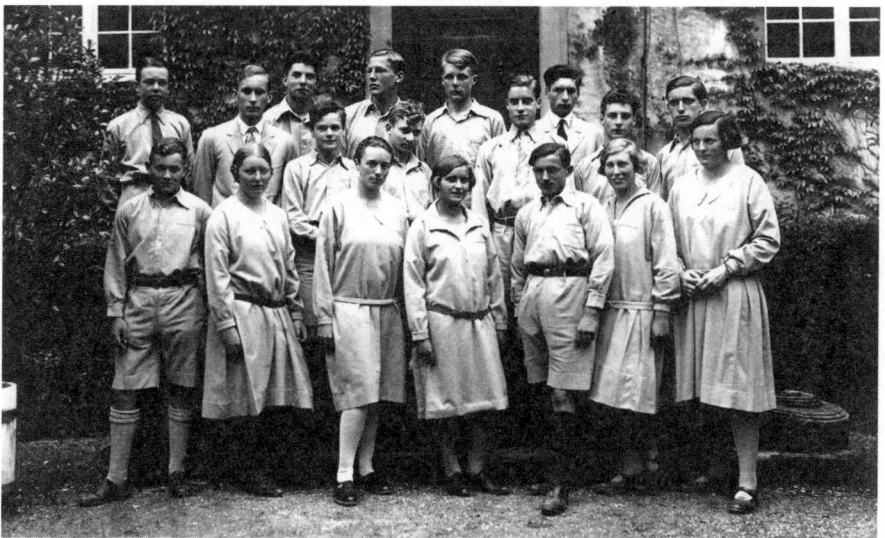

Abb. 7: Die Salemer »Farbentragenden« des Jahres 1927 (vorne 2. v. r.: Alice von Platen).

soll sein, dass die Schüler hier »ihre eigene Passion« finden. Nur so werden sie den »Unterprivilegierten« im Lande dabei helfen können, durch Wissen zur Einsicht zu gelangen. Nur so dazu beitragen, das »Böse« aus der Welt zu schaffen. So etwa lautet jener hohe Anspruch, den Kurt Hahn in und außerhalb des Unterrichts unablässig proklamiert und den er durch sein eigenes Opfer unterstreicht. Hahn arbeitet ohne Salär, investiert Eigenmittel in den Schulbetrieb, wirbt um Spendengelder bei Sponsoren und bei reichen Eltern. Indessen zeigt sich die Gesellschaft »draußen« keineswegs bereit, auf diese neue, »international« geschulte Elite zu warten. Am 9. November 1923, wenige Monate nachdem Alice von Platen und Golo Mann in Salem aufgenommen wurden, scheitert vor der Münchner Feldherrnhalle der Versuch des Ex-Postkartenmalers und Ex-Obergefreiten Adolf Hitler und des Weltkriegsgenerals Erich Ludendorf, die Demokratie zu stürzen. Schon beim »Kapp-Putsch« im März 1920 hatte sich gezeigt, dass die junge deutsche Demokratie auf denkbar unsicheren Beinen steht. Tatsächlich kommt die Republik kaum zur Ruhe, setzen Gewaltaktionen von rechts und links dem Parlamentarismus zu, stehen die alten Eliten einer tiefgreifenden Demokratisierung im Weg. 1919 hatte der Ex-Leutnant Graf Arco in München den bayerischen Ministerpräsidenten Kurt Eisner auf offener Straße niedergestreckt, im August 1921 erschossen »völkisch« motivierte Fememörder den Publizisten und Zentrumspolitiker Mathias Erzberger, im Juni 1922 fiel der deutsche Außenminister Rathenau in Berlin-Grunewald einem Attentat mit Handgranaten und Maschinenpistolen zum Opfer. Seit dem Kriegsende lasten die Reparationszahlungen an die Weltkriegssiegermächte auf dem Land. Als Deutschland immer mehr in Zahlungsverzug gerät, besetzen französische und belgische Truppen im Januar 1923 das Ruhrgebiet. Um die Gehälter der dortigen Beamten zu sichern, setzt die Reichsbank die Notenpresse in Gang – mit zu erwartenden Folgen. Lag der Dollarkurs im Januar 1923 bei 8.000 Mark, so klettert er bis August auf eine Million, bis Oktober gar auf 40 Milliarden. Viele Städter überleben, indem sie ihre Wertsachen bei Bauern gegen Essbares eintauschen. Auch in Salem sieht man es auf dem Höhepunkt der Hyperinflation lieber, wenn Eltern den Trimesterbeitrag in Form eines Zehndollarscheins oder einer Silberschale begleichen. Im November 1923 endet die Hyperinflation mit der Einführung der »Rentenmark«. Als diese ein Jahr später der »Reichsmark« Platz macht, die deutschen Reparationszahlungen per »Dawes-Plan« an die Wirtschaftskraft gekoppelt und Deutschland 1925 durch die Verträge von Locarno wieder in die Völkerfamilie aufgenommen wird, scheint in Europa erstmals seit 1918 »Erholung« angesagt.

Am 7. Juli 1925 erhält Salem prominenten Besuch aus München. Neben Golo Mann zählt inzwischen auch Golos jüngere Schwester Monika zu Alice von Platens Mitschülern. Wie schon gelegentlich zuvor ist Thomas Mann auch an diesem Tag nach Salem gekommen, um hier »der lieben Jugend« vorzulesen. Und wieder einmal versäumt er es nicht, Alice von Platen gegenüber zu erwähnen, dass er einst zeitgleich mit ihrem Vater das Lübecker Katharineum besuchte. Auch andere prominente Gäste finden den Weg nach Salem. So der Theologe Albert Schweitzer, der Schülern im Salemer Münster eines Sonntags gar auf der Orgel vorspielt. Mitte der 1920er Jahre leben bereits mehr als hundert Schüler in Salem, ohne dass sich der Prozentanteil der Mädchen erhöht hätte. Verstärkung erhält die Salemer Mädchenriege, als im Frühjahr 1926 die 15-jährige Ingrid Warburg hier einzieht. In ihrer Autobiographie[12] schildert der Spross aus der angesehenen Hamburger Bankiersfamilie ihre Aufnahme in das Internat:

»Dann kam Kurt Hahn mit einer Schülerin herein. Er war immer freundlicher zu Jugendlichen als zu Erwachsenen und sagte zu mir: ›Es ist besser, wenn du dich jetzt von deinen Eltern und deiner Schwester verabschiedest. Dies ist Alice von Platen. Sie wird dir alles zeigen, und du wirst in ihrem Zimmer schlafen.‹ Wir nahmen also Abschied, und ich ging mit Alice durch das große Tor der Schule. Alice trug das Schulkleid aus grauem Flanell und an der Brust einen schmalen, lilafarbenen Stoffstreifen.«

Seit wenigen Monaten ist Alice von Platen »Farbentragende« und darf als Mitglied der Schülerselbstregierung neue Regeln mitbeschließen und alte verändern helfen. Das Bewusstsein ihrer adeligen Herkunft – so störend in jenen Berliner Mädchenschulen – ist inmitten all der anderen Adelssprösslinge, Bankierstöchter und Industriellensöhne jenem Salemer »Elite«-Common Sense gewichen, der das Privileg der Herkunft vor allem als Verpflichtung gegenüber der Gemeinschaft begreift. Individueller Ehrgeiz und Strebertum sind Alice von Platen dagegen fremd. Obwohl schulisch über dem Durchschnitt, zählt sie nicht zu den Besten. Geschichte mag sie, Literatur liebt sie, in Englisch ist sie – natürlich – auf »sehr gut« programmiert. Anders in Französisch und ganz anders in Geographie, deren Reize der bereits viel und weit Gereisten während ihrer Salemer Zeit verschlossen bleiben. »Nähen« – ein den Mädchen vorbehaltenes Fach – wählt sie ab. Ebenso Singen. Musikalität spricht sie sich selbst kategorisch ab, die raren abendlichen Mußestunden verbringt sie lieber mit Lesen als mit Chorproben. Dass sie wegen »Schmierens« vom Zeichenunterricht suspendiert wird, kränkt sie. Umso mehr entfalten sich ihre Talente im Sport – allem voran in der Mannschaftssportart Hockey. Als Kapitän des weiblichen Hockeyteams reist sie mal nach Stuttgart, mal nach Zürich, um dort Begegnungen mit örtlichen Mannschaften zu organisieren. Längst sind die ungeliebten »weiblichen« Schulkleider Faltenröcken und Blazern im korporativen Salemer Flanell gewichen, hebt der den »Jungen« angeglichene, korporative Chic das weibliche Selbstbewusstsein.

Kurt Hahn nimmt an der Entwicklung jedes einzelnen Schülers persönlich Anteil, korrigiert Selbstüberschätzung mit wohlgesetzter Ironie, schöpft bei Ermunterungen aus seinem reichen Aphorismenfundus. »That's not cricket!« – eine der britischen Parlamentsgeschichte entlehnte Ermahnung zum Fairplay – gehört zu Hahns Stehsätzen. Steht ein Match gegen ein externes Hockeyteam an, wird gerne auch Homer's *Ilias* bemüht: »Ich hasse eine Zänkerei und liebe einen Kampf!« Während die »Kleinen« von den Weimarer Realitäten eher wenig mitbekommen, sind die »Mittleren« und »Großen« gefordert, in den oftmals über mehrere Abende geführten Debatten zu den Themen »draußen« Stellung zu beziehen. Entsprechend den im Oxforder Debattierclub praktizierten Regeln lässt Hahn hierbei das dialektische Prinzip von These, Antithese und Synthese walten: Ein Schüler vertritt die »Pro«-Position – ein anderer die »Contra«-Position, es folgt die Debatte, an deren Ende sich Hahn meist persönlich um ein ordnendes Resümee bemüht. Nach diesem Prinzip werden Themen wie »Pazifismus« oder »Militarismus« durchdiskutiert – sowie jenes seit Kriegsende virulente Phänomen, von dem Kurt Hahn wie auch eine Reihe Salemer Schüler sich zunehmend selbst betroffen fühlen: der Antisemitismus.

Sieht man davon ab, dass Juden etwa während der Kaiserzeit von der Aufnahme in den Generalstab ausgeschlossen waren, so hatte sich der Antisemitismus in Deutschland vor 1918 kaum stärker geäußert als im übrigen Europa. Mehr noch: In keinem anderen europäischen Land gab es mehr Juden in akademischen Berufen, waren Juden in Journalismus, Kunst und Literatur ähnlich etabliert und anerkannt, hatten sie den wissenschaftlichen und kulturellen Status eines Landes so günstig mitbeeinflusst wie in Deutschland.

»Der Regen schafft die Regenwürmer nicht, aber er brütet sie aus, und ohne ihn würde man sie nicht zu sehen bekommen.«

Mit dieser Metapher bewertet Golo Mann den in Deutschland nach 1918 aufkeimenden Judenhass in seinen *Jugenderinnerungen*:

»Es war die fürchterliche Verwirrung der Geister nach dem plötzlichen, völlig unerwarteten militärisch-moralischen Zusammenbruch vom November 1918, welche den Judenhass mit einem Schlag zu einem so starken wie giftigen Leben erweckte.«

Tatsächlich wusste sich das kollektive Bewusstsein ab 1918 rasch einig darin, den eigenen Schuldanteil am allgemeinen Elend auf jene Minderheiten zu projizieren, die vielen im Lande »schon immer« verdächtig waren: *die* Jesuiten, *die*

Freimaurer, *die* Juden – Denkreflexe, die auch vor den Salemer Schlosstoren nicht halt machen, wie eine »Antisemitismus«-Debatte zeigt, die Golo Mann in seinen Jugenderinnerungen so wiedergibt: »Kuchenmüller [...] begann seine Rede mit einem Gedicht, dessen erste Zeile lautete: ›Ich bin geboren, deutsch zu fühlen‹ ... Danach, als Gegenbeweis, das Gedicht eines gewissen Mayer, der angeblich Jude war – ein entschieden albernes und unanständiges Machwerk [...] Ein junger Mathematik-Lehrer, ärgerer und unsympathischerer Nazi als Kuchelmüller [...] wußte zu berichten, deutsche Juden in Uniform seien meistens in Schreibstuben verschwunden [...] Meine eigene Intervention war schwach und aufgeregt [...] Der ›Wächter‹, Prinz Berthold, traf in zögernd-schlichten Worten den Nagel auf den Kopf: er verstehe nicht, wie man Menschen nach ihrer Rasse oder ihrer Religion beurteilen könne; gute Menschen gebe es doch wohl in allen Religionen oder Rassen, und wenige gute Menschen auch«. Am Ende ergriff Kurt Hahn das Wort und zitierte eine jüdische Freundin, deren einziger Sohn in Frankreich gefallen war: »Ja, ich habe ihn geben müssen wie so manche andere deutsche Mutter. Aber nun darf die Judenhatz nicht wieder losgehen.« Golo Mann: »Eine geringfügige Geschichte, aber wie Hahn sie vortrug, machte sie uns den tiefsten Eindruck.« Dass dennoch längst nicht alle Salemer Schüler dem Druck und den Verlockungen des aufkommenden Nationalsozialismus widerstehen werden, wird daher eine der schmerzhaften Erfahrungen in Kurt Hahns Leben sein.

So positiv Kurt Hahns Pädagogik gesehen werden mag und so nachhaltig das von ihm vermittelte ethisch-moralische Fundament die Biographie vieler »Salemer« begünstigte, gilt es doch – neben Hahns Überschätzung Salems als »Eliteschmiede« – auf einen zweiten Irrtum seiner Pädagogik hinzuweisen: den Glauben an die Überwindung des »Bösen« – sprich: der menschlichen Triebnatur – durch Aufklärung und systematische Willensstärkung. »Er glaubte an das Gute im Menschen als etwas was befreit, was mobilisiert werden konnte durch geeignete, aktive Erfahrungen«, schreibt Golo Mann. Hahns Versuch, etwa »Kleptomanie« durch zeitweiligen »Boykott« des überführten »Delinquenten« abzuhelfen, scheitert ebenso wie die Tabuisierung von Sexualität durch Verschweigen und Berührungsverbot. »Kleben« lautet das von Hahn ersonnene Pejorativ, wenn die Hand des einen zu lange auf der Schulter des anderen ruht, oder wenn beim »Liegen« der Abstand zu gering ist. Schlimmer noch als die »Kleberei« zwischen pubertierenden Jungen und Mädchen erscheint jene zwischen Jungen. Beim geringsten Verdacht einer homoerotischen oder gar homosexuellen Beziehung werden die Freunde strikt getrennt. In seinen »Erinnerungen und Gedanken« wird Golo Mann, selbst bekennend den Jungen zugeneigt, Hahns »Homophobie« so einschätzen:

»Es lag dies daran, dass er die Neigung, die in ihm war, die homoerotische, moralisch missbilligte und mit einer mir unvorstellbaren Anstrengung des Willens in sich selber erstickt hatte. Die Folge war, daß er, was er in sich zum Schweigen zwang, überall witterte, fürchtete, und mit wahrhaft inquisitorischen Mitteln dagegen vorging.«[13]

Daneben glaubt Kurt Hahn, dass man die der Homosexualität »Verdächtigen« durch Gewöhnung an Mädchen auf den »rechten Pfad« führen könne. So geschieht es im Sommer 1926, dass Golo Mann eines Tages von Kurt Hahn zum allsonntäglichen »Spaziergang« mit einem Mädchen verdonnert wird. Als die geeignetste erscheint dem 17-Jährigen jenes 16-jährige »farbentragende« Geschöpf mit halblangem blonden Haar, das zu den Hockeyerfolgen des Mädchenteams einiges beigetragen hat, ohne je durch Zickereien oder gar Intrigen aufgefallen zu sein. Dass sie erst kurz zuvor von Kurt Hahn wegen der verbotenen Lektüre von Frank Wedekinds *Frühlingserwachen* ermahnt wurde, erscheint dem für die Salemer Bibliothek zuständigen Schriftstellersohn nicht als Hindernis. Rund 80 Jahre später wird Alice von Platen den Moment ihres näheren Kennenlernens so wiedergeben:

»Eines Tages, ich war nach dem Mittagessen gerade dabei, die Essensreste zusammenzutragen und die Teller in der Küche abzuliefern. Da kam zu meinem größten Erstaunen Golo Mann auf mich zu und sagte: ›Willst du mit mir spazieren gehen?‹ Sprach so ein bisschen schroff. Ich war sehr erstaunt, dass dieser Intellektuelle mir das sagte. Und wir sind dann also sicher eineinhalb Jahre beinahe jeden Sonntag miteinander spazieren gegangen.«[14]

Und Golo Mann erinnert sich:

»Natürlich redete ich mir ein, verliebt zu sein, ging sonntags mit der Auserwählten spazieren und flirtete ein wenig, so gut es mir gelang.«[15]

Als beide einander 1946 in Heidelberg wiederbegegnen, wird Golo Mann Alice von Platens Frage nach dem »Warum ich?« so beantworten, dass sie ihm als die »am wenigsten Kompromittierende« erschienen sei – sprich: dass sie »keine Anforderungen« an ihn stellen »und sein ›Anderssein‹ respektieren würde«.

»Die Anderen« – das sind für Alice von Platen freilich nicht nur diejenigen, die von Kurt Hahn wegen angeblicher oder tatsächlicher Homosexualität sanktioniert werden, sondern auch und vor allem jene, die sie bei einem Ausflug in der psychiatrischen Landesanstalt Reichenau kennenlernt. Als ihr dort auf einem Gang eine Frau begegnet, die sich als »Königin von Rumänien« vorstellt, ist sie zutiefst beeindruckt und begreift intuitiv, dass bei solchem »Anderssein« wohl etwas »Triebhaftes« mitwirken muss, das sich dem

Willen entzieht und dem daher kaum mit pädagogischen Mitteln beizukommen ist. Je näher der Schulabschluss rückt, desto klarer formt sich in Alice von Platen der Wunsch, jene »Anderen«, deren schwierige Situation in einer auf Anpassung programmierten Gesellschaft offensichtlich ist, besser kennenzulernen. Als er in der Abschlussklasse das »Geben und Helfen« als Alice von Platens »größte Stärke« bezeichnet, ist Kurt Hahn selbst derjenige, der neben der Motivation den konkreten Berufswunsch in der inzwischen 17-Jährigen weckt, Psychiaterin zu werden.

Unter den vielen positiven Ansätzen von Kurt Hahns Reformpädagogik steht die unablässige Theaterarbeit an vorderer Stelle. »Ihn faszinierte, wie die edlen Charaktere scheiterten«, erinnert sich Ingrid Warburg Spinelli, »und er versuchte in seinen Inszenierungen zu zeigen, wie sie sich doch noch hätten retten können.« Vom ersten Jahr an mit Feuereifer bei den Proben und auf der Bühne dabei ist Golo Mann – sein Rollenrepertoire stetig steigernd vom »Soldatenschulmeister« in *Wallensteins Lager* über den »Antonio« in Shakespeares *Was ihr wollt* bis zum Dorfrichter Adam in Kleists *Zerbrochenem Krug*. In Golo Manns letztem Schuljahr stehen er und Alice von Platen, die sich selbst in schauspielerischer Hinsicht für »wenig talentiert« hält, letztmals gemeinsam als König Kreon und Antigones Schwester Ismene im Sophokles-Drama *Antigone* auf der Salemer Bühne.

Unterdessen sind auf der Weltbühne andere Helden angesagt. Als Golo Mann sich nach dem Abitur im Frühjahr 1927 zum Geschichts- und Philosophiestudium nach Heidelberg verabschiedet, hat der Postflieger Charles Lindbergh soeben als erster im Alleinflug den Atlantik überquert. Für Alice von Platen vergeht noch ein Jahr bis zum Abitur. Dass sie studieren und sich nicht in die Abhängigkeit als »Hausfrau und Mutter« begeben will, ist ein Umstand, den ihre Mutter lebhaft begrüßt – aber muss es denn gerade »Ärztin« oder gar »Psychiaterin« sein? Gerade mal sechs Prozent beträgt der Frauenanteil innerhalb der Ärzteschaft gegen Ende der 1920er Jahre, die meisten Fachärztinnen arbeiten in Kinder- oder Geburtshilfeabteilungen, die Gesamtzahl der weiblichen Psychiater in Deutschland liegt unter 50. Chefärztinnen sucht man in deutschen Kliniken vergeblich, von einem »Aufstieg« aus meist subalterner Position können Ärztinnen einstweilen nur träumen.

Eine gemeinsame Sommerreise nach Finnland und die Gründung des »Alt-Salemer Bundes« sind die Highlights in Alice von Platens letztem Salemer Jahr. Die Aufnahme in den »Bund« hat Kurt Hahn an einen nach dem Abitur abzuleistenden, sozialen »Dienst« geknüpft, die Mitgliedschaft setzt ein dem Salemer »Spirit« verpflichtetes ethisches Verhalten voraus und kann auch wieder aberkannt werden. Noch scheint es den Salemern unvorstellbar, dass ausgerechnet der ehemalige Putschist und in Berlin zur Verhaftung ausgeschriebene Versammlungsredner Adolf Hitler eines nicht mehr fernen Tages Kurt Hahns reformpädagogische Ansätze auf lange Sicht ab absurdum führen wird und dass die Teilung der Gesellschaft in Opfer, Täter, Mitläufer und Komplizen sich bis in den Kreis der Salemer Absolventen fortsetzen wird. Schon wenige Jahre nach dem Abitur wird ein Teil von Alices MitschülerInnen aus Deutschland emigrieren – darunter Alice von Platens Salemer Freundinnen Anita und Ingrid von Warburg. Mit anderen Salemern wird sich ihr Lebensweg auf unerwartete Weise kreuzen. Einstweilen jedoch überwiegt in ihr das Bewusstsein, »nach anfangs kritikloser Begeisterung sich durch Opposition und Anerkennung ein Stück Leben erobert zu haben«.[16]

3. Zwischen »Dreigroschenoper« und Sterilisationsschock – Die Studienjahre

Am 15. März 1928 hält Alice von Platen ihr Reifezeugnis[1] in Händen: Fünfmal »Gut« (Deutsch, Latein, Geschichte, Physik, Mathematik), ein »Sehr gut« (Englisch)« und ein »Genügend« (Griechisch) ergeben die ihrem gebremsten schulischen Ehrgeiz angemessene Gesamtnote »Gut«. Dazu der Zeugnishinweis: »Ihr[2] sittliches Verhalten ist nach den vorgelegten Nachweisen unbeanstandet.« Um die Salemer Absolventen auch weiterhin in das Schulgeschehen einzubinden und sie auf ihrem Weg in die Gesellschaft zu begleiten, hat Kurt Hahn im Frühjahr 1927 den »(Alt-)Salemer Bund« ins Leben gerufen. Die Aufnahme soll nicht automatisch erfolgen. So gilt es zunächst, eine »Leistung praktischer sozialer Arbeit während eines längeren Zeitraums« zu erbringen. Golo Mann hat dieses Aufnahmekriterium unmittelbar nach dem Abitur in einem Lausitzer Bergwerk erfüllt. Für Alice von Platen soll die »praktische soziale Arbeit« möglichst mit ihrem Studienwunsch im Einklang stehen. Obwohl das Studienfach »Medizin« samt abschließender Medizinalassistentenzeit, dem späteren »Praktischen Jahr«, zu den längsten Studiengängen in Deutschland zählt, obwohl sich an der nachrangigen Position weiblicher Ärzte im deutschen Klinikalltag kaum etwas gebessert hat, obwohl unter den aberhunderten deutschen Medizinprofessoren und Dozenten gerade mal sieben Frauen rangieren, steht für Alice von Platen das Berufsziel Ärztin, Fachbereich »Psychiatrie«, fest.

Trotz ihrer ablehnenden Haltung hat Elisabeth von Platen für ihre jüngste Tochter einen Ferienarbeitsplatz im »Deutschen Lyzeumsclub« am Berliner Lützowplatz organisiert. Hier will Alice von Platen vor allem die Aufnahmekriterien für den Altsalemer Bund erfüllen. Der »Lyzeumsclub« – 1905 von Frauenrechtlerinnen und Adelshoheiten nach englischem Vorbild gegründet – unterhält eine eigene »Mittelstandsküche« und unterstützt unter anderem den Verein *Krankenhaus weiblicher Ärzte*. 1.100 zahlende Mitglieder sorgen für die finanziellen Mittel, unter ihnen vor allem Adelige sowie Prominente aus Wirtschaft und Kultur. Hatte sich ihre »Individualisierung und Sozialisierung«, wie Alice von Platen es später nennen wird, in Salem gleichsam »behütet« vollzogen, wird sie in Berlin schlagartig sowohl mit der Schauseite wie mit der Schattenseite des Großstadtlebens konfrontiert. Während etwa Fritz von Opels Geschwindigkeitsrekord mit einem Raketenauto auf der Avus bejubelt wird, lernt Alice von Platen im Lyzeumsclub Not und Elend in der Bevölkerung kennen. Am 20. Mai 1928 gewinnt die SPD bei den Reichtagswahlen zu ihren 131 Mandaten 20 weitere Sitze hinzu und wird damit zu stärksten Fraktion im Reichstag. Die NSDAP hingegen geht mit 2,8 Prozent Stimmanteil und gerade einmal 12 von 491 Abgeordneten buchstäblich baden. Einer der neuen NSDAP-Abgeordneten ist der 31-jährige Gelegenheitsjournalist und NS-«Gauleiter» von Berlin, Joseph Goebbels. Kaum jemand in Deutschland kann sich zu diesem Zeitpunkt vorstellen, dass die nach den Reichstagswahlen gebildete Fünfparteienkoalition unter Reichskanzler Hermann Müller das letzte nach demokratischen Regeln gebildete Kabinett der Weimarer Republik sein wird. An der in Deutschland bestehenden Sockelarbeitslosigkeit in Deutschland von etwa 1,5 Millionen Menschen hatte auch der vorübergehende wirtschaftliche Aufschwung Mitte der 1920er Jahre nichts geändert. Indessen geht es mit der deutschen Wirtschaft seit dem »schwarzen« Börsenfreitag (13. Mai) 1927 wieder bergab. Allein die durch das hohe Zinsniveau in Deutschland begünstigten Kapitalzuflüsse aus den USA verhindern einstweilen einen ärgeren Niedergang. Künstler wie George Grosz und Otto Dix geben ihrem Verdruss über die Schieflage zwischen »oben« und »unten« in ihren Bildern Ausdruck. Die meisten übrigen Menschen allerdings betäuben ihr Unbehagen und ihre Angst mit Alkohol und Rauschmitteln oder suchen Zuflucht in euphorischen Massenerlebnissen. Wann immer Max Schmeling etwa um die deutsche Meisterschaft boxt, »Krücke« den Sportpalastwalzer anpfeift, Otto Reutter und Claire Waldoff Couplets zelebrieren, die *Comedien Harmonists* à capella brillieren oder der Clown Charlie Rivel seine Manegenspäße macht, sind Hallen, Säle und Zelte meist bis auf den letzten Platz gefüllt.

Rund 50 Theater wetteifern in Berlin um die Publikumsgunst. Eines davon ist das »Theater am Schiffbauerdamm«. Während gleichzeitig der Ostberliner Nervenarzt Alfred Döblin an seinem Collage-Großstadtroman *Berlin Alexanderplatz* arbeitet und der *Weltbühne*-Publizist Erich Kästner sein Großstadt-Kinderbuch *Emil und die Detektive* schreibt, laufen am Schiffbauerdamm – drei Jahre nach der Uraufführung von Carl Zuckmayers *Der fröhliche Weinberg* – die Vorbereitungen für den nächsten erhofften Bühnenhit. In der Branche bedeutet jede Neuinszenierung ein existenzielles Risiko. Besonders, wenn das Stück neben einem personenstarken Ensemble ein 23-köpfiges Orchester benötigt, und wenn zur Premiere jene gefürchteten »Starkritiker« erwartet werden, von denen der prominenteste – Alfred Kerr – den Verriss des neuen Stückes bereits auf seine Fahnen geschrieben hat. Für »wertlosen Kram« hält Kerr die Werke des Textautors Bert Brecht. Der hatte sich im Mai 1928 gemeinsam mit dem Komponisten Kurt Weill ins idyllische St. Cyr-sur-mer an die Côte d'Azur zurückgezogen, um dort im Auftrag des neuen »Schiffbauerdamm«-Direktors Ernst Josef Aufricht das Werk »Gesindel« nach der literarischen Vorlage von John Gay's *Beggar Opera* zu Ende zu schreiben. Dennoch wird das Stück erst in buchstäblich letzter Sekunde fertig, sogar der Titel wurde – einem Einfall des Schriftstellers Lyonel Feuchtwanger folgend – kurzfristig geändert und lautet jetzt: *Die Dreigroschenoper.* »Erst kommt das Fressen, dann kommt die Moral«, heißt es in einem der teils aus Slangworten, Bibelzitaten und Wortspielen gezimmerten Songs. Am 31. August 1928 öffnet sich der Vorhang zur Premiere. Auf der Bühne: Kurt Weills Ehefrau Lotte Lenya, Harald Paulsen, Kurt Gerron und Peter Lorre. Im Parkett sitzt inmitten der zahlreich erschienen Berliner Prominenz auch Alice von Platen. Es ist ihr erstes großes Theatererlebnis nach den Salemer Schulinszenierungen. Noch 1997 wird sie im Interview zitieren:

»Denn für dieses Leben ist der Mensch nicht schlau genug. Niemals merkt er eben diesen Lug und Trug.«

Außer ein paar rechtsnationalen Kritikern ist am Ende der Premiere jeder begeistert. Sogar Alfred Kerr bekennt, einen »prachtvollen Abend« erlebt zu haben. Der Student Elias Canetti berichtet: »Es war der genaueste Ausdruck dieses Berlin. Die Leute jubelten sich zu, das waren sie selbst, und sie gefielen sich.« »Das war ein Sieg!«, jubelt das *Zwölf-Uhr-Mittagsblatt* am nächsten Tag und prophezeit dem Opus »500 Aufführungen«. Tatsächlich sollen es bis 1933 mehr als 10.000 werden. Je näher dieses Jahr rückt, umso augenfälliger wird für das Publikum in Berlin, Prag, Wien, Riga, Moskau, Zürich oder Basel die Schlusspointe der »Dreigroschenoper« zur Metapher der politischen Entwicklung in Deutschland: Der zum Tode verurteilte Bandit Mackie Messer wird unter dem Galgen begnadigt, in den Adelsstand erhoben und mit einem Schloss beschenkt.

Ihre Lebensnähe zeigt die Pointe bereits im September 1928. Während in London Alexander Fleming den keimtötenden Schimmelpilz Penicillium entdeckt, wird in Preußen das gegen den Volksaufwiegler und Umstürzler Adolf Hitler erlassene Redeverbot aufgehoben. »Hitler erleben« zählt in Berlin auf einen Schlag zu jenen lustbesetzten Attraktionen, zu denen man ähnlich in Massen strömt wie zu Boxkämpfen oder Sechstagerennen. Bis auf den letzten Sitz ist der Berliner Sportpalast am 16. November 1928 gefüllt, als Adolf Hitler seinen Auftritt mit jener gleichen Spannungsdramaturgie absolviert, die er seinem italienischen Vorbild Benito Mussolini abgeschaut hat: erst schweigen bis zur Unerträglichkeit – dann moderater Auftakt – schließlich die Steigerung bis zum wild ausufernden Furioso gegen Demokraten und Kommunisten. »Du musst mal so eine Hitlerversammlung mitmachen!« haben Freunde Alice von Platen eingeredet, und so kommt es, dass die 18-Jährige auch beim zweiten Berliner Groß-Event des Jahres zugegen ist.

»Es war entsetzlich, eine begeisterte Menge, die alle dasselbe schrien. Alles schrie, alles streckte die Arme aus und alles geriet in, meiner Ansicht nach, völlig hysterische Zustande. Ich hatte Abscheu und Angst und habe geweint.«[3]

Noch während der Rede lässt sie sich nach draußen bringen. Ende 1928 endlich hat sie nicht nur von Hitler, sondern auch von der geradezu »manisch« anmutenden Berliner Betriebsamkeit genug. Ein paar Schnuppervorlesungen an der Berliner Friedrich-Wilhelms-Universität – dann weiß sie: Hier will sie nicht studieren. Daneben möchte sie sich endlich der »mütterlichen« Obhut ihrer ältesten Schwester entziehen. Mitte der 1920er Jahre zog das Ehepaar Stumm mit ihren drei Kindern nach Dahlem um. Je mehr ihr Mann an Depression leidet, desto öfter sucht Marie von Stumm die Gesellschaft des unweit ihrer Villa wohnenden Spirituosen- und Champagner-Großhändlers Joachim von Ribbentrop und dessen Frau Anna Elisabeth (Annelies) – geborene Henkell. Anfang 1929 verlässt Alice von Platen Berlin. In der Metropole hat sie Kunst und Kunstgeschichte als jene Gebiete ausgemacht, die sie mindestens ebenso ansprechen wie die Medizin: Oskar Kokoschka und die »Brücke«-Maler faszinieren sie, der »Blaue Reiter« Franz Marc bewegt sie, die »Neue Sachlichkeit« eines Christian Schaad interessiert sie, und durch die subversiven Zeichnungen eines George Grosz fühlt sie sich in ihrer kritischen Grundhaltung ähnlich bestätigt wie von den *Weltbühne*-Artikeln Alfred Döblins, Klaus Manns, Erich Kästners oder des unter mehreren Pseudonymen schreibenden Kurt Tucholsky.[4]

Medizinstudium 1929–1934

Dass Alice von Platen zunächst *Heidelberg* als der geeignete Studienort erscheint, liegt nicht so sehr daran, dass hier in der Person Ludolf Krehls ein auf die »Ganzheit« seines Fachs ausgerichteter Medizinprofessor und Klinikchef von höchsten Graden wirkt, oder dass die neurologische Abteilung dieser Klinik von Viktor von Weizsäcker geleitet wird, der 1926 Sigmund Freud in

Wien besuchte[5] und der Psychoanalyse gegenüber denkbar aufgeschlossen ist, oder gar daran, dass hier Karl Jaspers soeben an seinem Hauptwerk *Grundriss der Philosophie* arbeitet, sondern schlicht an dem Umstand, dass inzwischen eine Reihe von Alice von Platens »Altsalemer« Freunden und ehemaligen Mitschülern in Heidelberg studieren – darunter Hans Jaffé, Ingrid Warburg und Golo Mann. Geschichte, Nationalökonomie und Jura hatte Golo Mann in München belegt. In Heidelberg lässt er die letzteren Fächer zugunsten der Philosophie fallen. Auch Alice von Platen hat sich noch nicht ernsthaft auf ihr Medizinstudium eingestellt. Sie wohnt in der Studentenpension *Neuer* am Schlossberg, nur wenige Schritte von der Universitätsbibliothek entfernt. Wie schon in Berlin »schnuppert« sie sich auch hier durch das breite akademische Angebot und findet die Menschen, denen sie hier begegnet, ungleich interessanter als etwa den Vorlesungsbetrieb. Während die Zahl der Medizinstudentinnen in Deutschland binnen eines Jahres von 1.934 aud 2.521 steigt, kommt Alice von Platen in Heidelberg ihrem Studienziel keinen Schritt näher. Mit einem Mal erscheint ihr München als geeigneterer Ort, um endlich ernsthaft mit dem Studium zu beginnen. Im Münchner Stadtteil Maxvorstadt – zwischen Englischem Garten und Universität, und nur wenige Schritte von der Bayerischen Staatsbibliothek entfernt –, bezieht sie im Herbst 1929[6] ein Untermietzimmer im 2. Stock des Hauses Kaulbachstraße 35. Im Nachbarzimmer hat sich ein Student aus Chikago mit Namen Laurence F. Schmeckebier einquartiert. Obwohl sich beide fließend in Schmeckebiers Muttersprache verständigen können, und obwohl Schmeckebier Alice von Platens Sehnsuchtsfach Kunstgeschichte[7] studiert, kommt man einander allenfalls geistig näher. Bis Alice von Platen sich erstmals »richtig« in einen Mann verliebt, werden weitere sechs Jahre ins Land gehen.

Während zu Beginn des Wintersemesters 1929/30 der New Yorker Börsencrash vom 24. Oktober 1929 die Weltschlagzeilen beherrscht, macht Alice von Platen nun mit dem Medizinstudium Ernst. Binnen zwei Semestern schließt sie das Physikum ab: Anatomie, Chemie und Physik absolviert sie mit »Sehr gut«, in Physiologie und Zoologie ist sie »gut«. Ausgerechnet in »Botanik« passiert ihr, die sie die Pflanzen in der Natur liebt und achtet, der Ausreißer: »genügend«. Im Sommer 1930 zieht Alice von Platen ins Klinikviertel nächst der Theresienwiese. Ihr Zimmer im ersten Stock der Lessingstraße 1 liegt vis-à-vis der Universitätsklinik. Ebenfalls in Sichtweite ihrer Wohnung befindet sich der Arbeitsplatz des Neurologen und Psychichiatrieprofessors Oswald Bumke. Nach einer knapp zweijährigen Interimszeit als Rektor der Ludwig-Maximilians-Universität wirkt der in Pommern gebürtige 52-jährige wieder ausschließlich an seinem angestammten Platz als Chef der Psychiatrischen und Nervenklinik in der Nussbaumstraße. 1904 hatte sich Bumke bei Alfred Hoche in Freiburg mit der Arbeit *Die Pupillenstörungen bei Geistes- und Nervenkrankheiten* habilitiert, war 1916 als Nachfolger Alois Alzheimers nach Breslau gerufen worden, hatte ab 1921 in Leipzig die bis dahin von »*Zellen, Gittern und Zwangsjacken*« geprägte Psychiatrie im Sinne eines »menschlichen« Umgangs mit den Patienten umstrukturiert und war schließlich am 1. April 1924 als Nachfolger Emil Kraepelins[8] auf die Professur für Psychiatrie der von Kraepelin begründeten Münchner Klinik gewechselt, deren Chef er damit wurde. Obwohl Bumke sich mit Publikationen wie dem *Lehrbuch der Geisteskrankheiten* einen hervorragenden Namen in der deutschen Psychiatrie gemacht hatte, war er vor allem durch seine Attacken auf die Lehre Sigmund Freuds[9] sowie durch die mehrwöchige Behandlung des von Schlaganfällen schwer getroffenen Lenin bekannt geworden. Noch scheint es undenkbar, dass sich der Spitzweg-Sammler Bumke Jahre später als förderndes Mitglied der SS, als psychiatrischer Gutachter des Hitler-Attentäters Georg Elser und als wissenschaftlicher Beirat des »Euthanasie«-Verantwortlichen Karl Brandt in den oberen Rängen der NS-Nomenklatura bewegen wird. Noch zählen medizinische Lehrveranstaltungen zur »Erblichkeits- und Rassenlehre« nicht zu den Pflichtfächern. Während sie die letzteren Fächer ignoriert, nimmt Alice von Platen an Bumkes »Besprechungen neurologischer Krankheitsfälle« jeden Mittwoch zwischen 17 und 18 Uhr teil. Dabei begeistert sie sich nach wie vor auch für andere Fächer. Nur mit wenigen Medizinstudentinnen und studenten trifft sie sich außerhalb der Lehrveranstaltungen. Ihre Freundinnen und Freunde studieren Geschichte, Literatur, Philosophie und Kunstgeschichte, ihnen folgt sie bei jeder sich bietenden Gelegenheit in Vorlesungen und Seminare. So zieht sie im Herbst 1930 aus dem Klinikviertel zunächst in die Nähe der Kunstakademie,[10] bevor sie sich ein Jahr später erst einmal aus München verabschiedet. Ähnlich wie ihr Weggang von Berlin nach Heidelberg durch »Alt-Salemer« motiviert war, sind es wiederum Salemer Schulfreunde, die Alice von Platen nun nach Freiburg locken, darunter Hertha Becker, Tochter des 1930 zurückgetretenen preußischen Ex-Kultusministers Carl Heinrich Becker, und ihr 18-jähriger Bruder Hellmut[11]. In der Freiburger Stadtstraße 15 wohnt Alice von Platen in unmittelbarer Nähe der Bibliothek. Nicht viel weiter entfernt liegen Universität, Klinik und Psychiatrie. Wie in Heidelberg rückt indes auch in Freiburg das Medizinstudium erneut in den Hintergrund. Durch Hellmut Becker und dessen Freund Georg Picht lernt sie Pichts Mutter Greda kennen, Französisch-Übersetzerin und Schwester des Romanisten Ernst Robert Curtius. Der angrenzende Schwarzwald, die Nähe zu Colmar und Strassburg, vor allem aber die Reichweite Salems locken zu gemeinsamen

Autoausflügen auf fast leeren Straßen, bei denen man einander am Steuer ab-
wechselt. Anlass genug für Alice von Platen, im Winter 1931 ihren Führerschein zu machen. Einer der wenigen Professoren, deren Vorlesungen Alice
von Platen besucht, ist der 66-jährige Psychiater und Neurologe Alfred Hoche.
Seit 1902 leitet der Lehrer Oswald Bumkes die Freiburger psychiatrische Klinik. Früh hervorgetreten mit Arbeiten zur »Tuberkulose des Zentralnervensystems« (1888) und über die »Fasern des ovalen Hinterstrangfeldes im Lendenmark« (1896) – seither bekannt als »Hochesches Bündel« – trat Hoche in den
darauf folgenden Jahren weniger als Neuerer denn als Kritiker anderer Lehr-
meinungen hervor. So trat er etwa 1906 entgegen der Mehrheit der deutschen
Psychiater gegen Emil Kraepelins Formenlehre auf, und so legte er sich im
öffentlichen Streit mit Sigmund Freud an, indem er dessen Psychoanalyse als
»Heilslehre für Dekadente, für Schwächlinge aller Arten« geißelte. Vergleichsweise geringe Beachtung unter den Kollegen hatte Hoche dagegen jene Publikation eingetragen, die das umtriebige Parteimitglied der Deutschen Vater-
landspartei im Jahr 1920 gemeinsam mit dem Strafrechtler Karl Binding
herausgegeben hatte: *Die Freigabe der Vernichtung lebensunwerten Lebens. Ihr
Maß und ihre Form.* Nur wenige Studierende kennen diese Schrift, und auch
für Alice Platen wird der »Geheime Hofrat« Alfred Hoche bis auf weiteres als
ein Professor gelten, dessen dienstags zwischen 10 und 11 und donnerstags
zwischen 10 und 12 Uhr gehörte Vorlesungen sie als denkbar »langweilig« in
Erinnerung behält.

Währenddessen wankt die Weimarer Republik gleich einem angeschlage-
nen Boxer dem »Aus« entgegen. Am 28. März 1930 war die 1928 gebildete
Fünfparteienkoalition des Reichskanzlers Hermann Müller am Ende. Zwei
Tage später erklärte Reichspräsident Paul von Hindenburg den 44-jährigen
promovierten Nationalökonomen Heinrich Brüning zu Müllers Nachfolger.
Damit Brüning der seit 1929 ungebremsten Talfahrt der deutschen Wirtschaft möglichst effizient entgegensteuern könne, hatte der 82-jährige Hindenburg eine Art »Präsidialkabinett« installiert und sich dazu mit einer natio-
nalkonservativen »Berater«-Gruppe umgeben, deren Mitglieder durch keinen
demokratischen Vorgang legitimiert waren. Mitte Juli erließ Brüning die ersten »Notverordnungen« zur Haushaltssanierung. Als das Parlament wie erwartet dagegen stimmte, löste Hindenburg das Parlament gemäß Artikel 25
der Weimarer Verfassung kurzerhand auf und stellte Neuwahlen für den
Herbst in Aussicht. Kaum ein anderes Land war von der Weltwirtschaftskrise
ähnlich hart getroffen wie Deutschland. Das Kapital, das bis zum 24. Oktober 1929 aus den USA nach Deutschland geflossen war, brauchte die US-
Wirtschaft nun dringend selbst. Daneben brachen Deutschland nun schlag-

artig die Exportmärkte weg. Anstatt dem Aderlass an Arbeitsplätzen – besonders in der Export- und Bauwirtschaft – mit Konjunkturprogrammen entgegenzusteuern, strich Brüning sämtliche staatlichen Bausubventionen und verordnete dem deutschen Reich ein rigides Sparprogramm, welches am Ende auch die Binnennachfrage zum Erliegen brachte. Zwar sollte sich Brünings Hoffnung, die Weltkriegs-Siegermächte mit dieser Politik zum Aufschub und schließlich zum Verzicht auf ihre Reparationsforderungen zu bewegen, am Ende erfüllen – der Preis dafür waren jedoch Arbeitslosigkeit, Armut, Elend und eine sich steigernde Volkswut gegen »die da oben.« Die zu erwartenden Folgen zeichneten sich bereits bei den Reichstagswahlen am 14. September 1930 ab, als die Partei des rastlosen Agitators Adolf Hitler die Zahl ihrer Reichstagsmandate von 12 auf 107 steigerte und nach der SPD zweitstärkste Partei im Reichstag wurde. Kein Grund für Brüning, irgend etwas an seiner Politik zu ändern. Als die Arbeitslosenzahl im Januar 1931 bei 4,7 Millionen liegt und Brüning daraufhin die Beiträge zur Arbeitslosenversicherung erhöht und deren Leistungen kürzt, publiziert der *Simplicissimus* eine Karikatur eines abgemagerten Hundes, dem sein Herr den eigenen Schwanz zum Fraß reicht. Unterdessen verschärft sich die Finanz- und Wirtschaftslage stetig und erreicht im Juli 1931 einen erneuten Tiefpunkt nach dem Zusammenbruch der zweitgrößten Bank des Reiches, der *Darmstädter und Nationalbank*. Als Alice von Platen schließlich im Februar 1932 ihr Freiburger Wintersemester beendet, weist die offizielle Statistik 6,1 Millionen Deutsche ohne Beschäftigung aus. Wie schon in den Jahren nach dem Weltkrieg sucht sich auch jetzt die Empörung vermehrt auf der Straße Luft. An die Spitze der Proteste drängen nun zunehmend die straff organisierten und gewaltbereiten Verbände der nationalsozialistischen Sturmabteilung (SA). Dennoch scheint sich das Blatt noch einmal zu wenden, als Hindenburg bei seiner erneuten Wahl zum Reichspräsidenten am 13. April 1932 mit 23 Millionen gegen 13,4 Millionen Stimmen über seinen Herausforderer Adolf Hitler triumphiert. Drei Tage später lässt der 84-jährige Präsident die SA verbieten und im kleinen Kreis seiner Berater verlauten:

»Diesen Herrn Hitler würde ich nicht einmal zum Postminister machen.«

Unterdessen hat sich der Status weiblicher Ärzte in Deutschland kaum verändert. So sind etwa mit Ärzten verheiratete Ärztinnen per »Notverordnung« von einer Anstellung in einem öffentlichen Krankenhaus ausgeschlossen. Rund 3.400 weibliche Ärzte sind 1932 in Deutschland zugelassen, rund 2.500 von ihnen sind mit eigenen Praxen niedergelassen, knapp 740 sind angestellt, der Rest übt den Beruf nicht aus.[12] Anders der Trend an den Universitäten, wo inzwischen bereits 4.800 von 24.000 Medizinstudenten weiblich sind. »Zuviel« für die Medizinerverbände, die sich prompt mit der Forderung einer fünfprozentigen Zulassungsbeschränkung für Studentinnen an die Reichsregierung wenden. Obgleich Berlin für sie als Studienort nach wie vor nicht in Frage kommt, drängt es Alice von Platen in den Semesterferien in die deutsche Reichshauptstadt. Hier hat sie auch abseits des »Salemer Bundes« neue Freunde gefunden: Studentinnen meist, alle etwa gleich alt, alle aus adeligem Haus, und alle stolz darauf, sich durch das Studium vom Rollenmuster ihrer adeligen weiblichen Vorfahren abzuheben. Eine von ihnen stammt aus Ostpreußen und studiert in Basel Nationalökonomie. Es ist die inzwischen 23-jährige Marion Gräfin Dönhoff. Gemeinsam besuchen sie und Alice von Platen Theaterpremieren oder streifen durch Bibliotheken und Galerien. Eher zufällig finden sie heraus, dass sie einander bereits 1919 als Kinder in Friedrichstein begegneten, dem ostpreußischen Stammsitz der Dönhoffs. Jetzt erfährt Alice von Platen, dass in Friedrichstein wenige Monate zuvor auch ein weiterer Freund von Marion Dönhoffs Vater zu Gast war: Paul von Beneckendorff und von Hindenburg. Nun ist der »einstige Held von Tannenberg« zum zweiten Mal zum Reichspräsidenten gewählt worden. In der Person des Schlossherrn Franz von Papen hat Hindenburg einen weiteren Adeligen zum Reichskanzler ernannt, der wiederum sieben adelige Minister in sein Kabinett berufen hat. Mag dies auch in Adelskreisen vorübergehend Hoffnungen auf eine Restitution verlorener Privilegien nähren – für Alice von Platen-Hallermund ist dieser Teil der Geschichte abgeschlossen. So ist es ihr regelmäßig peinlich, wenn Professoren sie vor den Kommilitonen als »Gräfin« ansprechen. Andererseits erweist sich der Umstand, dass jedem deutschen Dozenten die Gedichtzeilen ihres »berühmten Vorfahren« geläufig sind – »Nächtlich am Busento lispeln bei Cosenza leise Lieder ...« –, besonders bei mündlichen Prüfungen als Vorteil.

Alice von Platens Mutter fühlt sich unterdessen in Berlin in jeder Hinsicht zu Hause. So findet sich ihr Name auf vielen Einladungslisten, wie etwa denen holländischen Botschafters Johan Paul van Limburg Stirum, mit dem sie weitläufig verwandt ist. Gleichfalls verwandt ist Elisabeth von Platen mit dem Neffen des Reichspräsidenten, Herbert von Hindenburg, und dessen Schwester, der mit Hugo von Hofmannsthal und Auguste Rodin befreundeten Schriftstellerin Helene von Nostitz. Romane schreibt auch Herbert von Hindenburgs Gattin Marie Hay, Enkeltochter des schottischen Earl of Kinnoul. Seit dem Umzug ihrer ältesten Tochter samt Familie nach Dahlem lebt Elisabeth von Platen im Haus der Hindenburgs nahe dem Kurfürstendamm. Während ihrer Semesterferien wohnt auch Alice von Platen hier und nimmt regelmäßig an den von Marie Hay veranstalteten Leseabenden teil. An einem dieser Abende im Herbst 1932 ist der Facharzt für Haut- und Geschlechtskrankheiten Gottfried Benn geladen. Ähnlich dem Nervenarzt Alfred Döblin hat Benn sich auch als Dichter und Essayist einen Namen machte. Für die literaturbegeisterte Medizinstudentin Alice von Platen liegt es somit nahe, der Einladung Benns in dessen Praxiswohnung in der Belle-Alliance-Straße 12[13] zu folgen. Gottfried Benn ist indessen seines Berufs überdrüssig. »Es ist kein Leben dies tägliche Schmieren und Spritzen und Quacksalbern und abends so müde sein, daß man heulen könnte«, schrieb er schon 1921. Abwechslung verspricht er sich von erotischen Abenteuern. Erst in Benns »etwas muffiger« Wohnung wird der blonden 22-Jährigen bewusst, dass sie offenbar ins »Beuteschema« des 46-Jährigen passt. Es gelingt ihr, sich diplomatisch aus der Situation zu retten, und so bleibt es bei der einmaligen Visite. Es sind junge Männer ihrer Generation, oft jüngere, mit denen sie sich anfreundet. Belesen müssen sie sein, im Gespräch über Literatur und Kunstgeschichte ebenbürtig, wenn möglich überlegen. Und eine vom »Mainstream« unabhängige Lebenshaltung müssen sie haben. So wie Wolfgang Stresemann, der hoch aufgeschossene Sohn des verstorbenen Reichskanzlers und langjährigen Außenministers. Seit dem Ende seines Musikstudiums hat Stresemann begonnen, sich als Dirigent einen Namen zu machen. Mit ihm trifft Alice von Platen sich in den Weihnachtsferien 1932/33 in Berlin regelmäßig. Je erkennbarer die Demokratie in Deutschland ihrem Ende entgegen geht, desto mehr sucht Alice von Platen die Nähe zu Menschen, die die Entwicklung mit ähnlicher Sorge verfolgen wie sie. Im Berliner Kreis um den Theologen Romano Guardini findet sie christliche Gesinnungsfreunde. Daneben hält sie den Kontakt mit ihren jüdischen Salemer Freunden, allen voran mit Anita Warburg, der Cousine von Ingrid Warburg. Nicht jeder ahnt die heraufziehende Gefahr. Manche halten den Umstand, dass die NSDAP bei der Neuwahl am 6. November 4,2 Prozent verlor (gegenüber 37,3 Prozent im Juli) für ein sicheres Zeichen, dass sich der »braune Spuk« von selbst erledigt: »Hast du den Völkischen Beobachter gelesen? Lies den mal! Völlig verrückt! Das kann nicht lange dauern«, lautet eine gängige Einschätzung im Umfeld Alice von Platens. Einer, der die Entwicklung mit ungleich schärferer Wahrnehmung verfolgt, ist Kurt Hahn. Ihm kann es nicht egal sein, wenn Absolventen seiner Schule die von ihm vermittelten ethisch-moralischen Grundpositionen verraten. Am 9. September schickte er daher einen Brandbrief an alle Alt-Salemer:

»Salem kann nicht neutral bleiben. Ich fordere die Mitglieder des Salemer Bundes auf, die in einer SA oder SS-Tätigkeit sind, entweder ihr Treueverhältnis zu Hitler oder zu Salem zu lösen!«

Nach nur zwei Monaten Amtszeit hob Reichskanzler von Papen das SA-Verbot vom 16. Juni 1932 wieder auf. Die Folge war der mit 300 Todesopfern blutigste Wahlkampf in der deutschen Geschichte, waren Straßenschlachten rechts- und linksradikaler Gruppierungen, waren Einschüchterung und Terror. Zu den Unterstützern der NSDAP gehört seit dem Ende der 1920er Jahre auch Marie von Stumm. Während Alice von Platen sich mit ihrer Mutter einig weiß: »Da gehöre ich nicht hin!«, pflegt Alices 14 Jahre ältere Schwester vertrauten Umgang mit den kommenden NS-Granden. Kaum ein Tag, an dem sie sich nicht mit Annelies und Joachim von Ribbentrop trifft. Egal wer von ihnen zur Soiree einlädt, stets sind die gleichen Gäste zur Stelle: Allen voran Vertreter der Industrie, der Regierung sowie jener Partei, von der man sich den Aufbruch in ein »moderneres Deutschland« verspricht. Am 31. Dezember 1932 folgt Alice von Platen erstmals der Einladung ihrer Schwester zur Silvesterfeier nach Dahlem und lernt dort neben dem Ehepaar Ribbentrop auch den Allgemein- und Kinderarzt und späteren »Reichsgesundheitsführer« Leonardo Conti kennen. Einem anderen, der an diesem 31. Dezember 1932 unweit des von Stumm'schen Anwesens gleichfalls in Berlin-Dahlem Silvester feiert, wird Alice von Platen erst 1946 erstmals begegnen: dem zwei Jahre älteren Buchhändler und künftigen Medizinstudenten Alexander Mitscherlich.

Man mag es als »Ironie der Geschichte« sehen, dass die im Januar 1933 folgende »Machtergreifung« in eine Phase beginnender konjunktureller Erholung fällt. Tatsächlich folgt das Szenario der »Machtergreifung« Hitlers einem im kleinen Kreis abgestimmten Plan. Zum engen Beraterkreis des greisen Reichspräsidenten zählen neben dessen Sohn Oberst Oskar von Hindenburg (50) vor allem Staatssekretär Otto Meißner[14] (52), der Mediengigant Alfred Hugenberg (67) sowie der im November als Reichskanzler abgelöste Franz von Papen (53). Der ehemalige »Tannenberg-Held« Erich Ludendorff dagegen, der im November 1923 in München gemeinsam mit Hitler zu putschen versuchte und im Gegensatz zu diesem straffrei blieb, findet bei Hindenburg kein Gehör. Fast flehend warnt Ludendorff ihn im Januar 1933:

»Ich prophezeie ihnen feierlich, dass dieser unselige Mann unser Reich in den Abgrund stürzen und unsere Nation in unfassbares Elend bringen wird.«

Franz von Papen, Otto Meißner und Adolf Hitler sind am 22. Januar 1933 Abendgäste im Hause Ribbentrop in der Dahlemer Lentzeallee 7–9. Gemeinsam mit dem Gastgeber wollen sie den gleichfalls anwesenden Präsidentensohn auf den im engen Zirkel konspirativ beschlossenen Machtwechsel einschwören. Oskar Hindenburg soll seinen Vater davon überzeugen, dass an der Ernennung Hitlers – dem Chef der stimmenstärksten Parlamentsfraktion – zum Reichskanzler kein Weg vorbeiführt. Franz von Papen folgt dabei vor allem dem persönlichen Motiv, seinen Nachfolger im Kanzleramt seit Dezember 1932, General Kurt von Schleicher, schnellstens wieder aus dem Amt zu jagen. Die Erfüllung seiner Hoffnungen zeichnet sich ab. Als sich die Runde am frühen Morgen des 23. Januar 1933 auflöst, zählt auch Oskar von Hindenburg zu den Hitler-Befürwortern.

Acht Tage später, am Abend des 30. Januar 1933, steht der von Hindenburg zum Regierungschef ernannte Adolf Hitler am Fenster der Reichskanzlei und blickt auf den von rund 20.000 SA- und »Stahlhelm«-Angehörigen geformten Fackelzug hinab. Die Masse der Berliner steht teils jubelnd, teils schweigend daneben. Ebenfalls in den Straßen Berlins unterwegs sind an diesem Abend auch Alice von Platen und Wolfgang Stresemann. »Wie gut, dass mein Vater schon tot ist!«, wiederholt der Sohn des früheren Außenministers und Reichskanzlers immer wieder. Trotzdem wird Stresemann bis 1939 in Deutschland bleiben. Andere, wie der Drehbuchautor Billie (später Billy) Wilder oder der 1929 mit dem Literaturnobelpreis ausgezeichnete Schriftsteller Thomas Mann, kehren Deutschland bereits kurz nach Hitlers Amtsantritt den Rücken. Am 10. Februar 1933 hält Thomas Mann im Auditorium Maximum der Münchner Universität einen Vortrag zum 50. Todestag Richard Wagners, um anschließend zu seiner Bogenhauser Villa zu fahren, die Koffer zu packen und Deutschland auf unbestimmte Zeit in Richtung Schweiz zu verlassen. Zwei Monate später sieht Alice von Platen ihren Salemer Freund Golo Mann zum vorläufig letzten Mal. Thomas und Katja Manns zweitältester Sohn soll in München die notwendigen Geldangelegenheiten regeln und anschließend Eltern und Geschwistern in das neutrale Nachbarland folgen. Über den Abschiedsabend im Haus seiner Eltern schreibt Golo Mann:[15]

»In dem Gefühl, daß unser Haus über kurz oder lang verloren war, veranstaltete ich ein kleines Abendessen […] Im Keller gab es noch der guten Dinge genug, Weine zumal […] Es kamen Freunde meiner Geschwister, mehr als die meinen, der Schriftsteller W.E. Süskind, der Schauspieler Albert Fischel, meine Freundin aus Salem, Alice von Platen, ich weiß nicht wer noch.«

Längst brennen zu diesem Zeitpunkt in Deutschland die Bücher von Golos Bruder Klaus Mann, seinem Onkel Heinrich Mann, von Erich Kästner, Ernst Toller und Kurt Tucholsky. Allein von Thomas Manns Büchern lassen die

NS-Machthaber die Finger. Von dem weltberühmten Exponenten der deutschen Literatur erhofft man sich ebenso eine Rückkehr wie von der in den USA verbliebenen »Oscar«-Preisträgerin Marlene Dietrich. Im Sommer 1933 wird Kurt Hahn aus dem Schuldienst entlassen. Von Anita Warburg und anderen jüdischen Freunden weiß Alice von Platen, dass deren Emigration nur mehr eine Frage des Zeitpunkts ist.

Als Alice von Platen zwei Jahre später[16] ihr »praktisches Jahr« am Städtischen Oskar-Ziethen-Krankenhaus in Berlin-Lichterfelde abschließt, hat das nationalsozialistische System trotz »Gleichschaltung« noch längst nicht jeden Winkel Deutschlands verändert.

»Sechs Monate in einer Kinderklinik, in der ich sehr gerne war, wo ich viel lernte, wo die Kinder auch wieder gesund wurden. Ja, das war sehr schön und das war ganz unpolitisch.«

So wird Alice von Platen sich später an ihre erste praktische Tätigkeit als junge Ärztin erinnern:

»Ich lernte auch aus Büchern und bei den Visiten, wie man also die verschiedenen Krankheiten diagnostiziert und behandelt. Ich stand mich sehr gut mit meinen Kollegen und auch der Professor war nett zu uns allen. An ein sechsjähriges Mädchen erinnere ich mich, die sehr schwer krank war, sehr viele Schmerzen hatte. Und wenn wir Frauen kamen oder ein männlicher Arzt, dann wurden wir von diesem kranken kleinen Wesen angestrahlt. Solche Dinge waren groß und wichtig, und wir erzählten sie uns gegenseitig.«

Ihre sechsmonatige »Tätigkeit am Krankenbett und im Laboratorium der Klinik« wird mit der Gesamtnote »gut« bewertet, Alice von Platens diagnostisches Verständnis mit »sehr gut«.

Nach je einem Gastsemester in Königsberg – eine Empfehlung Marion Dönhoffs – und Kiel war sie schließlich im Oktober 1933 nach München zurückgekehrt, hatte am Bavariaring 24 Quartier genommen und sich am Rand der Oktoberfestwiese zwischen Kinderklinik, Poliklinik, Psychiatrischer und Nervenklinik, Augenklinik und Gerichtsmedizinischem Institut auf ihr medizinisches Staatsexamen vorbereitet. 35 Wochenstunden nahmen allein jene zehn Veranstaltungen in Anspruch, die sie in diesem Schluss-Semester belegte – darunter der »geburtshilfliche Operationskurs«, der »psychiatrische und neurologische Untersuchungskurs«, die »poliklinische Sprechstunde für chirurgisch Kranke«, das »chirurgische Kolloquium«, die »ophtalmologische Klinik und Poliklinik« sowie der »Spiegelkurs des Ohres, der Nase und der Kehle«. Am 20. Februar 1934 erfolgten die ärztlichen Prüfungen, und nachdem sie am Ende auch die abschließende Prüfung in »Spezieller pathologische

Anatomie« bestanden hatte, hielt Alice von Platen am 13. Juni 1934 ihr Examenszeugnis in Händen – wie stets mit der Gesamtnote »gut«. Zehn Tage zuvor hatte Viktor von Weizsäcker in seiner Festrede bei der Stiftungsfeier der Heidelberger Akademie der Wissenschaften »Krankheit« als »psychophysischen« Prozess definiert:

»Der Mensch in seiner Welt ist dieser nicht gewachsen. Die ersten Begegnungen mit ihr in der Stunde seiner Geburt gleichen schwerer Gefahr; er begrüßt diese Welt mit unverkennbarem Protest. Seine Hilfsbedürftigkeit zwingt ihn sowohl zum Widerstreben wie zur Unterwerfung. Seine Verwundungen fordern zur Vorsicht wie zum Kampf. In Gewöhnungen und Erziehungen übernimmt er die Formen und Forderungen der Umwelt und ist doch zugleich bemüht, durch Verteidigung sein Selbst zu wahren, durch Angriff sein Eigenstes der Umwelt aufzuzwingen. Von der Mutterbrust bis zum Todeskampfe sind es daher die Krisen der Behauptung dieser Welt, welche abwechselnd mit Unterwerfung unter Unüberwindliches und mit Sieg über Schwächeres ausgehen. Diese Krisen eben sind es aber, in denen wir jenen Kampf der Gefühle, jene Ambivalenz der Affekte durchleiden, in denen die großen Umgruppierungen der Reflexe, die Wandlungen der Gewohnheiten, der Neigungen, der Bedürfnisse die entscheidenden biologischen und physiologischen Kräfteverschiebungen, die Zerstörung alter und die Errichtung neuer Gleichgewichte erfolgen. Sie sind eindrucksvoll in der Pubertät, in der Lebensmitte und beim Einbruch des Alters. Aber wir kennen sie gleich heftig bei den großen Erschütterungen der persönlichen Biographie wie der allgemeinen Geschichte. Eben diese Krisen aber sind es, in denen auch die Krankheit einbricht oder die Disposition entsteht, welche ihr später den Weg weisen wird. Die genaueste Erforschung einer solchen allgemeinen Pathologie hat erst begonnen, aber sie wird uns Neues erschließen, und sie wird eine ganz psychophysische sein.«[17]

Landesanstalt Potsdam

Dass für Alice von Platen nach Heidelberg, München, Freiburg, Königsberg, Kiel und nochmals München am Ende doch wieder Berlin in den Fokus rückte, hat einmal mehr vor allem mit den Menschen zu tun, an denen ihr liegt. Mit den inzwischen 19 und 17 Jahre alten Söhnen ihrer – »Toots« genannten – ältesten Schwester verbindet sie sowohl die Erinnerung an gemeinsame Kindertage wie auch die ablehnende Haltung gegenüber Toots' NS-Nähe. So wiesen beide Söhne das Angebot ihrer Mutter ab, ihnen bei einem Einser-Abitur den Zutritt zur »Leibstandarte Adolf Hitler« zu öffnen. Seitdem Alice von Platen ihn im Herbst 1934 erstmals in den Berliner Kreis um den Religionsphilosophen Romano Guardini eingeführt hat, hat besonders

Toots' ältester Sohn »Kicker« sich seiner Mutter entfremdet. Am 30. März 1935 wurde Toots' Ehemann Wilhelm von Stumm in seinem Dahlemer Haus tot aufgefunden. Somit ist nach Caroline Julie[18] auch Alice von Platens älteste Schwester Witwe. Unterdessen hat ihre Mutter Elisabeth in der Gesellschaft Herbert von Hindenburgs, dessen Frau Marie Hay und anderer adeliger Freunde gleichsam in einen Kokon »splendider Isolation« eingesponnen, wo man den Verlust »alter Werte« bedauert, ohne den eigenen Anteil am Zustandekommen des Gegenwärtigen einzugestehen.

Dabei musste man nur genau hinsehen, um hinter dem Sinken der Arbeitslosenzahl, hinter »Volkswohlfahrt«, neuen Kindergärten, Jubelnachrichten und spürbaren sozialen Verbesserungen das »Böse« des Systems zu erkennen. Dieses hatte sich in den Bücherverbrennungen ebenso früh offenbart wie in der Verhaftung und Ermordung gewählter Reichstagsabgeordneter, den Hassreden gegen Juden, dem Ausschluss jüdischer Ärztinnen aus dem *Bund deutscher Ärztinnen* im Juni 1933 bis hin zur Entlassung aller »nicht-arischen« Ärztinnen und Ärzte aus Beamtenstellungen und Krankenhausanstellungen sowie dem Entzug sämtlicher Kassenzulassungen bis Anfang 1935. »Was nicht gute Rasse ist auf dieser Welt, ist Spreu«, hatte Hitler in *Mein Kampf* behauptet, und:

»Es ist eine Halbheit, unheilbar kranken Menschen die dauernde Möglichkeit einer Verseuchung der übrigen Gesunden zu gewähren.«

Aber wer hatte schon Hitlers Buch gelesen? Am allerwenigsten wohl jene Brautpaare, die das Buch seit 1933 serienmäßig im Standesamt überreicht bekamen. Als *Mein Kampf* 1925 erschien, hatte der preußische Landtag soeben einen Gesetzentwurf zur Sterilisation »Erbkranker« mit großer Mehrheit abgelehnt. Und noch 1931 hatten sich 53 von 95 Magistraten deutscher Städte mit mehr als 50.000 Einwohnern negativ zur Sterilisation geäußert. Die 1920 von Binding und Hoche herausgegebene Schrift *Die Freigabe der Vernichtung lebensunwerten Lebens. Ihr Maß und ihre Form* war, wenn man sie denn überhaupt zur Kenntnis nahm, von den meisten Mehrheit der deutschen Ärzteschaft abgelehnt worden. Nur eine Minderheit der deutschen Mediziner hatte sich mit Thesen und Gedanken wie diesen identifizieren können:

»Es handelt sich hier gar nicht um […] eine rechtswidrige Tötung, […] sondern um unverbotenes Heilwerk von segensreicher Wirkung für schwer gequälte Kranke, um eine Leidverringerung für noch Lebende, solange sie noch leben, und wahrlich nicht um ihre Tötung. So muß die Handlung als unverboten betrachtet werden, auch wenn das Gesetz ihrer gar nicht im Sinne der Anerkennung Erwähnung tut. Und zwar kommt es dabei auf die Einwilligung des gequälten Kranken gar nicht an. Natürlich darf die Handlung nicht seinem Verbot zuwider vorgenommen werden, aber in sehr vielen Fällen werden momentan Bewußtlose Gegenstand dieses heilenden Eingriffes sein müssen. Aus der Natur dieser Handlung ergibt sich auch, daß die Beihilfe zu ihr und die Bestimmung dazu seitens eines Dritten gleichfalls durchaus unverboten sind.«[19]

Oder:

»Gibt es Menschenleben, die so stark die Eigenschaft des Rechtsgutes eingebüßt haben, daß ihre Fortdauer für die Lebensträger wie für die Gesellschaft dauernd allen Wert verloren hat? Man braucht [diese Frage] nur zu stellen und ein beklommenes Gefühl regt sich in Jedem, der sich gewöhnt hat, den Wert des einzelnen Lebens für den Lebensträger und für die Gesamtheit auszuschätzen. Er nimmt mit Schmerzen wahr, wie verschwenderisch wir mit dem wertvollsten, vom stärksten Lebenswillen und der größten Lebenskraft erfüllten und von ihm getragenen Leben umgehen, und welch Maß von oft ganz nutzlos vergeudeter Arbeitskraft, Geduld, Vermögensaufwendung wir nur darauf verwenden, um lebensunwerte Leben so lange zu erhalten, bis die Natur – oft so mitleidlos spät – sie der letzten Möglichkeit der Fortdauer beraubt. Denkt man sich gleichzeitig ein Schlachtfeld bedeckt mit Laufenden toter Jugend, oder ein Bergwerk, worin schlagende Wetter Hunderte fleißiger Arbeiter verschüttet haben, und stellt man in Gedanken unsere Idioteninstitute mit ihrer Sorgfalt für ihre lebenden Insassen daneben – und man ist auf das tiefste erschüttert von diesem grellen Mißklang zwischen der Opferung des teuersten Gutes der Menschheit im größten Maßstabe auf der einen und der größten Pflege nicht nur absolut wertloser, sondern negativ zu bewertender Existenzen auf der anderen Seite. Daß es lebende Menschen gibt, deren Tod für sie eine Erlösung und zugleich für die Gesellschaft und den Staat insbesondere eine Befreiung von einer Last ist, deren Tragung außer dem einen, ein Vorbild größerer Selbstlosigkeit zu sein, nicht den kleinsten Nutzen stiftet, läßt sich in keiner Weise bezweifeln. Ist dem aber so – gibt es in der Tat menschliche Leben, an deren weiterer Erhaltung jedes vernünftige Interesse dauernd geschwunden ist – dann steht die Rechtsordnung vor der verhängnisvollen Frage, ob sie den Beruf hat, für deren soziale Fortdauer tätig – insbesondere auch durch vollste Verwendung des Strafschutzes – einzutreten oder unter bestimmten Voraussetzungen ihre Vernichtung freizugeben?«[20]

Fünfzehn Jahre später finden sich Vertreter jener Minderheit, die den Forderungen Hoches und Bindings bereits vor der NS-»Machtergreifung« positiv gegenüberstanden, zunehmend in verantwortlichen Positionen wieder. Seit dem 14. Juli 1933 ist das *Gesetz zur Verhütung erbkranken Nachwuchses* in Kraft. Durch chirurgischen Eingriff unfruchtbar gemacht werden können somit unter anderem »Schwachsinnige«, Schizophrene oder Epileptiker – sowie jene Menschen, denen entweder »erbliche Blindheit«, »erbliche Taubheit« oder »schwerer Alkoholismus« attestiert wird. Die effiziente Umsetzung des

Gesetzes ist seit dem 5. Dezember 1933 durch das *Ausführungsgesetz zur Verhütung erbkranken Nachwuchses* gewährleistet. Die darin festgeschriebene ärztliche Anzeigepflicht ist mit Strafandrohung belegt:

»Wer vorsätzlich oder fahrlässig der ihm [...] auferlegten Anzeigepflicht zuwiderhandelt, wird mit Geldstrafe bis zu einhundertfünfzig Reichsmark bestraft.«

Es ist dies die – vorläufig – letzte Stufe einer auf »Reinheit durch Ausmerzung des Unreinen« zielenden rassistischen Ideologie, wie sie sich in der Menschheitsgeschichte immer wieder in unterschiedlichen Erscheinungsformen in Szene setzte (Stichworte: Barbaren, Hexenverbrennungen, Pogrome). 1869 hatte der Afrikaforscher und Meteorologe Francis Galton die von seinem Cousin Charles Darwin publizierte Erkenntnis, dass in der Evolution stets nur die »angepasstesten« Arten überlebten, dahingehend abgewandelt, dass nur die »Stärksten« überleben *dürften*. Galtons »Darwinismus« fand quer durch Europa und Nordamerika rasch Anhänger, die dem »eugenischen« Gedanken ein »wissenschaftliches« Korsett zu schneidern versuchten. Die einen ersannen eine Art »Rassenlehre«, indem sie etwa aus äußeren Kennzeichen wie »Hautfarbe« oder dem zwischen Mund und Stirn gebildeten »Gesichtswinkel« ein »Rangordnungssystem« ableiteten, an dessen Spitze sich jene Theoretiker stets selber wiederfanden. Die nächsten gingen einen Schritt weiter und formulierten – meist unter Zuhilfenahme volkswirtschaftlicher Argumente – die Vorstellung von einem »Volkskörper«, der unter seinen »kranken Teilen« leide und darum von diesen nachhaltig befreit werden müsse – wenn schon nicht durch den »Gnadentod«, so doch zumindest durch Unfruchtbarmachung. Allein über die Kriterien »erblicher Minderwertigkeit« gab es unterschiedliche Vorstellungen. Galt für die einen Alkoholismus als erbbiologisches Übel, so waren für andere generell »Asoziale« mit diesem Makel behaftet. Der Telefongesellschafter Alexander Graham Bell wiederum befand »Taubsein« als dermaßen schädlich für die Gesellschaft, dass er die Betroffenen mit Heiratsverbot belegen lassen wollte. Stets im Visier der Eugeniker standen indes die »Irren«. Ursachen und Krankheitsausprägung wurden dabei gerne ebenso ausgeklammert wie eine etwaige Behandelbarkeit, kam es doch – wie bei allen Ausprägungen des Rassismus – darauf an, das verachtete »Anderssein« als biologisch determiniert – sprich: unveränderbar – anzusehen.

Ihr Interesse für die »Anderen« hatte in Salem Alice von Platens Berufswunsch motiviert. Nun, da sie die Voraussetzungen für ihre ärztliche Approbation erfüllt hat, will sie sich an jenem Leitsatz orientieren, den Johann Wolfgang von Goethes Arzt und Freund Christoph Wilhelm Hufeland 1806 so formulierte:

»Der Arzt soll und darf nichts anderes thun als Leben erhalten; ob es ein Glück oder Unglück sey, ob es Werth habe oder nicht, dies geht ihn nichts an.«

Unterdessen haben sich die Berufsaussichten weiblicher Ärzte gegenüber ihren männlichen Kollegen im NS-Staat erneut verschlechtert. Schon kurz nach der »Machtergreifung« hatte die Führung der neuen »NS-Ärzteschaft« gefordert, dass Frauen wegen der »Überfüllung« des Berufsstandes männlichen Kollegen Platz machen sollten. Unmittelbare Folge war eine zehnprozentige Studienanfängerinnen-Quote an den medizinischen Fakultäten. Als Folge dieses Anpassungsdrucks hatte der »Bund Deutscher Ärztinnen«, dem etwa 25 Prozent der weiblichen Ärzte angehörten, bereits kurz nach der »Machtergreifung« 1933 die »Gleichschaltung« als eine der ersten beruflichen Standesorganisationen vollzogen – unter anderem durch den Ausschluss »nicht arischer« Kolleginnen.

In ihrem Tagebucheintrag vom 16. April 1933 schilderte die jüdische Ärztin Hertha Nathorff diesen Vorgang aus der Sicht der von plötzlicher Ausgrenzung Betroffenen:

»Versammlung des Bundes deutscher Ärztinnen. Wie regelmäßig ging ich auch heute hin, trafen sich doch hier stets die angesehensten und bekanntesten Kolleginnen Berlins. ›Komische Stimmung heute‹, dachte ich und so viele fremde Gesichter. Eine mir unbekannte Kollegin sagte zu mir: ›Sie gehören doch wohl auch zu uns?‹ und zeigt mir ihr Hakenkreuz an ihrem Mantelkragen. Ehe ich antworten kann, steht sie auf und holt einen Herrn in unsere Versammlung, der sagt, er habe die Gleichschaltung des Bundes namens der Regierung zu verlangen. ›Die Gleichschaltung‹. Eine andere Kollegin – ich kenne sie, sie war meine Vorgängerin im Roten Kreuz und damals ziemlich linksstehend – wegen Untüchtigkeit und anderer nicht sehr feiner menschlicher Qualitäten war sie seiner Zeit entlassen worden – sie steht auf und sagt, ›nun bitte ich also die deutschen Kolleginnen zu einer Besprechung ins Nebenzimmer‹. Kollegin S., eine gute Katholikin, steht auf und fragt: ›Was heißt das, die deutschen Kolleginnen?‹ ›Natürlich alle, die nicht Jüdinnen sind‹, lautet die Antwort. So war es gesagt. Schweigend stehen wir jüdischen und halbjüdischen Ärztinnen auf und mit uns einige ›deutsche‹ Ärztinnen. Schweigend verlassen wir den Raum, blaß, bis ins Innerste empört. Wir gingen dann zu Kollegin Erna B., zu besprechen, was wir tun sollen. ›Geschlossen unseren Austritt aus dem Bund erklären‹, sagen einige. Ich bin dagegen. Die Ehre, uns herauszuwerfen, will ich ihnen gerne gönnen, aber ich will wenigstens meinen Anspruch auf Mitgliedschaft nicht freiwillig preisgeben. Nun will ich sehen, was weiter kommt.«[21]

Am 3. Juni 1935 tritt Alice von Platen an der Landesheilanstalt Potsdam ihre erste reguläre ärztliche Stelle an. Nur etwa 50 Frauen praktizieren in Deutschland als Fachärztinnen für Psychiatrie und Neurologie. Eine Anfangsstellung in einer »Psychiatrie« zu finden, ist für eine Frau wesentlich schwerer als in den klassisch »weiblichen« Fachbereichen »Kinderheilkunde« oder »Frauenheilkunde und Geburtshilfe«. So ist Alice von Platen durchaus dankbar für den Rat und die Vermittlung durch Freunde ihrer Mutter. An der als »modern« geltenden »Landesanstalt« hofft die inzwischen 25-Jährige, erste wertvolle Erfahrungen im Umgang mit psychisch Kranken zu sammeln. Rund ein Viertel der etwa 2.000 Patienten in Potsdam sind Kinder – Epileptiker, Schizophrene, psychisch Kranke, aber auch »Mongoloide«, wie »Down-Syndrom«-Patienten zu dieser Zeit genannt werden, und so genannte »schwer Erziehbare« oder solche, die in anderer Weise »auffällig« wurden. Bis 1934 war in der »Anstalt« eine durchaus differenzierte Behandlung an der Tagesordnung – mit individueller Diagnostik und Behandlung, psychosozialen Einrichtungen und Werkstätten sowie der Möglichkeit für die Patienten, in geschützten landwirtschaftlichen Betrieben zu arbeiten.

Mit der Berufung des damals 39-jährigen Psychiatrieprofessor Hans Heinze zum Leiter der Potsdamer Landesheilanstalt in Personalunion mit der Leitung der kinderpsychiatrischen Abteilung der Universitätsklinik Berlin hatten die auf Reintegration von Patienten zielenden Ansätze ein Ende gefunden. Heinze zählt zu jener Minderheit deutscher Mediziner, deren ärztliches Denken sich mit den von Hoche und Binding 1920 verbreiteten Thesen deckt. Am 1. Januar 1934 war mit dem *Gesetz zur Verhütung erbkranken Nachwuchses* in Deutschland erstmals ein gesetzlicher Rahmen geschaffen worden, um jenem Denken nun schrittweise das Handeln folgen zu lassen. Mittels der zeitgleich mit den *Nürnberger Rassegesetzen*[22] angeschobenen Produktion von etwa hundert Propagandafilmen zum Thema »Sterilisation« soll nun auch die Bevölkerung für die Ideologie der »Ausmerzung« zugunsten des »Gesunden« sensibilisiert werden. Heinze, der im Ersten Weltkrieg wegen Frontuntauglichkeit in einem Seuchenlazarett Dienst tat, kompensiert diesen »Makel« durch betont militärisches Auftreten. Uniform, blankgewichste Stiefel und ein schneidender Befehlston verdeutlichen dem Anstaltspersonal, dass nun Handeln statt *Be*handeln angesagt ist – heißt: »Intelligenz«-Fragebögen statt differenzierter Diagnostik – und: Sterilisation statt Heilung. Die Reaktionen der Potsdamer Ärzte auf diese Pervertierung ihres Berufsethos spiegeln die Stufen der Anpassung wider. Während Alice von Platens jüngere Kollegen nun ebenfalls Uniform tragen – einer SS-schwarz, die anderen braun –, fügen sich die Älteren eher resignierend in das Faktische. Nur einer – ein mit einer Jüdin verheirateter älterer Arzt – wagt offene Kritik. Er ist schließlich derjenige, dem Alice von Platen ihr Entsetzen anvertraut und der der jungen Medizinalassistentin daraufhin rät, sich einen anderen Arbeitsplatz zu suchen.

Zunächst gelingt es ihr, von der Anstaltsleitung wenigstens die Erlaubnis für »Rorschach-Tests«[23] zu erhalten – ein Verfahren, das Alice von Platen im Vergleich zu den verbreiteten »Binet«-Intelligenztests[24] zumindest ansatzweise »sinnvoll« erscheint. Im Dezember hört sie jedoch bei der Anstalts-Weihnachtsfeier dem Chor der »mongoloiden« Kinder zu, wie sie vor dem Auditorium der braun, schwarz und weiß uniformierten Ärte und Klinikfunktionäre singen:

> *»Wir sind die Niedersachsen*
> *Sturmfest und erdverwachsen*
> *Heil Herzog Widukinds Stamm«*

Dabei wird ihr die Absurdität ihrer Situation glasklar bewusst: »Das Individuum gilt nichts mehr«, resümiert sie:

»›Volk‹ ist alles. Was ist dieses Volk? Was sind das für Werte? Warum werden alle früheren Werte verachtet? Warum ist das, was wir liberal nennen, plötzlich Verrat am Volk? Was ist das höchste Gut? Ist das mein höchstes Gut? – *Nein, um Gotteswillen!*«

Unmittelbar nach Abschluss ihres »praktischen Jahres« am 15. April 1935 war Alice von Platen mit Freunden nach Südtirol gefahren. Als man dort wegen des ungünstigen Wetters auf die geplanten Skiabfahrten verzichten musste, hatte man den Ausflug kurzerhand bis nach Florenz verlängert. »Berauscht« von den Eindrücken, den »Blumen – auch mir ganz fremden Blumen«, der Schönheit der Stadt, aber auch der spürbar größeren »Freiheit und Toleranz Italiens«, hatte Alice von Platen die Freunde allein nach Deutschland zurück fahren lassen und war zwei Wochen länger in Florenz geblieben. In der *Pensione Bandini* hatte sie unmittelbar oberhalb des *Deutschen Kunsthistorischen Institutes* gewohnt und dadurch eine Reihe in Florenz lebender deutscher Studenten und Geisteswissenschaftler kennengelernt – unter ihnen einen 24-jährigen Berliner namens Wolfgang von Leyden. Der Enkel des zu dieser Zeit legendären deutschen Internisten und Ernährungswissenschaftlers Ernst Viktor von Leyden hatte Deutschland schon 1933 wegen seiner jüdischen Wurzeln verlassen und in Florenz inzwischen sein Philosophiestudium abgeschlossen. Seither arbeitete er an seiner Dissertation über Montaigne. Zurückgekehrt nach Berlin schrieb Alice von Platen dem schlaksigen Berliner im August 1935 eine Postkarte. Nun hält sie im Dezember 1935 in der Potsdamer Landesanstalt zum wiederholten Mal seine Antwort vom 22. August in Händen:

»Liebe Gräfin Platen – Dass Sie mir nicht nur ein – abschreckendes – Erinnerungszeichen des Potsdamer Platzes, sondern außer diesem Versprechen noch eine Nachricht von sich und Ihrer Tätigkeit gegeben haben, hat mich natürlich sehr gefreut und ich danke Ihnen sehr dafür. Ihre Schilderung [...] empfand ich als ein mir wohlbekanntes ›deutsches‹ Lebensgefühl, das ich eigentlich seit ziemlich langer Zeit nicht mehr verspürt habe. Warum aber wollen Sie alleine, und wie mir scheint in irgendeiner ängstlichen Spannung Ihre Sonntage verbringen? Warum soll niemand wissen, wo Sie sind? Vielleicht hängt es mit Ihrem Beruf zusammen [...] dass Sie mir im Grunde so isoliert erschienen. Schreiben Sie mir doch darüber, wenn es geht. Für einige Tage will ich mit meiner Arbeit ans Meer gehen [...] Kommen Sie wirklich einmal für längere Zeit nach Florenz. Ihr Wolfgang von Leyden.«

»Kommen Sie wirklich einmal für längere Zeit nach Florenz.« Während der Weihnachtstage 1935 fasst Alice von Platen einen Entschluss: Sie wird im neuen Jahr nicht mehr an ihren Arbeitsplatz zurückkehren. Nur einer Person wagt sich die 25-Jährige anzuvertrauen. Liesel Hentzen, eine in Berlin lebende Rheinländerin, ist frisch geschieden und nur wenige Jahre älter als sie. Wie Alice von Platen leidet auch sie darunter, dass seit 1933 buchstäblich *alles* in Frage gestellt ist, was zuvor galt. Von den Freunden, die sich bis vor kurzem bei den von ihr organisierten Musiknachmittagen im Haus des Stefan Zweig- und Hermann Hesse-Verlegers Richard Schuster trafen, leben außer Alice von Platen nur mehr wenige in Berlin. Als die Jüngere sie wegen des »Wie?« um Rat fragt, antwortet Liesel Hentzen:

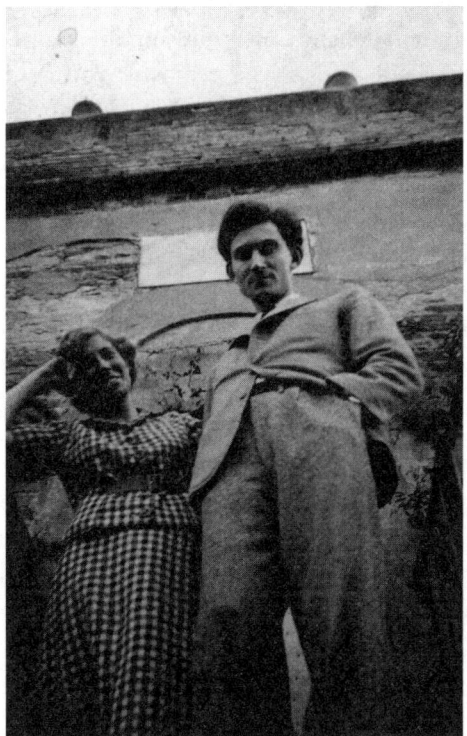

Abb. 8: Alice von Platen und Wolfgang von Leyden 1938 auf dem *Torre dei Ramaglianti* in Florenz.

»Warum wirst Du nicht einfach krank?«

Als wenige Tage später in den unweit der »Landesanstalt« gelegenen Filmstudios in Potsdam-Babelberg die Vorbereitungen für den NS-Propagandafilm »Erbkrank« anlaufen, trifft im Sekretariat der Potsdamer Landesheilanstalt die Krankmeldung der Medizinalpraktikantin Alice von Platen ein.

4. Florentiner Exil 1936–39

Eine Liebe mit Leyden

Ein Jahr nach Hitlers »Machtergreifung« blickte Benito Mussolini noch immer spöttisch auf den »Führer« herab, während der Deutsch-Österreicher umgekehrt den »Duce« weiterhin als sein lebendes Vorbild ansah. Handstreichartig hatte Mussolini 1922 in Italien das zuwege gebracht, von dem sein sechs Jahre jüngerer Bewunderer noch lange träumen sollte. Wie Hitler war auch Mussolini in jungen Jahren auf der Flucht vor dem Militärdienst ins Nachbarland abgetaucht, wie Hitler hatte er Jahre bitterster Armut und sozialer Ächtung hinter sich, bevor er in einer politischen Partei (bei Mussolini waren es zunächst die Sozialisten) Lebenssinn und Heimat fand. Wie Hitler hatte auch Mussolini im Ersten Weltkrieg gekämpft. 1923 war Hitler mit seinem nach Mussolinis Vorbild (»Marsch auf Rom«) initiierten »Marsch auf die Feldherrnhalle« kläglich gescheitert und hatte anschließend weitere zehn Jahre Zeit, um aus Zeitungen und Kino-Wochenberichten die Techniken der Machtentfaltung, des Machterhalts, der Massenaufmärsche und der rhetorischen Pose zu studieren. Auch die Inszenierung der »Machtergreifung« vom Reichstagsbrand am 27./28. Februar bis zum »Ermächtigungsgesetz« vom 23. März 1933 folgte weitgehend dem Muster des Parteienverbots in Italien nach dem Attentat auf Mussolini im Herbst 1926. Mehr als ein Jahr war Hitler bereits an der Macht, als er im Juni 1934 in Venedig erstmals den Mann traf, um dessen Autogramm er sich in den 1920er Jahren vergeblich bemüht hatte. Unsicher und nervös brachte Hitler die Begegnung hinter sich – im grauen Zivil verblassend neben dem militärisch aufgeputzten »Duce«. Dieser begegnete dem »nordisch« ausgerichteten Rassismus seines Nachahmers zu jener Zeit noch mit Ironie:

»Wenn diese Theorien richtig wären, müssten die Lappländer die höchsten Kulturträger sein!«

So können jüdische Emigranten und politisch Verfolgte aus Deutschland sich 1936 noch sicher fühlen in Italien. Zumal in Florenz. Hier, wo Michelangelo

Buonarroti einst den »David« schuf – wo in der *Signoria* ein beispielloses Malerduell zwischen Michelangelo und Leonardo da Vinci die Schaulustigen begeisterte, wo der jugendliche Raffael zum ebenbürtigen Rivalen seiner Vorbilder erwuchs, und von wo aus die Medici-Familie nicht weniger als drei Päpste nach Rom schickte, hatten sich seit dem 19. Jahrhundert vor allem Künstler, Verleger, Galeristen, Historiker und Geisteswissenschaftler aus aller Welt niedergelassen. Die meisten kamen aus den USA, aus Großbritannien und aus Deutschland. »Hier fühlt man sich frei von der Last der Erwartungen, dem Gewicht der Vergangenheit und der Unwägbarkeit der Zukunft«, schreibt der englische Autor William James Buchan.[1] Wie unberechenbar diese Zukunft ist, lassen die faschistischen Aufmärsche, die »Viva il duce!«- oder »W il dux!«- Schmierereien an Mauern und Wänden erahnen. Was aber die Immigranten vor allem beunruhigen muss, ist der Wandel im Kräfteverhältnis zwischen Mussolini und Hitler. Ungeachtet der traditionellen Strukturschwächen in Italien und des klassischen Reich-Arm-Gefälles zwischen Nord und Süd hatte Mussolini 1934 begonnen, seine »Weltmacht«-Träume in Taten umzusetzen: 1934 hatten italienische Truppen Libyen besetzt, ein Jahr später startete er einen Eroberungsfeldzug gegen Eritrea und Abessinien – Länder, deren Widerstandskraft Mussolini indes unterschätzt hatte. Der unerwartet hohe Verlust an Menschenleben und finanziellen Ressourcen hatte Italiens außenpolitische Position ab 1935/36 in etwa demselben Maß zu schwächen begonnen, in dem Hitlerdeutschland wirtschafts- und außenpolitisch erstarkte.

Die Olympischen Winterspiele in Garmisch-Partenkirchen sind soeben zu Ende gegangen, als Alice von Platen am 18. Februar 1936 in München ihre vom Bayerischen Innen-, Unterrichts- und Kultusministerium ausgefertigte Approbationsurkunde in Händen hält. Anfang Januar war sie von Berlin zunächst nach München gefahren. Von hier aus hatte sie ihre Krankmeldung nach Potsdam geschickt. Ende Februar lässt sie ihre Kündigung folgen. Am 2. März meldet sie bei Münchner Freunden ihren Wohnsitz an und reist wenig später nach Florenz weiter.

Wie kein anderer Ortsteil von Florenz bildet vor allem die Gegend zwischen dem südlichen Arnoufer und dem *Bellosguardo* – deutsch: *Schöner Blick* – seit Jahren den Zufluchtsort für junge deutsche Geisteswissenschaftler. »Hier betreiben sie ihre Studien, die meisten in Kunstgeschichte«, schreibt der Schriftsteller William Buchan:

»Viele von ihnen sind jüdisch und haben allen Grund, eine möglichst große Distanz zwischen sich und ihren ›Führer‹ zu legen. Andere begaben sich aus Abscheu gegnüber dem Nationalsozialismus freiwillig ins Exil. Wieder andere folgten dem Drang, die zunehmend eingeschränkten Möglichkeiten in ihrer Heimat gegen das hellere

Licht Italiens einzutauschen [...] Frei von jeglichem Zwang gelingt es ihnen hier, sich neben ihren Studien auch ihren Vergnügungen ebenso seriös wie geistreich hinzuge-ben.«

Einer jener jungen Geisteswissenschaftler, die Hitlerdeutschland gleich 1933 verließen, um sich in Florenz eine neue Zukunft aufzubauen, ist der wie Wolfgang von Leyden in Berlin gebürtige Nicolai Rubinstein. Der 25-jährige Historiker lebt ebenfalls am *Bellosguardo* in einer kleinen, komfortabel möb-lierten Wohnung in der Villa Bricchieri-Colombi. 1935 hat Rubinstein eine Arbeit über das mittelalterliche Florenz publiziert. Seither schreibt er an sei-ner Doktorarbeit. Als Nicolai Rubinstein und dessen bester Freund Wolfgang von Leyden Alice von Platen Anfang März in Florenz vom Bahnhof abholen, deutet nichts darauf hin, dass beide drei Jahre später Florenz werden verlassen müssen. Wolfgang von Leyden, dessen Einladung, »wirklich einmal für län-gere Zeit nach Florenz« zu kommen, Alice von Platen nun gefolgt ist, be-wohnt unweit des Palazzo Pitti eine Wohnung im obersten Turmgeschoss des *Torre de Ramaglianti*. Seine Doktorarbeit mit dem Titel *Montaigne und die Philosophie des Stoizismus und Skeptizismus* steht inzwischen kurz vor dem Ab-schluss. An der *Piazza San Francesco di Paola*, in einer der schönsten und tra-ditionsreichsten Villen des *Bellosguardo*, haben Rubinstein und von Leyden eine Wohnung für Alice von Platen reserviert. Der Bildhauer Adolf von Hildebrand hatte das zwischen Zypressen und einer kleinen Barockkapelle gelegene ehemalige Kloster 1873 erworben und hier fast 20 Jahre lang – teils gemeinsam mit seinem Malerfreund Hans von Marees – gearbeitet. Nach Hildebrands Tod im Jahr 1921 ging das zweigeschossige Anwesen mit seinem rückseitig weit geöffneten Garten in den Besitz seiner Tochter Elisabeth über. »Liesl«, wie sie von Freunden und Mietern genannt wird, hat sich inzwischen ebenfalls einen Namen als Malerin gemacht. Aktuell werden 1936 drei ihrer Bilder auf der Kunstbiennale in Venedig präsentiert. Seit dem Tod ihres Man-nes Christopher Brewster lebt und arbeitet Liesl im *piano nobile* – dem ersten Stock – gemeinsam mit ihrer »Cloclo« genannten Tochter Clotilde, einer 22-jährigen »Bellezza«, der die florentinischen Geisteswissenschaftler reihen-weise zu Füßen liegen. Im zweiten Stock liegen die Mietwohnungen. Der Blick über Bobolis Gärten und Altstadt ist in der Monatsmiete von umge-rechnet 20 Reichsmark inbegriffen.

Ein schärferer Kontrast zu jenem Potsdamer Ambiente, das sie wenige Wochen zuvor verließ, ist für Alice von Platen kaum vorstellbar. Zwar hat ihre psychiatrische Laufbahn, kaum begonnen, damit vorerst ein Ende gefunden, dennoch möchte sie ihre in Berlin begonnene Dissertation unbedingt in Flo-renz weiterschreiben. Friedrich Kauffmann, Oberarzt an der Berliner Charité und seit 1927 ordentlicher Professor für Innere Medizin an der Berliner Friedrich-Wilhelms-Universität, forscht seit den 1920er Jahren über Entzündungen und »allergische Zustandsänderungen«. Von Alice von Platen erwartet Prof. Kauffmann nun »Beobachtungen über das Problem nutritiver [=Nahrungsmittel-] Allergien«. Während man sich zur selben Zeit in Berlin auf die olympischen Sommerspiele vorbereitet, 30.000 Wehrmachtssoldaten das seit dem Weltkrieg entmilitarisierte Rheinland besetzen, während der deutsche Botschafter in der Schweiz, Ernst von Weizsäcker, die Ausbürgerung Thomas Manns wegen dessen »feindseliger Propaganda gegen das Reich« vorschlägt und Deutschland über den K.o.-Sieg Max Schmelings in New York über den »braunen Bomber« Joe Louis jubelt, während Agnes Bluhm, hoch geehrte Pionierin des Frauenmedizinstudiums, beflissen die »rassenhygienischen Aufgaben des weiblichen Arztes« formuliert und die in Deutschland ausgeweiteten »rassenhygienischen« Maßnahmen ein weites Berufsfeld für Medizinerinnen erzeugen – wie etwa als Sachbearbeiterinnen von Ehetauglichkeitszeugnissen oder Ermittlerinnen von Erbkranken –, richtet sich Alice von Platen im zweiten Stock der Casa Hildebrand an der *Piazza San Francesco di Paola* 3 am Florentiner Bellosguardo in einer denkbar gegensätzlichen Welt zum einstweiligen Verbleib ein. In dem aus Kunsthistorikern, Philosophen, Verlegern, Schriftstellern und anderen Intellektuellen gebildeten Kreis fühlt Alice von Platen sich »angekommen«. Zählten nicht schon während ihres Studiums ungleich mehr Kunsthistoriker, Philosophen, Künstler, Musiker und Literaten zu ihren Freunden als etwa Ärzte und Medizinstudenten? Ihr Wohnungsnachbar in der Casa Hildebrand ist der 32-jährige Maler Hans-Joachim Staude, der in Spanien die Werke Velasquez' studierte und inzwischen im Kreis der Florentiner Maler etabliert ist. Der Schriftsteller und Übersetzer[2] Karl Wolfskehl lebt wenige Schritte unterhalb der *Piazza San Francesco di Paola* in einem von Zypressen umrahmten »Villino[3]«. Wolfskehl war bereits 64 Jahre alt, als er Deutschland 1933 verließ. Wie so viele seiner Generation verehrt auch er August von Platen, so darf die »Nachfahrin«[4] des berühmten Poeten regelmäßig zu Wolfskehls Füßen sitzen, wenn er aus seiner neuesten Arbeit liest. In der gleichfalls nur wenige Schritte von der Casa Hildebrand entfernten *Villa Ombrellino* lebt Alice Keppel, King Edwards VII. (1941–1910) nach wie vor lebenslustige Ex-Mätresse. Zum Freundeskreis der deutschen *Bellosguardo*-Kolonie zählt auch Walter Hasenclever (46). Der bis zu den Bücherverbrennungen 1933 in Deutschland erfolgreiche Bühnenautor lebt unweit Florenz im Haus seines Verlegers Curt Wolff. Einer derjenigen, deren Häuser dem Kreis der Freunde offen stehen, ist Friedrich Kriegbaum, der neue Direktor (seit 1935) des *Kunsthistorischen Instituts*. Wie die meisten seiner Kunsthistorikerkollegen versteht sich auch Kriegbaum als Gegner des Nationalsozialismus. So lange wie möglich will der 32-Jährige versuchen, das *Kunsthistorische Institut* in Florenz vor der Vereinnahmung durch das NS-System zu bewahren.

Ähnlich wie die deutsche Exilgemeinschaft hält auch die seit dem 19. Jahrhundert in Florenz etablierte britische Community zusammen. Noch immer zeigen sich jene englischen Ladies, die bei schönem Wetter täglich »paarweise oder in kleinen Gruppen« vom Ponte Santa Trinità aus die Via Tornabuoni entlang schlendern,[5] um sich in *Doney's Tearoom* um fünf Uhr zu Vermouth und Kuchen zu treffen, vom historischen Wandel unbeeinflusst. Noch erscheint die kleinformatige *Florentine Weekly News* mit unzensierten Nachrichten aus Florenz und dem United Kingdom. Noch gilt England den Italienern nicht als »Feind« – bleiben die Fensterscheiben der englischen Apotheke, der englischen Schneider, Pensionen, Tearooms oder Hotels unversehrt. Noch haben weder britische noch deutsche Exilanten Schnüffelei oder Denunziation zu fürchten. Noch liegt Österreich wie ein riesiger Riegel zwischen dem Faschismus deutscher und italienischer Prägung.

Indessen ist Alice von Platen auch zwei Jahre nach ihrer Ankunft in Florenz noch immer denkbar weit von einer Fortsetzung ihrer psychiatrischen Ausbildung entfernt. In den italienischen Anstalten stehen die Dinge in anderer Weise schlimm als in Deutschland. Noch werden mehr als drei Jahrzehnte vergehen, bis das Anschnallen von PatientInnen, bis Zwangsjacken, eiskalte Bäder, Elektroschocks und zweifelhafte neurochirurgische Eingriffe in Italien endgültig der Vergangenheit angehören. Ihre Dissertation »Über das Problem nutritiver Allergien« hat Alice von Platen Anfang 1938 abgeschlossen. Daneben hat sie jeweils wochenweise in München die fehlenden Praktika nachgeholt. Bei einer dieser Gelegenheiten hatte sie im August 1937 die von dem neuen Reichskunstkammerpräsidenten Adolf Ziegler am Rande des Münchner Hofgartens organisierte Ausstellung »Entartete Kunst« besucht und dabei »Abschied« von jenen Werken deutscher Expressionisten genommen, zu denen sie schon früh Zugang gefunden hatte. Anfang April 1938 nimmt sie in Berlin zum zweiten Mal die Gelegenheit wahr, die inzwischen zur Wanderausstellung umkonzipierte Schau zu besuchen, bevor sie am 8. April an der Berliner Friedrich-Wilhelms-Universität zur mündlichen Promotionsprüfung antritt. Das Ergebnis soll sie erst im Sommer erfahren.

Unterdessen hat sich auch in Alice von Platens Privatleben etwas getan. 1936 hatte Wolfgang von Leyden in Florenz den akademischen Grad eines »philosophiae doctor« (PhD) erlangt. Obwohl beide schon bei ihrer ersten

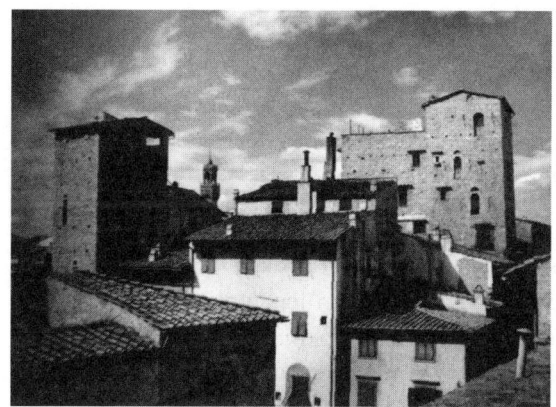

Abb. 9: Der *Torre dei Ramaglianti* (rechter Turm) im Jahr 1939.

Begegnung im Frühjahr 1935 Gefallen aneinander fanden, sollte ihre weitere Annäherung nach Alices Eintreffen in Florenz vier Monate dauern. Trotz der regelmäßigen Treffen im Freundeskreis, trotz der zweisamen Spaziergänge zwischen der *Piazza San Francesco di Paola* und dem *Borgo San Jacobo*, wo Wolfgang von Leyden die Dachwohnung des spätmittelalterlichen *Torre dei Ramaglianti* bewohnt, und obwohl Alice von Platen, wie sie Jahre später ihrem Tagebuch anvertraut, sich schon bald danach sehnte, »in seiner Welt zu leben«, hatte es einer gemeinsamen »Tramp-Fahrt« nach Venedig bedurft, bis im Juli 1936 bei der Lektüre von August von Platens *Venezianischen Sonetten* »der Bann« zwischen ihnen brach. Wenige Wochen später hatte Alice von Platen ihre kleine Wohnung in der »Casa Hildebrand« aufgegeben und war in die 156 Turmstufen hoch gelegene Wohnung des Geliebten eingezogen. Auch hier kostet die monatliche Wohnungsmiete umgerechnet nur 20 Reichsmark. So reichen Alice von Platens 200-Mark-Stipendium aus der Itzehoher Stiftung und ihr spärlicher Zuverdienst als Gelegenheits-Bibliothekarin im Florentiner Kunstantiquariat Lier bequem aus, um sich zur Hälfte an der Miete, dem Lebensunterhalt und den gemeinsamen Ausflügen zu beteiligen und trotz der gelegentlichen Reisen nach Deutschland eine finanzielle Reserve zu bilden.

Der Hitlerbesuch 1938

Ein Zeitzeuge der späten 1930er Jahre in Florenz ist der 1923 hier geborene, spätere Film- und Opernregisseur Franco Zefirelli. »Die Italiener sahen, dass jetzt Dinge geschahen, die in der Tat ihren Wünschen entsprachen, etwa der Bau neuer Straßen«, versucht Zefirelli im Rückblick die Gefühlslage vieler seiner Landsleute zu verstehen:

»Obwohl die ganze Welt sich gegen uns verschworen hatte, hielten wir unsere Kolonien, und es entwickelte sich wieder ein Gefühl des Stolzes, Italiener zu sein.«[6]

Am 9. Mai 1938 muss der 15-jährige Franco Zefirelli morgens um halb fünf aufstehen:

>>Die Kinder wurden auf die Straßen geschickt, und ich musste mit meinem ›Bataillon‹ an der Eisenbahnstation aufmarschieren. Die ganze Stadt ertrank förmlich in einem Meer von Fahnen und unglaublich üppigen Dekorationen.<<

Es ist der Tag, an dem Adolf Hitler zum zweitenmal offiziell Italien besucht. Acht Wochen nach dem >>Anschluss<< Österreichs an das Deutsche Reich will Mussolini Hitlers erneutem Besuch in Italien nun jenen pompösen Rahmen geben, den er ihm 1934 vorenthielt. Nach der Sanktionierung der italienischen Eroberungspolitik in Afrika durch den Völkerbund im November 1935 hatte Italien sich zunehmend eng an Hitlerdeutschland gebunden. Dem Freundschaftsvertrag am 25. Oktober 1936, in dem die Achse >>Rom-Berlin<< besiegelt wurde, war das italienische Engagement an der Seite Deutschlands im Spanischen Bürgerkrieg gefolgt, dem Mussolini-Besuch in München im September 1937 der Austritt Italiens aus dem Völkerbund zugunsten des >>Antikomintern-Pakts<< mit Deutschland und Japan. Dass Italien an der Schulter des erstarkenden Freundes die eigenen hegemonialen Ansprüche sicher durchsetzen werde, glaubt am Vorabend des Hitlerbesuchs 1938 die Mehrheit in Italien. Nach der Ausrufung des >>italienischen Imperiums<< ist Mussolinis Popularität im eigenen Land auf einem neuen Höhepunkt angekommen.

Die in Florenz lebenden Ausländer sind indes von der Annäherung beider >>Achsenmächte<< in unterschiedlicher Weise betroffen. Während etwa die US-Staatsbürger weitgehend unbehelligt bleiben, spürt die britische Diaspora seit den Völkerbund-Sanktionen gegen Italien zunehmend den Zorn der italienischen Bevölkerung. Kaum ein Engländer, der nicht schon auf offener Staße belästigt wurde, kaum ein britischer Laden, dessen Eingangstür nicht mit Parolen beschmiert wurden und dessen Schaufenster heil bleiben. Ebenfalls verändert – wenngleich differenzierter – hat sich die Situation der in Florenz lebenden Deutschen. Während die einheimische Bevölkerung sie nicht nur in Ruhe lässt, sondern großteils als >>Freunde<< betrachtet, hat sich unter dem wachsenden Einfluss Hitlers auf Italien das Verhalten der italienischen Behörden geändert. Es herrscht strikte Meldepflicht. Auch jene, die sich – wie Alice von Platen – mit einem gültigen Pass legitimieren können und Deutschland nicht >>illegal<< verlassen haben, stehen plötzlich unter Beobachtung: >>Warum haben sie heute nacht nicht zu Hause geschlafen?<<, lautet etwa die Frage eines Zivilbeamten, wenn man von einem Ausflug nach Pistoia oder Arcetri erst am nächsten Tag zurückkehrt, weil man dort bei Freunden übernachtet hat.

»Bei welchen Freunden? Sie wissen, dass Sie uns Bescheid sagen müssen, wenn Sie über Nacht wegbleiben!«[7]

Schlimmer als derlei Fragen ist jedoch das Gefühl der Bespitzelung aus der engeren Umgebung. So kann es vorkommen, dass man nach einem Abend mit Freunden von der Polizei vorgeladen wird und festellen muss, dass man dort bereits über Gesprächsdetails im Bilde ist.

Wolfgang von Leyden, Kolja Rubinstein und dessen Freundin Susi Swoboda haben Florenz im Vorfeld des Hitlerbesuchs verlassen und sind bei Freunden auf dem Land untergetaucht. Andere jüdische oder – laut NS-Terminologie – »halbjüdische« Freunde Alice von Platens werden von den italienischen Behörden vorübergehend in sogenannte »Schutzhaft« genommen – darunter Karl Wolfskehl und Walter Hasenclever. Auch Alice von Platen wird am Montagmorgen des 9. Mai 1938 früh geweckt. Uniformierte, mit Maschinengewehren bewaffnete Sicherheitskräfte haben die 156 Stufen zu ihrer Wohnung erklommen und verlangen Zutritt zur Dachterrasse. Hitler will am Vormittag den *Palazzo Pitti* besuchen. Seitdem sie hier wohnt, hat Alice von Platen täglich zu jenem in Wurfweite gelegenen Palazzo und dem dahinter liegenden *Giardini di Boboli* hinabgeblickt, wo einst der spätere Habsburger Kaiser Leopold II. als Großherzog der Toskana residierte und wo neben dem Thronfolger Franz I. auch dessen jüngerer Bruder, Erzherzog Johann, geboren wurde. Nie wäre ihr dabei der Gedanke an ein »günstiges Schussfeld« gekommen. Nun muss sie ihre und Wolfgang von Leydens gemeinsame Wohnung auf dem *Torre dei Ramaglianti* vorübergehend räumen. Während ungezählte Florentiner jubelbereit die Fahrtroute Mussolinis und seiner deutschen Staatsgäste säumen, lassen sich diese – darunter Ribbentrop, Goebbels, Himmler und Hess – von Friedrich Kriegbaum und dessen Mitarbeitern des Kunsthistorischen Instituts durch die Sammlungen des Palazzo Pitti, durch den Vasari-Korridor, über den Ponte Vecchio bis in die Galerie der Uffizien führen.

Ab dem 12. September 1938 schlägt sich der Hitlerbesuch auch in der italienischen Legislatur nieder. Die nach dem Muster der deutschen »Rassegesetze« erlassenen *Provvedimenti nei confronti degli ebrei stranieri* erlegen den »ausländischen Juden« auf, Italien und die italienischen Besitzungen binnen sechs Monaten zu verlassen. Den Juden, die nach dem 1. Januar 1919 eingebürgert wurden, wird die italienische Staatsbürgerschaft wieder aberkannt. Einen Tag später treten die *Provvedimenti per la difesa della razza nella scuola fascista* (Maßnahmen zur Verteidigung der Rasse in der faschistischen Schule) in Kraft, wonach Juden aus den staatlichen und halbstaatlichen Schulen Italiens ausgeschlossen werden. Als »Jude« nach der neuen »rassischen« Definition gilt, wer von zwei jüdischen Eltern abstammt – egal ob man sich in Wahrheit zum Katholizismus ob einer anderen Religion bekennt. Im Oktober 1938 reist Alice von Platen nach Berlin, um ihre Promotionsurkunde abzuholen. Die Gesamtnote entspricht ihren Erwartungen: »Genügend«. Nun ist sie »Dr. med.« – doch wozu? Die Rückkehr zur Psychiatrie scheint durch die äußeren Umstände auf Dauer verstellt. In Berlin findet die 28-Jährige nur mehr wenige Freunde vor. Auch Wolfgang Stresemann bereitet sich nun auf seine Ausreise in die USA vor. Liesel Hentzen, die umtriebige Rheinländerin, lebt inzwischen die meiste Zeit in Italien. Allein Romano Guardini hat seinen Lehrstuhl für Religionsphilosophie und Christliche Weltanschauung an der Friedrich-Wilhelms-Universität nach wie vor inne. Alice von Platens inzwischen 22-jähriger Lieblingsneffe Wilhelm (»Kicker«) von Stumm dient zwar als Reserveoffizier, ist aber dem »Nazitum« seiner Mutter mehr denn je entfremdet. Allein Elisabeth von Platen scheint im Haus ihrer Freunde Herbert von Hindenburg und Marie Hay dem Zeitenwechsel enthoben. In der Nacht vom 9. zum 10. November wird Alice von Platen in Berlin Zeugin des als »Reichskristallnacht« bezeichneten Staatsterrors. Am nächsten Tag tritt sie die Rückreise an. Wie immer macht sie in München Station und erlebt in der Sonnenstraße die heruntergebrannte Synagoge. Die Eindrücke verfolgen sie bis Florenz. Erst die spätere Geschichtsschreibung wird zeigen, dass in Deutschland zwischen dem 7. und 13. November 1938 etwa 400 jüdische Mitbürger ermordet oder in den Tod getrieben, dass mehr als 1.400 Synagogen und jüdische Versammlungsräume verbrannt oder verwüstet, tausende Wohnungen und Geschäfte zerstört, sämtliche jüdischen Friedhöfe geschändet, und erstmals tausende Juden unter Verweigerung jedweder Rechtsmittel in »Konzentrationslagern« inhaftiert wurden. Am 17. November schlägt sich das Vorbild Hitlerdeutschlands erneut in Italiens Gesetzgebung nieder. So verbieten die *Provvedimenti per la difesa della razza italiana* – Maßnahmen zur Verteidigung der italienischen Rasse – ab sofort unter anderem die Eheschließung zwischen »arischen« Italienern und »persone appartenenti ad altra razza« – Personen anderer Rassenzugehörigkeit«.

Der inzwischen 69-jährige Karl Wolfskehl hat Florenz bereits in Richtung Neuseeland verlassen, von wo aus er bis zu seinem Tod im Jahr 1948 nur mehr wenige dichterische Signale aussenden wird. Der Verleger Curt Wolff und seine Familie sind gemeinsam mit dem Freund und Hausautor Walter Hasenclever unterwegs nach Südfrankreich. Am 21. Juni 1940 wird Hasenclever sich nahe Aix-en-Provence das Leben nehmen. Für Alice von Platens Geliebten Wolfgang von Leyden, für Nicolai Rubinstein und andere jüdische

Freunde steht England als Fluchtziel fest. In England ist nach Zahlung einer so genannten »Reichsfluchtsteuer« inzwischen auch der Wiener Psychoanalytiker Sigmund Freud mit seiner Familie eingetroffen. Ein anderer deutschsprachiger Psychoanalytiker, der in England Zuflucht fand, ist der ehemalige Leiter des Ambulatoriums des psychoanalytischen Instituts in Frankfurt/M, Sigmund Heinrich Fuchs. Seit 1938 ist Fuchs englischer Staatsbürger, nennt sich in phonetischer Anlehnung an seinen deutschen Namen »Foulkes« und praktiziert in Exeter als Psychiater. So wenig einstweilen Foulkes' spätere Schrittmacherrolle in der modernen Gruppenpsychoanalyse absehbar ist, so wenig vorstellbar erscheint es im Januar 1939, dass Alice von Platen wenige Jahre später in London mit Sigmund Freuds Tochter Anna zusammentreffen wird, und dass Sigmund Foulkes 1974 einer der ersten sein wird, der Alice von Platens Einladung zu den von ihr initiierten Workshops nach Altaussee folgt.

Wenige Tage nach der Abreise Wolfgang von Leydens, Nicolai Rubinsteins und anderer Freunde in Richtung England erhält Alice von Platen Besuch aus Deutschland. Mit der 1919 geborenen Aurikel von Raumer, Tochter des Reichswirtschaftsministers im Kabinett Stresemann, Hans von Raumer, und Nachfahrin der Schriftstellerin Bettina von Arnim, verbindet sie seit 1935 eine Freundschaft, deren Anfänge Aurikel von Raumer später so beschreibt:

»1935 lernte ich in den Weihnachts-Ferien in Berlin die Tante einer Mitschülerin, Elisabeth von Stumm[8] kennen: Es war Alice Gräfin Platen-Hallermund, zehn Jahre älter als ich, die Ärztin war, gerade ihre Medizinalassistentenzeit zu durchlaufen hatte, das Äquivalent zum jetzigen Praktischen Jahr. Ich war außerordentlich von ihr beeindruckt, sie war nicht hübsch aber gut aussehend, intelligent, sie hatte Charme, Stil und Flair in besonderem Maße, genau all das, was mir fehlte und dessen Mangel mir sehr schmerzhaft bewusst war. So fing ich an, in hohem Maße von ihr zu schwärmen.«

So wundert es nicht, dass Aurikel von Raumer ihrem Vorbild inzwischen auch bei der Wahl des Studienfachs »Medizin« folgte. Ende 1938 reist sie gemeinsam mit ihrer Mutter nach Italien. In Florenz besuchen sie Alice von Platen auf dem *Torre dei Ramaglianti*. Aurikel von Raumers[9] Schilderung gibt einen lebendigen Eindruck von der privilegierten Wohnsituation ihrer Freundin:

»Alice wohnte so hübsch, wie man nur wohnen konnte, in einem mittelalterlichen Turm mit großen Fenstern nach allen vier Seiten; ein Treppchen führte auf das flache Dach des Turmes, auf dem man auf Gartenstühlen wie auf einer Veranda sitzen konnte, die Dächer der Stadt lagen weit unter einem, man fühlte sich von den die Stadt umgebenden Hügeln eingerahmt, da oben waren sie einem ganz nah. Sehr schön war es, am Spätnachmittag aus allen Richtungen von den vielen Kirchtürmen der Stadt die Abendglocken läuten zu hören, man befand sich auf gleicher Höhe mit ihnen. Spät am Abend, wenn es dunkel war und die Tagesgeräusche verklungen waren, klangen die Schritte einzelner später Fußgänger hohl herauf zum Turm, man hörte Kater miauen oder sich miteinander streiten. Der Borgo San Jacobo war nur durch die Häuserreihe, die direkt an seinem Ufer entlang lief, vom Arno getrennt.«

Anfang 1939 gäbe es für Alice von Platen sowohl Gründe, Wolfgang von Leyden nach England zu folgen, als auch Gründe, nach Deutschland zurückzukehren oder in Italien zu bleiben. In England verbrachte sie ihre ersten vier Lebensjahre. Englisch war ihre erste Sprache. In England leben – neben Schwagern, Vettern und Cousinen – ihre Patentante Alice Derby und Onkel Edward Stanley, der 17. Earl of Derby. Andererseits schiene eine Rückkehr zur Medizin für Alice von Platen in England auf lange Sicht ausgeschlossen, da dort ihre medizinische Ausbildung mangels bilateraler Abkommen nicht anerkannt wird. In Deutschland dagegen könnte sie sofort in einer Klinik oder als Hilfsärztin in einer niedergelassenen Praxis arbeiten.

In Florenz findet Alice von Platen indessen kaum mehr Freunde, mit denen sie sich in ihrer Haltung gegenüber dem Nationalsozialismus einig weiß. Zu den wenigen zählen der 27-jährigen Kunsthistoriker Wolfgang Lotz und die 32-jährigen Münchner Fotografin Hilde Degenhart-Bauer[10]. Beide sind seit kurzem ein Paar und möchten möglichst bald zusammenziehen. Im März trifft Alice von Platen ihre Entscheidung: Sie wird Wolfgang von Leyden zunächst nach England folgen. Wenn ihre Liebe stark genug ist, um sich dem Neuanfang und den zu erwartenden Schwierigkeiten und Hindernissen zu stellen, wird sie in England bleiben. Indessen stehen die Nachmieter ihrer Wohnung auf dem *Torre dei Ramaglianti* bereits fest: Hilde Degenhart-Bauer und Wolfgang Lotz.

5. »Große Liebe« in Rom

Kriegsbeginn in Altaussee

Als Alice von Platen am Freitag, dem 1. Dezember 1939, erstmals in ihrem Leben Tagebuch schreibt, zeigt sich Europa erneut dramatisch verwandelt. Ein halbes Jahr nach dem »Münchner Abkommen« vom 30. September 1938 hatte Hitler die »Appeasement«-Politik seiner Vertragspartner Neville Chamberlain und Édouard Daladier der Lächerlichkeit preisgegeben, indem er Mitte März 1939 der Annexion des Sudetenlandes jene der Slowakei sowie die Besetzung Resttschechiens folgen ließ. Im Frühsommer war Alice von Platen wie geplant nach England gereist. Ihre Mutter hatte sie begleitet, und so hatte Alice neben Wolfgang von Leyden auch viele ihrer Verwandten besucht, bevor sie in London Zeugin der hier inzwischen fieberhaft betriebenen Heimatschutzmaßnahmen wurde. Falls Deutschland »einen weiteren Schritt in Richtung der Beherrschung Europas« unternehme, hatte der britische Premier Neville Chamberlain nach der gewaltsamen Umwandlung der Tschechoslowakei in das deutsche »Reichsprotektorat Böhmen und Mähren« verkündet, werde die britische Regierung »die Herausforderung annehmen«. Nachdem auch Frankreichs Premierminister Édouard Daladier seine Entschlossenheit bekundete, sich jeder weiteren deutschen Aggression entgegenzustellen, war die Kriegsgefahr in Europa virulent. Nach einer letzten Begegnung mit Wolfgang von Leyden entscheidet sich Alice von Platen im August dafür, ihrer Mutter nach Altaussee[1] zu folgen. Dort hat sich inzwischen Aurikel von Raumer zu Besuch angesagt. Die 20-jährige Medizinstudentin will anschließend nach Italien weiterreisen – sofern der von Hitler proklamierte Nürnberger »Reichsparteitag des Friedens« am 1. September tatsächlich stattfindet. Werde er kurzfristig abgesagt – so hatte Hans von Raumer seiner Tochter eingeschärft –, bedeute dies Krieg. In diesem Fall müsse sie solange in Altaussee bleiben, bis die Lage überschaubar sei.

Der Reichsparteitag wurde in der Tat *nicht* abgesagt, dafür ging am 1. September die Meldung über die Radiosender, dass Deutschland den »fortgesetzten Provokationen der polnischen Seite« nun »endlich« entgegengetreten sei: Nach 14 Grenzzwischenfällen, darunter »drei ganz schweren«, so Hitler im Reichstag, werde nun seit 5 Uhr 45 »zurückgeschossen«. Das erste Opfer im Krieg ist sei stets »die Wahrheit«, hatte schon der Tragödiendichter Aischylos 500 Jahre vor Christus auf Papyros geschrieben. Tatsächlich hatte Hitler bereits am 12. August geäußert,[2] dass es der deutschen Regierung im schwelenden deutsch-polnischen Konflikt keineswegs nur um die »Heimholung« Danzigs gehe, sondern um die »gnadenlose Vernichtung Polens«. So folgten die Ereignisse bis zum Überfall auf Polen und dem Kriegsbeginn einer Dramaturgie von Verstellung, Absicherung nach außen und heimlich vollzogener Marschbereitschaft. Die Absicherung nach außen hatte der von den Außenministern Molotow und Ribbentrop acht Tage vor Kriegsbeginn in Moskau unterzeichnete »Nichtangriffspakt«[3] erbracht. Als am 1. September um 4 Uhr 47 aus dem Schlachtschiff »Schleswig Holstein« die ersten Schüsse auf Danzig abgefeuert wurden, konnte sich Hitler der Duldung durch die Sowjetunion sicher sein. Bis zu diesem Zeitpunkt hatte er zwei Heeresgruppen mit fünf Armeen, 1,5 Millionen Soldaten, 3.600 Panzerfahrzeugen und 2.000 Flugzeugen in Stellung bringen lassen. Es war der Start zur Durchsetzung jenes »außenpolitischen Programms«, das Hitler bereits am 30. Januar 1933 einem kleinen Kreis von Offizieren gegenüber offenbarte, und das in der »Eroberung neuen Lebensraums im Osten und dessen rücksichtsloser Germanisierung« kulminieren sollte. Noch hatte sich bis zu diesem 1. September 1939 erst eine vergleichsweise geringe Zahl von Deutschen die Hände durch Mord schmutzig gemacht. Dort, wo »Vernichtung« ab jetzt in größerem Umfang geplant war, sollte dies unter größter Geheimhaltung geschehen. Neben der »Eroberung neuen Lebensraums« sollte ab Kriegsbeginn ein weiteres, in *Mein Kampf* proklamiertes Anliegen Hitlers durchgesetzt werden: »unheilbar kranken Menschen« die »Möglichkeit einer Verseuchung« der »Gesunden« zu »nehmen«. Die seit 1933 erfolgten Zwangssterilisationen hatten die deutschen »Anstalten« nicht entlastet. So war die Zahl der Patienten in den folgenden sechs Jahren von rund 260.000 auf 340.000 angewachsen. Einer der Gründe war die wachsende Zahl von »Doppelverdiener«-Haushalten in Deutschland und die damit einhergehende sinkende Bereitschaft, sich um dauerhaft erkrankte Familienangehörige zu kümmern. Der zunehmenden »Auslagerung« familiärer Fürsorge in öffentliche Institutionen standen die sinkende staatliche Mittelzuwendung für die Anstalten sowie ein Kompetenzgerangel zwischen konkurrierenden Funktionären und Hierarchien entgegen. Die Folge war ein immer vernehmbareres Rufen nach »einfachen Lösungen«. Nachdem Hitlers Begleitarzt Karl Brandt 1934 ein schwerstbehindertes Kleinkind erstmals unter dem Siegel »Gnadentod« hatte töten lassen, hatte Hitler Brandt und »Reichsleiter« Philipp Bouhler ermächtigt, in vergleichbaren Fällen künftig ebenso zu verfahren. Die Folge dieses Freibriefs war, dass Brandt und Bouhler gemeinsam mit Leonardo Conti und ein paar höheren Ministerialbeamten bis Ende August 1939 der systematischen Tötung geistig oder körperlich behinderter Kinder *und* Erwachsener den Weg ebneten. Art und Ausmaß der – als »Euthanasie« (etwa: »Gnadentötung«) bezeichneten Ermordungsaktion sollten der Öffentlichkeit verborgen bleiben. Ihr offiziell Gesetzesstatus zu geben, hatte Hitler daher abgelehnt. Stattdessen sollte eine zum gegebenen Zeitpunkt zu erteilende »Führerermächtigung«[4] den Rahmen vorzeichnen.

Die Bevölkerung in den »Reichsgauen« ist vom Krieg einstweilen insoweit betroffen, als die »wehrfähigen« männlichen Familienangehörigen nun jederzeit mit ihrer Einberufung rechnen müssen. Daneben sind seit dem 1. September eine Reihe von Kriegsverordnungen wirksam, darunter die Einrichtung von Erste-Hilfe-Stationen. So auch in dem seit 1939 dem Linzer Gau »Oberdonau« zugeordneten Altaussee. Auf Bitte des Chefarztes des Ausseer Krankenhauses soll Alice von Platen als approbierte Ärztin den Erste-Hilfe-Kurs organisieren und der Landbevölkerung Grundkenntnisse in Anatomie, Physiologie und Krankheitslehre vermitteln. Das korrekte Anlegen von Wundverbänden soll Aurikel von Raumer den Einheimischen nahebringen. Dem Wunsch des Vaters gemäß ist die Medizinstudentin vorläufig in Altaussee geblieben. »Ich als angebliche Schwesternhelferin sollte die Verbandlehre übernehmen, die mir selbst neu war,« schreibt sie später in ihren Lebenserinnerungen:

»Ich studierte sie fleißig tagsüber. Abends unterrichtete ich dann, was ich selbst erst am selben Tag gelernt hatte. Die Steiermärkischen Bauerntöchter waren intelligent und von rascher Auffassungsgabe [...] Als alles Nötige beisammen war, sollte nun noch ein Hitler-Bild besorgt werden. Das übernahmen Alice und ich. Wir ließen uns in den Geschäften alles zeigen, was es so gab. Meist war Hitler bunt in Imponierpose oder er starrte einen mit durchdringendem Blick an. Schließlich fanden wir ein unauffälliges Bild in schwarz-weiß: Hitler im Profil. Wie eine Radierung, und es war eingeschweißt in eine durchsichtige Folie. Das kauften wir. Die Ortsgruppenleitung war aber von unserer Wahl enttäuscht, sie wollte ein schönes, großes buntes Hitlerbild, das als Schmuck den Raum beherrschte. Alice ließ sich aber nicht beirren, mit aller ärztlicher Autorität begründete sie den Kauf damit, dass in einem Erste-Hilfe-Raum aus hygienischen Gründen nur ein abwaschbares Hitlerbild hängen dürfe!«

Es sind solch kleine Subversionen, mit denen Alice von Platen gegenüber dem Regime ihre innere Haltung bewahrt und gleichzeitig ihre Unsicherheit beschwichtigt, mit der Rückkehr in den NS-Machtbereich möglicherweise eine

falsche Entscheidung getroffen zu haben. Aufschlussreich ist indes, was Aurikel von Raumer in ihren Lebenserinnerungen über Elisabeth von Platen
schreibt:

»Ich wohnte in einem Haus gleich gegenüber der Villa Platen[5]. Das Haus von Alices
Mutter war ein schönes, großes und geräumiges Haus. Die Mutter von Alice war
nicht gerade der warmmütterliche, fürsorgliche Typ, sondern von kühler Schärfe, gut
aussehend, eine Persönlichkeit, der es nicht an Selbstbewusstsein fehlte, die in ihrer
Jugend Pferde einritt, mit 70 Jahren, als sie ganz nach Aussee gezogen war, schifahren
lernte, um abgelegen wohnende Bekannte auch im Winter besuchen zu können, nur
sportlich mit Hosen herumlief und keine Mühe hatte, den Loser – einen Berg mit
dreistündigem Aufstieg und entsprechendem Abstieg – zu erklimmen. Für Alices
Mutter war ich völlig eine quantité négligeable, sie machte sich nicht die Mühe, sich
meinen Vornamen Aurikel zu merken, sondern sprach von mir nur als Rapunzel wie
von einem lästigen Unkraut. Sie war nicht wenig arrogant, was ich andererseits in
seiner Unverblümtheit jedoch recht amüsant fand. Renata von Schubert, geborene
Gräfin Harrach, die Alices Mutter seit langem gut kannte, hatte meiner Mutter gegenüber beklagt, dass Alice an ihr keine gute Mutter gehabt habe, Alice täte ihr sehr
leid. Alice selbst schien mir hingegen viel positiver zu ihrer Mutter zu stehen (und)
meinte, ihre Mutter sei eben so.

»Leider bekam ich in Berlin nur dieses Tagebuch«, beginnt Alice von Platens
erster Tagebucheintrag am 1. Dezember 1939: »Es entmutigt durch seine Di-
cke. Ich hoffe nur, dass ich es nicht voll zu schreiben brauche. Dass wir vor
seinem Ende[6] wieder zusammen sind.« Kurz nach Aurikel von Raumers Abreise aus Altaussee Ende Oktober fuhr Alice von Platen nach Weissenhaus.
Seit dem Tod von Carl von Platens jüngerem Bruder Erasmus am 11. Juli
1930 ist dessen ältester Sohn Clemens von Platen-Hallermund (*1902) »Graf
und Edler Herr, Erlaucht, General-Erbpostmeister von Hannover, auf Weis-
senhaus/Holstein sowie Königsbrück, Laer und Drantum/Hannover«. Mit
Clemens verbindet Alice von Platen ein ähnlich freundschaftliches Verhältnis
wie mit dessen jüngstem Bruder Georg, mit dem sie zur selben Zeit in Salem
war. Während ihrer Rückreise aus Holstein machte Alice von Platen zunächst
in Berlin, schließlich in Leipzig Station. Hier wohnt Hellmut Becker, jener
Freund aus Salemer Zeit, dem sie im Wintersemester 1931/32 in Freiburg
wieder begegnete, und mit dem sie sich seit 1936 regelmäßig brieflich aus-
tauscht. Neben seiner Assistententätigkeit an der Leipziger Universität bei
Professor Ernst Rudolf Huber[7] bereitet Becker sich soeben auf sein zweites
Staatsexamen vor. Im Leipziger Vorort Zöbigker haben Beckers Wirtsleute ein
Zimmer für Alice von Platen freigemacht. »Die besten Eigenschaften der
Deutschen zeigen sich in solcher Kleinwelt«, notiert sie:

»Es passt alles zusammen: der Garten mit den ausgestopften Vögeln und dem Gold-
fasangehege, der Globus und der Sonntagnachmittagskuchen, und mitten drin die
Frau Heidemann.«

In diesen ersten Tagebucheinträgen drückt sich die Suche nach Halt und Orientierung aus:

»Trotz Hellmuts Müdigkeit sprachen wir bis spät in der Nacht von der Gegenwart,
von der Zukunft. Vielleicht ist doch seine Verzweiflung noch größer als meine, er
sieht ja auch mehr als ich, weiß auch, wie schwer es sein wird, die Wunden wieder
auszuheilen, die diese Zeiten uns schlagen. Er und die meisten seiner Freunde[8] fühlen
sich im Tiefsten beleidigt. Die direkte Schuld Deutschlands an dem Kriege steht ja
für die meisten fest. Dass man keine Zeitung lesen kann, ohne sich abgestoßen zu
fühlen, macht die Lage so besonders schwer.«

So klammert sie sich umso mehr an die schönen Momente:

»Vom Winde zerblasen komme ich eben wieder, der übliche Spaziergang durch die
Sümpfe hat mich frei gemacht von den Quälereien und Grübeleien. Der körperliche
Übermut, das Glück des Laufens und Springens ist oft stark in mir und ich fühle
mich dann den Kindern verwandt, die auch aus Freude immer laufen wollen. Ich
möchte wieder ein Kind an die Hand nehmen, wie früher die kleinen Stumms, und
mit ihnen durch die Herbstlandschaft laufen, ich könnte ihnen vieles zeigen und sie
könnten mich an ihrer Lebensfülle teilhaben lassen.«

Vor allem aber soll ihr das Tagebuch dazu dienen, sich über ihre Gefühle zu
Wolfgang von Leyden und die Zukunft ihrer Beziehung klar werden. Das
Wiedersehen in England hat sie unsicher werden lassen. Hatte die spürbare
Distanz zwischen ihnen etwas damit zu tun, dass Wolfgang von Leyden eben
erst das Internierungsverfahren hinter sich hatte und wegen seiner eigenen
Zukunft unsicher war? Oder war ihre Liebe nur in Florenz unter den beson-
deren Lebensumständen der Jahre 1936 bis 1938 möglich?

»War gestern in Leipzig und habe Bücher gekauft, griechisch, französisch, nur ›erns-
teres‹. Wenn ich nur Wolfgangs Wünsche wüsste, für ihn kaufe ich noch lieber als für
mich«, schreibt sie – und:

»Am Abend blätterte ich sehr wehmütig im Toskana-Buch von Borsig. Wie kenne ich
doch jeden Hügel in der Nähe und wieviel ist doch noch zu entdecken! Ich wanderte
so gerne wieder ganz frei mit Wolfgang durch das Land. Ob wir es uns je wieder verdienen? Der Regen peitscht gegen das Fenster, da bekommt man leicht Heimweh,
sogar nach dem Regen auf dem Turm.«

Abends nimmt sie seit langem wieder August von Platens *Venezianische So-
nette* zur Hand.

»Die Bilder ziehen an mir vorbei, Glyzinien auf der Via San Leonardo, der Bellesguardo-Garten, der Tag in Vallombrosa, Nachmittagsspaziergänge in den Campi, wo wir uns trafen, und die Teestunden in seinem Zimmer, als er Klavier spielte. Ich bin so glücklich, dass diese Bilder sich nie verlieren können, sie beglücken und verpflichten zu dem Leben, das ich durch ihn kennenlernte.«

Am 2. Dezember – einem Samstag – erhält Alice von Platen einen Brief aus Oxford. Wolfgang von Leyden berichtet darin von seiner neuen Stelle als Assistent des Philosophie-Professors A.D. Lindsay am Balliol-College[9] in Oxford. »Ich kann seine Briefe nur langsam lesen«, schreibt sie:

»Wenn solche überraschenden Nachrichten drin stehen, klopft mir das Herz zu stark und ich muss vor Aufregung weinen. London würde sicher an ihm zehren und ihn vor manche Konflikte stellen, während die schöne Athmosphäre Oxfords ihn nur fördern kann. Er schreibt sehr glücklich über die Freundlichkeit der Menschen, denen gegenüber er sich aussprechen kann. Wie merkwürdig, dass dort noch alles weiter geht.«

Erneut sucht sie Orientierung in der Literatur:

»In den letzten Tagen las ich eine Biographie über Friedrich Wilhelm IV. Solche Bücher lese ich jetzt sehr langsam, weil sie mich zum Nachdenken über vergangene und gegenwärtige geschichtliche Probleme anregen [...] Ob es uns vergönnt sein wird, an einem wirklichen Europa zu bauen? Ich weiß, dass Hellmut an die Möglichkeit glaubt, ich wünschte, ich könnte es auch. Wenn ich geschichtliche Werke lese, erwacht auch wieder mein Lebens- und Kampfesmut.«

Alice von Platen weiß, dass sie nach ihrer Rückkehr nach Altaussee eine Entscheidung treffen muss. Im Haus ihrer Mutter will sie nicht bleiben; die einzige Möglichkeit, ein selbständiges Auskommen zu finden, bietet ihr erlernter Beruf. Die Situation der weiblichen Ärzte hat sich im Deutschen Reich seit Kriegsbeginn insofern verändert, als viele männliche Mediziner inzwischen zum Militär einrücken mussten. Erneut in einer staatlichen Klinik zu arbeiten, hält Alice von Platen dennoch für keine Option. Was hätte sie mit ihrem Weggang aus Potsdam und dem Abbruch ihrer psychiatrischen Ausbildung vor vier Jahren gewonnen, wenn sie sich am Ende wieder in das System einpasste? Als sie sich am Dienstag, dem 5. Dezember 1939, aus Leipzig verabschiedet, ist weder das Verbrechensausmaß der kommenden Jahre vorstellbar, noch gar, dass Alice von Platen und Hellmut Becker acht Jahre später in Nürnberg in unterschiedlicher Funktion an der Aufarbeitung dieser Verbrechen beteiligt sein werden: Sie als offizielle Prozessbeobachterin und »Euthanasie«-Buchautorin – und Hellmut Becker als Verteidiger des Ex-Außenamts-Staatssekretärs Ernst von Weizsäcker.[10]

»Der letzte Tag in Leipzig war recht wehmütig. Ich fühlte, dass es gut das letzte Zusammentreffen gewesen sein kann«, schreibt sie während der Rückfahrt nach Altaussee. Der Zwischenstopp in Salzburg erscheint ihr »wie ein Erwachen im Frühling«. In einer kleinen Gastwirtschaft findet sie, wie schon bei ihren Leipziger Gastgebern, »die Kontinuität des deutschen Lebensstils« bewahrt:

»Der Vogelbauer in der Ecke, das Kruzifix, die Möbel – alles war immer so und wird es wohl bleiben. Mich freute das fehlende Hitlerbild, und dass der Wirt jeden jovial mit ›Heil Hitler‹ begrüßt, hat so wenig zu sagen. Ebenso gern sagt er ›Schi-Heil‹ oder was sonst modern ist.«

Der Anblick der Festung weckt in ihr den Wunsch, »mit Wolfgang dort zu stehen, diesen schönen südlichen Spaziergang zu machen und seine Freude dabei zu teilen«. Altaussee dagegen erlebt sie nach ihrer Rückkehr ambivalent – trotz der »bekannten Gesichter« und des »Begrüßens und Erkundigens«:

»Einzelne Stellen, schöne Stimmungen, die Menschen, mein eigenes kleines Zimmer, das Bewusstsein, zum alten Kulturland Österreich zu gehören und ein gewisses Heimatrecht zum ersten Male wieder zu haben – all das bindet mich an Aussee, aber es wird nie das Ganze meines Lebens ergreifen, Unsagbares übermitteln und mich dadurch formen wie Florenz es tut.«

In der »Villa Platen« findet sie neben Herbert von Hindenburg auch dessen Nichte Gisela von Nostitz-Wallwitz[11] vor, die hier ein paar Ferientage verbringt. Dass ihre Mutter währenddessen auf Reisen ist, beunruhigt Alice von Platen. Zu Hindenburg fand sie nie den rechten Draht:

»Er ist solch ein krasser Egoist – und dann tut er mir in seiner Einsamkeit wieder leid.«

Anders der Austausch mit der Gleichaltrigen, wiewohl zwischen ihr und der Urenkelin des Reichsgründers Otto von Bismarck Auffassungsunterschiede deutlich werden:

»Heute sprachen wir über Umsiedelung[12] und waren natürlich sehr verschiedener Meinung. Sie ist aber weitherzig genug, andere Meinungen zu diskutieren.«

Nach Gisela von Nostitz' Abreise zieht Alice von Platen sich in ihr Zimmer zurück und liest sich en suite durch André Gides Russlandbuch[13], Katherine Mansfields »Journal«[14], Karl Jakob Burckhardts »Kleinasiatische Reise«, Homers »Odyssee«(!), einen Thriller,[15] schließlich Madame de Staels *De l'Allemagne*.[16] Dazwischen sucht sie immer wieder neuen Lebenssinn in der Natur:

»Wieder ein Sonnentag und ein unbeschwerter Spaziergang. Nein, an solchen Tagen ist mir das Leben nicht gleichgültig, auch das Planen, Bauen, Säen, Tun scheint mir wieder einen Sinn zu haben. Weil in den letzten Jahren soviel getan wurde, das ich ablehnen muss, und auch von Menschen getan wurde, die ich verachte, habe ich mich in eine Haltung hineingeflüchtet, die alles Tun ablehnt. Aber es ist ja leicht, nur die Fragwürdigkeiten zu sehen. Ich muss wieder den ›Willen zum Leben‹ bekommen.«

Kraft findet sie bei Begegnungen mit Einheimischen:

»Langer Gang durchs Dorf und Gespräch mit der Schneiderin, Seewirtin, Loisl, Annie etc. Der ›Nationalsozialismus‹ dieser Leute ist gleichsam zivilisiert, er kränkt mich nie, weil sie jedem das Seine gönnen.«

Und immer wieder beschäftigt sie der ferne Freund:

»Wie schön war alles zwischen Wolfgang und mir. Jetzt fürchte ich allerdings manchmal, dass die Trennung zu endgültig ist, und, wenn wir uns wiedersehen, Monate des Kennenlernens vergehen müssen. Ach ich sehne mich so, fühle mich so allein.«

Die Tage vor Weihnachten sind mit Korrespondenz gefüllt. Der letzte Brief geht an Wolfgang von Leyden, das einzige Päckchen an »Kicker«, ihren bei der Wehrmacht dienenden Lieblingsneffen. Auch sie selbst hat inzwischen »viele schöne Briefe« erhalten, darunter »einen wunderbaren, warmen Brief« von Hilde Degenhart aus Florenz und »einen sehr glücklichen von Wolfgang« aus Oxford.

In den frühen Morgenstunden des 21. Dezember 1939 bringt der Postbote ein Telegramm. Der Absender ist ihr Vetter Georg von Platen. Der Inhalt: »Curtius sucht Schularbeitenaufsicht für Tochter in Rom.«

Ernst Homann-Wedeking

Alice von Platen glaubt, dass mit »Curtius« nur der Romanist Ernst Robert Curtius gemeint sein könne, dessen Bücher über Balzac, James Joyce und die französische Kultur sie gelesen hat und dessen Schwester Greda Picht sie aus Freiburg gut kennt. Die Nachricht elektrisiert sie. Noch einmal Italien! Noch dazu Rom! Dennoch hat sie Bedenken:

»Ich hoffe, dass ich mir dadurch nicht die Zukunft verwirke. Durch diese letzten furchtbaren Monate habe ich gemerkt, wie sehr ich letzten Endes an einem noch vorhandenen Deutschland hänge. Nur einen Augenblick wieder Mut und Kraft schöpfen, täte gut; und dieses wäre nur bis Mai, das finde ich gerade noch zu verantworten.«

Als auch ihre Mutter dazu rät, der Einladung zu folgen, steht Alice von Platens Entschluss fest. Der Ausreiseantrag erweist sich als unerwartet unbürokratische Angelegenheit:

»Es war sehr rührend, wie der alte Beamte sich einsetzte, weil wir auch die alten ›Herrschaften‹ sind. Woanders wäre es auf dem Amtswege wochenlang gelaufen. Ich bin wie betrunken vor Glück durch die sonnige Landschaft nach Hause gelaufen, alles glitzerte, ich liebte Aussee sehr.«

Ihr Tagebuch wird sie selbstverständlich mitnehmen. Für den Fall, dass es in falsche Hände gerät, benutzt sie anstelle der Freundesnamen Buchstabenkürzel. Dass ihre NS-kritischen Einträge in einem solchen Fall auch ihr selbst Probleme bereiten könnten, kommt Alice von Platen offenbar nicht in den Sinn.

Am 1. Januar 1940 nachmittags kommt Alice von Platen am Bahnhof Termini in Rom an. »Muss ein neues Jahr nicht gut werden, das so anfängt!«, beginnt ihr erster Tagebucheintrag in Rom. Über den 30 Zentimeter hohen »Jahrhundertschneefall« – immerhin Tagesthema Nr. 1 in Rom, verliert sie dagegen kein Wort. In der Region, die sie vor drei Tagen verlassen hat, kennzeichnen Schneehöhen von ein bis zwei Metern den normalen Winter. Natürlich hatte ihre Fahrt über Florenz geführt. Der gemeinsame Silvesterabend mit Wolfgang Lotz und Hilde Degenhart auf dem »Turm« wirkt noch lange nach:

»Wir standen wieder zu Dritt umschlungen und sahen hinüber zum Dom, es war in und um uns sehr still. Florenz war wie immer – Heimat.«

Einmal mehr gilt ihre Sorge mehr den Freunden als der eigenen Zukunft:

»Man spürt ihre Zusammengehörigkeit, ihr dichtes Glück, aber ahnt auch ferne Gefahren. Beide sind sehr bewegt von den Stürmen der Welt und auch voller Angst, das deutsche Problem existiert hier ebenso wie drüben. Ach, wieder durch den Borgo zu gehen, im Battistero zu sitzen, durch den Dom zu gehen«.

Tatsächlich ist Alice von Platens neuer Arbeitgeber in Rom nicht Ernst Robert, sondern Ludwig Curtius. Er leitete von 1928 an die römische Abteilung des *Archäologischen Instituts des Deutschen Reiches*. In seiner Empire-Villa in unmittelbarer Nähe der *Villa Borghese* lebt der Witwer (seit 1932) allein mit seinen minderjährigen Töchtern. 1937 versetzten ihn die Nationalsozialisten in den vorzeitigen Ruhestand[17]. Obwohl er keine offizielle Funktion mehr ausübt, ist der 65-Jährige auch 1940 noch die Zentralfigur unter den in Rom ansässigen deutschen Archäologen. Nach drei Jahren im Umfeld des *Kunsthistorischen Instituts* in Florenz ist Alice von Platen damit unversehens inmitten der deutschen Archäologenszene in Rom gelandet: »Diese deutsche bürgerliche Gelehrtenwelt mit ihrer großen Weite und Freiheit ist etwas ganz Einmaliges«, notiert sie am Abend des ersten Tages. Die »Casa Curtius« erscheint ihr einstweilen als ein eher »merkwürdiges« Haus:

»Beinahe schäbig in seinen täglichen Gegenständen, zerrissene Wäsche, angelaufenes Besteck, zerschlissene Stühle, wenn auch von guter Form. Und darin diese herrlichen antiken Marmorköpfe und griechischen Vasen, das kostbarste was es gibt als Weihe des Lebens und des Hauses.«

Die Betreuung der 11-jährigen Stella, der jüngeren Tochter des Hausherrn, scheint ihr reizvoll und lohnend:

»Stella liebe ich sehr, gestern ein ganz unerhörter Spaziergang aufs Kapitol und Forum im roten Sonnenuntergangslicht. Verzaubert war das Kolosseum, durch die graue Wand brach in den Fensterbögen der rote Schein wie von einer roten Flamme. Ich bin sehr glücklich über die Aufgabe, ein Kind zu erziehen, und merke, wie ich selber dabei zur häuslichen Disziplin erzogen werde. Wenn ich nur nicht zu ›erwachsen‹ für sie bin, ich kann garnicht mehr richtig spielen.«

Zum ersten Mal, seit sie erwachsen ist, erlebt Alice von Platen ein Kind aus der Nähe:

»Was geht doch alles in so einem kleinen Mädchen vor, man muss sehr zart mit ihm umgehen und versuchen, nichts Banales an sie herankommen zu lassen. Ich kann mir weniger Nachlässigkeiten leisten, weil es sehr schlecht wäre für Stella, und so erzieht sie mich mit.«

Als die Schule wieder beginnt, ist es ihr unangenehm, ihren Schützling »zu vielem Unangenehmem zwingen« zu müssen. Dass die 11-Jährige gewohnt ist, »frei ihre Meinung zu sagen«, empfindet Alice von Platen freilich als »das richtige System der Erziehung«. Dennoch zweifelt sie, ob sie »der geeignete Mensch« für die Erziehungsaufgabe sei:

»Sie setzt viel zu viel bei mir durch.«

Erst als sie sich durch Stellas Verhalten verletzt fühlt, wehrt sie sich.

»Nachdem ich ihr sagte, wie sehr mich das kaputt macht, tut sie es nicht mehr, sondern tyrannisiert nur noch durch Liebe und Schmeichelei, die teils auch echt ist. Sie ist ein sehr zärtliches, weiches, liebevolles Kind, teils weibliche List, um mich zu erweichen. Als Schauspiel ist jede dieser Regungen bezaubernd und freut mich immer wieder, aber schließlich soll ich doch etwas den Gärtner spielen und die Pflanze leise leiten, dass sie nicht zu wild wachse. Mir wird schwer zu beurteilen, wo da die Grenze ist, ich glaube ja eigentlich wenig an Erziehung, außer durch Liebe. Und so stehe ich vor manchen Problemen, muss mich auch meiner Haut wehren und mich durchsetzen lernen.«

Fazit:

»Ich bin nicht sehr zufrieden mit mir selber, werde wohl noch viel über sie schreiben müssen. Was sind Frauen für merkwürdige kleine Tiere: zärtlich, gut, launisch, bös, eitel, neugierig – alles zusammen.«

Am 9. Januar erhält Alice von Platen erneut Post aus Oxford:

»Heute abend kam der herrliche, starke Brief von Wolfgang. An unserer Verbindung war immer etwas Reines, Unberührbares, das macht mich so glücklich.«

Dabei fällt es ihr in Anbetracht der unablässig verkündeten »Sieges«-Meldungen zunehmend schwer, an eine gemeinsame Zukunft zu glauben:

»Mir scheint, dass Deutschland früher oder später einen großen Krieg gewinnen wird und dadurch das Europa, das wir lieben, zugrunde gehen wird. Ich kann nicht in die Zukunft sehen, dazu reichen die Kräfte nicht. Doch wenn wir auf immer getrennt werden, so hat er gewusst, wie sehr ich ihn liebe und hat mich ebenso geliebt. Ich sehne mich so grenzenlos nach ihm. Heute, mitten im Konzert von Gigli,[18] als er diese uritalienischen Lieder sang, überkam es mich. Wenn ich nur noch Kraft und Instinkt habe, Wolfgang fortzuschieben, wenn ich merke, dass ich ihm nicht mehr derselbe sein kann wie früher.«

Unterdessen beschert ihr das rege Kommen und Gehen[19] in der Casa Curtius neue Eindrücke:

»Gestern waren Gäste da, meist Archäologen, es war sehr nett. Nur ein Moment war überlebensgroß, einmalig: als wir den edlen Rheinwein aus der griechischen archaischen Schale tranken, jeder einen Trank. Wenn man nur einen Augenblick lang diese Geste der Griechen nachahmt, ist man schon in einem anderen Lebensbezirk. Curtius las die »Geheimnisse« von Goethe vor. Das ist ja alles so deutsch, der Abend und die Geister, die ihn schmückten – und doch gibt es das wohl nur noch hier in Rom. Ich atme langsam unter der guten Luft auf, es fällt nie ein Wort von Politik, und man hat Zeit, die Eindrücke der politischen Monate in Deutschland zu verarbeiten.«

Den Anschluss zur Medizin will sie indes auch in Rom nicht verlieren:

»Ich habe wieder viel zu viel vor: die kleine medizinische Bibliothek ist recht vielversprechend, ich habe italienische Stunden bei einer ehrgeizigen Gymnasiallehrerin, die ersten vernünftigen – mit viel Literaten, ich möchte Rom kennenlernen und viel darüber lesen, und schließlich geht mir Koch[20] im Kopf herum, seine kleine Arbeit hat mich sehr interessiert, es klingt alles so sinnvoll. Ich habe viel meiner Menschenscheu verloren, kann auch wieder Pläne machen.«

Erstmals spürt sie in sich den Ehrgeiz, »etwas zu erreichen«, um fast erschrocken einzuschränken:

»Es ist ja nicht, weil ich etwas unter den Menschen gelten will, sondern weil ich in manchen Dingen ein vollständiges Wissen beherrschen möchte. Ich lache selbst über diese Ideen, bin aber doch dankbar, denn sie erscheinen mir gesünder als die vorige Gleichgültigkeit.«

»Vieles davon ist der Reflex von Wolfgangs Erfolg«, glaubt sie: »Er hat es ganz allein geschafft, in Oxford aufgenommen zu werden und dort die nächsten Jahre arbeiten zu können.« Am Freitagmorgen des 26. Januar – es ist ihr freier Tag – schließt sie den Tagebucheintrag ab:

»Jetzt habe ich vor diesen paar Seiten eine Morgenstunde verträumt und nur wenig zu Papier gebracht. Jetzt gehe ich in den Vatikan, dann zu Eugenie Strong[21] zum Frühstück. Abends kommen ein paar Menschen.«

Wie in Florenz hat Alice von Platen auch in Rom rasch Anschluss zu Künstlern gefunden:

»Eine große Freude ist es, mit dem Bildhauer Fiedler[22] zusammen zu sein, gestern habe ich mir lange seine Zeichnungen angesehen, Landschaft und Skulptur. Es ist etwas ganz Eigenartiges und Lebendiges darin. Sie hätten Wolfgang solch eine Freude gemacht, überhaupt könnte Wolfgang mit Fiedlers Kunst viel anfangen.«

Es scheint, als habe sie den Namen des fernen Freundes gleichsam beschwörend vor dem nächsten Satz gesetzt:

»Eine andere nette menschliche Begegnung war mit dem jungen Archäologen Wedeking. Er hat Frau und Kind in England und ist sehr einsam.«

1939 hatte die in England gebürtige Ehefrau Ernst Homann-Wedekings – so der volle Name – ihren Mann mit dem gemeinsamen Sohn in Richtung ihrer Heimat verlassen, ohne dazu durch äußere Umstände genötigt gewesen zu sein. Indessen findet Alice von Platen die Begegnung mit dem zwei Jahre älteren Archäologen in Wahrheit mehr als nur »nett«, wie die folgende Charakterisierung verrät:

»Er ist wohl einer dieser feinen, gut organisierten Männer, mit denen ich mich gerne unterhalte. Manches Gewichtige verbirgt sich unter Spott, viel jungenhaft Begeistertes ist durch Schüchternheit verdeckt. Er hat den Mut, herkömmliche Urteile über Kunst abzulehnen und selber Dinge zu sehen.«

Und so folgt der ersten Begegnung schon am folgenden Tag ein gemeinsamer Spaziergang durch die Villa Borghese, um die dortigen »Statuen und Bilder anzusehen«. Über Stella schreibt sie unterdessen:

»Wir kommen allmählich auf eine gesündere Basis. Sonntag machte sie mir ein Kompliment: mit mir langweile sie sich nie wie mit den anderen Erzieherinnen. Wir machten einen netten Spaziergang durch die Villa Borghese und lagen in der Sonne auf dem Rasen.«

Anfang Februar macht der römische *carnevale* auch vor der Archäologenvilla nicht Halt: »Stella ist in Karnevalsstimmung. Der Übermut bricht aus ihr heraus, es ist wirklich wunderbar zu sehen.« Ihre eigenen Gefühle erlebt Alice von Platen dagegen ambivalent:

»Ich habe Angst vor dem Frühling, Angst vor mir selber. Es gibt Tage, an denen ich in der Stimmung bin, den ersten besten Mann zu umarmen – aus einer Mischung von Übermut und Verzweiflung.«

Derjenige, der ihr helfen könnte, den wachsenden inneren Konflikt zu lösen, ist indes für sie unerreichbar: »Manchmal fühle ich mich wie ein kleines Kind, dass sich im großen Wald des Lebens verirrt hat«, notiert sie, um sich im nächsten Satz jedes Selbstmitleid zu verbieten:

»Es ist alles Unsinn und Mangel an Sicherheit. Man muss den Mut haben, seinen Fehlern ins Gesicht zu sehen und sie nicht als Tugenden verkleiden.«

Wochen später hat sich ihre Stimmung gewandelt:

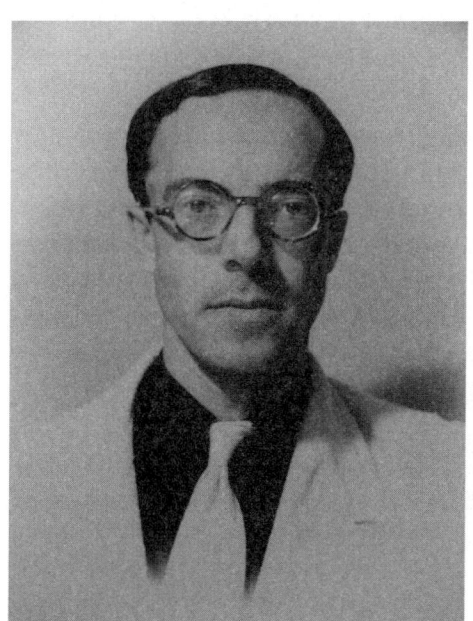

Abb. 10: Ernst Homann Wedeking. 1938 war der Archäologe von der Athener Abteilung des *Deutschen Archäologischen Instituts* nach Rom gewechselt.

»Die Spaziergänge durch und um Rom werden immer schöner, und ein Tag, an dem ich meine Augen benutzt habe, ist immer eine Quelle der Kraft. Langsam fange ich an, das Ungeheure und Einzigartige dieser Stadt zu spüren.«

Seit Anfang Februar trifft Alice von Platen sich jeden Mittwoch nachmittag mit Ernst Homann-Wedeking. »Es tut gut, in die kleinen Eigenarten eines Menschen hineingelassen« zu werden, findet sie: »Abneigung gegen Telefon, geformte Handschrift und Briefstil, literarische Lieben und Antipathien; das alles rührt mich sehr.« Dass ihr der zwei Jahre ältere Archäologe längst mehr bedeutet, versucht sie abzuwehren:

»Ich ertappe mich oft dabei, dass ich mir etwas ausdenke, das ich ihm zeigen möchte – eigentlich nur, weil ich jemandem etwas Liebes erzeigen möchte und Wolfgang so fern ist«.

Tatsächlich stehen die ungelöste Beziehungen zu ihren in England weilenden Partnern der weiteren Annäherung zwischen Alice von Platen und Ernst Homann-Wedeking noch immer im Weg. Als Alice von Platen am 6. März bei ihrem allwöchentlichen Spazierpartner anfragt: »Ob Sie schon die Strapazen des Montag überstanden haben, um etwas zu unternehmen?«, scheint es, als solle die Distanz des »Sie« zwischen ihnen gewahrt bleiben:

»Unsere Spaziergänge haben mich sehr verwöhnt – mehr als die europäischen Zustände es rechtfertigen.«

Obwohl sie seine Verliebtheit spürt, akzeptiert sie sein Ringen um Distanz:

»Sie redeten so sehr gegen das Verwöhnen, dass ich wohl auf keinen Sonntagsbrief hoffen darf. Ich musste sehr über Ihre Strenge lachen, wie auch über manches andere«.

Ende März versucht sie, mit Hilfe des Tagebuchs ihre Gedanken und Gefühle zu ordnen:

»Dieses Buch ist ein Band zwischen Wolfgang und mir, und es ist ein schlechtes Zeichen, wenn ich nichts hineinschreiben mag. Ich will doch nichts ohne ihn erleben, und doch geht das Leben erbarmungslos weiter und nagt an den alten Bindungen.«

Zu Alice von Platens neuem römischem Freundeskreis zählen neben Leonore von Lichnowsky[23] und der ins römische Exil gewechselten Liesel Hentzen inzwischen auch Toni Fiedlers Bildhauerkollege Hans Wimmer[24] und dessen Frau Gabriele. Mit ihnen trifft Alice von Platen sich zu sonntäglichen Lesevormittagen im Garten der Gräfin Orsini. Allein Ernst Homann-Wedeking lässt sich nicht zur Teilnahme überreden. »Mir scheint, dass Sie mit Einsamkeit gut fertig werden«, schreibt sie ihm am 7. April. Ins Tagebuch notiert sie:

»Es ist so schwer, für unsere Freundschaft die richtige Form zu finden. Wir haben uns beide in den letzten Wochen sehr gequält, ich merkte es oft, wenn er lange schwieg und seine Hand auf meine legte. Dann gab es Momente, wo ich Wedeking vielleicht gern hatte und viel geben wollte – und doch Wolfgang kein Unrecht tun wollte.«

Die Erlösung folgt wenige Tage später: »Das Wunder ist, dass Wolfgang alles gewusst hat und mir warm schrieb, ich dürfte mich nicht vor den Menschen abschließen, meine Stärke sei das Geben und wenn mir ein Mensch begegnete, dem ich etwas sein könnte, sollte ich mich nicht davor scheuen, es wirklich zu erleben.«

»Eingetaucht in das Mysterium des erwachenden Lebens«, fühlt sie sich mit einem Mal »glücklich und sicher«. Nach ihrem nächsten Treffen in der Villa Borghese am 16. April 1940 bricht Ernst Homann-Wedeking erstmals mit einer Gewohnheit. Am nächsten Morgen greift er zum Telefon, um Alice von Platen zu sagen: »Es ist so gut, dass Du da bist!«

Man ist »per Du«, man telefoniert – warum also nicht auch den strengen hebdomadischen Fristen Lebewohl sagen? »Feierst Du den Geburtstag unseres Führers?«[25] fragt Alice von Platen launig: »Wenn nicht, sähe ich die Möglichkeit von zehn zusammenhängenden Stunden, die ich frei wäre – von 9–7 nämlich.« Auch wenn sie nun eine »starke Gewissheit« spürt, glaubt sie doch, dem 32-jährigen Archäologen das Gefühl der »Verpflichtung« nehmen zu müssen:

»Ich würde Dich so gerne überzeugen, dass ich in guten Zeiten wirklich aus Eigenem leben kann. Ich kann wieder allein durch Rom gehen – überhaupt allein sein.«

Am 28. April – einem Sonntag – ist von »Alleinsein« keine Rede. Es ist Alice von Platens 30. Geburtstag. Nach dem Frühstück lädt Ludwig Curtius sie zu einer privaten »Führung« aufs Capitol ein – anschließend Geburtstagsfeier bei Hans und Gabriele Wimmer mit Leonore von Lichnowsky und den anderen Freunden. Toni Fiedler verehrt ihr eine Zeichnung, Wimmer ein kleines Relief, Homann-Wedeking einen Rilke-Gedichtband. Von allen anderen hat sie Post bekommen. Auch von Wolfgang von Leyden. Ins Tagebuch schreibt sie:

»Vielleicht muss man dazu erst 30 werden. So viele ›junge‹ Dinge habe ich erst spät zu verstehen gelernt: Lust des Kampfes, Mut zum Schaffen und zur Tat. Ich frage mich oft, warum das so war, ob Müdigkeit der alten Familien, das abgeschlossene Leben von Mummy und Marie[26] mit ihrem eigentümlichen Stil des Englands vor 100 Jahren, der Einfluss Salems und der Nachkriegszeit, oder das Turmleben von Florenz am meisten dazu beigetragen haben. Das Turmleben war Wolfgang ausschließlich gewidmet, es hat uns beiden etwas ganz Einmaliges und Verpflichtendes gegeben, aber wir ahnten beide, dass es eine Stufe war, die einmal überwunden werden musste, um noch weiter wachsen zu können. Damals war ich verzweifelt, jetzt sehe ich das Schicksalsmäßige in den Geschehnissen und kann alles bejahen. Eines Tages wacht man auf und sieht, wie weit man inzwischen gegangen ist. Die Erschütterung des Krieges und der Trennung und der lange einsame Winter hier in Rom haben bei mir viel umgebildet – bei Wolfgang hat es wohl das neue Leben in Oxford, die Selbständigkeit und Anerkennung durch geistig Ebenbürtige.«

Eigentlich war Alice von Platens Aufenthalt in der »Casa Curtius« bis Mai befristet. Nun verständigte man sich auf eine Verlängerung bis zum Beginn der Sommerferien. Anfang Mai entschließen sich Alice von Platen und »EW« – so das Tagebuchkürzel für Ernst Homann-Wedeking –, die Pfingstfeiertage[27] gemeinsam in Cori zu verbringen, einem etwa 50 Kilometer südöstlich Roms gelegenen Städtchen, dessen Wurzeln ins zweite nachchristliche Jahrhundert zurückreichen. Obwohl die »ergatterten Stunden« in der Villa Borghese, auf dem Gianicolo und in den Museen »ihr Gewicht haben«, hat Alice von Platen »Angst vor dem langen Alleinsein« mit dem Mann, dessen »Wesen« ihr »bis zu einem gewissen Grad immer noch fremd ist«. Seine Forderung, sie müsse »ein Kind von ihm haben«, sonst käme »es« ihm »wie ein Spiel vor«, weist sie von sich:

»Den für Dich einzigen Weg in eine Zukunft kann ich nicht gehen, noch weniger als früher, als Du mir nicht soviel bedeutetest«.

Schon vor der Fahrt nach Cori hatte »EW« angekündigt, nach Pfingsten nach Deutschland reisen zu wollen, um die Aussichten auf einen Universitätsarbeitsplatz zu prüfen. Seit Monaten häufen sich Gerüchte und Hinweise, dass die römische Abteilung des Deutschen Archäologischen Instituts geschlossen werden soll. Bereits am Morgen nach ihrer Rückkehr aus Cori – »nach sechs Tagen des vollsten Glücks und des tiefsten Schmerzes«, wie Alice von Platen notiert – hat EW Rom verlassen. »Auf Deiner Reise sollst Du nichts von mir hören, es ist für uns beide besser«, schreibt sie ihm hinterher. Nach einer Woche meldet er sich: Er werde möglicherweise in Deutschland bleiben. »Ich glaube, Du hast recht«, gibt sie knapp zurück. Mit einem Mal erscheint ihr ihre weitere Anwesenheit in Rom sinnlos, zumal sich die Kriegsereignisse nun wieder stärker ins Bewusstsein drängen. Am 9. April besetzte die Wehrmacht Dänemark, tags darauf erfolgte der deutsche Angriff auf die neutralen Staaten Belgien, Niederlande und Luxemburg. Schließlich Frankreich. In seiner Antrittsrede vor dem britischen Unterhaus schwor der neue englische Premierminister Winston Churchill am 13. Mai seine Landsleute auf »Durchhalten« angesichts des zu erwartenden Luftkriegs ein:

»Ich habe nichts zu bieten, als Blut, Mühsal, Tränen und Schweiß.«

Am 24. Mai erhält Alice von Platen die Nachricht, dass der jüngere ihrer beiden Lieblingsneffen, Friedrich von Stumm, bei der ersten »Feindberührung« im Norden Frankreichs gefallen ist. »Mein erster Wunsch ist, mich in einen Busch zu verkriechen, aber bald meldet sich der Stolz und treibt zum Aushalten«, schreibt sie ins Tagebuch. Anfang Juni ist EW wieder in Rom. Nach wochenlanger Trennung glaubt Alice von Platen, ihm eine Erklärung geben zu müssen:

»Ich habe mir natürlich auch vieles überlegt. Mein Sträuben gegen ein Kind von Dir ist zum Teil ein lebenserhaltender Instinkt. Jetzt schon wird die Trennung kaum zu ertragen sein, wenn ich aber ein Kind hätte, würde ich die Wurzeln meines Seins noch viel mehr in Dir suchen.«

Am 10. Juni 1940 erklärt Mussolini England und Frankreich den Krieg. Seitdem ist die Postverbindung zwischen Italien und England gekappt. »Ob es so endgültig ist, wie es mir jetzt scheint?« notiert sie:

»Ich glaube es – und merke es daran, wie ich ruhig und sicher den schlimmsten Nachrichten gegenüber geworden bin.«

Zehn Tage später ist EW wieder in Rom. Waren sie »vor Cori« unsicher, ob sie einander danach noch einmal wiedersehen sollten, so sind jetzt beide froh, sich aneinander festhalten zu können. Ins Tagebuch schreibt sie:

»So werden wir wohl in Freuden und Schmerzen zusammenblieben, bis es aus äußerer Notwendigkeit zu Ende sein muss oder er es wieder als eine Umöglichkeit ansieht – ich sehe alles klar vor mir, aber meine Stellung ist leichter als seine. Ich denke oft darüber nach, wie er zu seiner Frau steht, aber sie ist wohl für ihn der ›Hafen‹, in dem er Ruhe finden wird«.

Im Juli 1940 endet Alice von Platens Zeit in der Casa Curtius. »Ich bin viel härter geworden«, stimmt sie sich auf das Kommende ein: »wenn ich auch spüre, dass EW mir eine innere Weichheit gibt, eine wissende und illusionslose allerdings.« Am 3. Juli fährt sie allein nach Florenz, um ihre Freunde auf dem »Turm« zu besuchen. Während der Zugfahrt hat sie ein Erlebnis, dessen »Magie« sich erst mehr als vier Jahrzehnte später erschließen wird:

»In Wellen drang die Toskana auf mich ein, ich wachte bei Cortona[28] aus meinem tiefen Schlaf im fast leeren Zuge auf, und sah, wie das Land immer vielfältiger wurde.«

In Florenz rührt sie die Wiedersehensfreude ihrer ehemaligen »Hausbesorgerin«, des Gemüsehändlers und des Schusters. Die Stadt wirkt auf sie »beinahe noch stärker als früher, wo ich sie nie als Kunstwerk sehen konnte. Ich komme mir vor wie auf dem Felde einer verlorenen Schlacht, das schrittweise Zurückziehen lässt sich noch überall ablesen und tut weh«.

6. Die Odyssee geht weiter – 1940–1946

Der Rückweg in den Arztberuf

Metaphorisch betrachtet ist Alice von Platen-Hallermund mit 30 Jahren an jenem Punkt der »Heldenreise« angekommen, an dem sie den Gang in die »tiefste Höhle« anzutreten hat, um sich im Kampf mit den »Schatten«[1]-Kräften – sprich: der Auseinandersetzung mit den wachsenden inneren und äußeren Widerständen – dem so genannten »Elixier« zu nähern. Ohne mythologischen Kontext kann man diese Lebensphase auch als »Zeit der Reife« bezeichnen. Alice von Platen selbst wird im hohen Alter ihren nochmaligen Abstecher nach Italien Ende Dezember 1939 als »etwas törichte Entscheidung« in Frage stellen. Im Blick auf ihre Lebenssituation zur Jahreswende 1939/40 erscheint der Entschluss dennoch nachvollziehbar.

Mit Beginn der *mittelbaren* Kriegsvorbereitungen hatten sich die Arbeits- und Studienbedingungen für Medizinnerinnen in Deutschland erneut geändert.[2] 1936 waren die seit 1933 geltenden Beschränkungen für das Frauenmedizinstudium wieder aufgehoben worden. Für die in einem Krieg benötigten männlichen Mediziner sollte so eine weibliche Reserve geschaffen werden. Der Effekt was der gewünschte. »Medizin« wurde zum beliebtesten Fach (41 Prozent) für Studienanfängerinnen und lief bis 1939 sogar dem bis dahin favorisierten Pädagogikstudium den Rang ab. Auch der »Arbeitsmarkt« funktionierte nach Plan. So tauchten ab dem Frühjahr 1940 in den ärztlichen Mitteilungen zunehmend Stellenangebote für »Ärztinnen«, »Assistenz-« oder »Hilfsärztinnen« auf. Bei ihrer Rückkehr aus Italien im Spätsommer 1940 trifft Alice von Platen somit eine gegenüber dem Herbst 1939 deutlich veränderte Situation an.

Der Abschied aus Rom hatte sich gleichsam »in Raten« vollzogen. Nach dem Auszug aus der Casa Curtius[3] und dem anschließenden Besuch in Florenz war sie Mitte Juli ein letztes Mal nach Rom zurückgekehrt. In einem Bergkloster am Monte Cavo in den Albaner Bergen versuchte sie, Kraft für das Kommende zu sammeln:

»Jetzt bin ich wohl für die nächsten Jahre von Italien abgeschnitten, aber ich habe mich ganz vollgesogen, liebe es wirklich, da kann man ruhig fortgehen.«

Die Abende mit »EW« am Lago Albano erlebte sie als »sehr glücklich« – dann der Schreck:

»Drei Tage lang stand ich große Angst aus: ich glaubte, ein Kind zu erwarten. Es rührte alle alten Fragen auf: EW's Wunsch, unserem Verhältnis durch ›höchste Illegitimität‹ Dauer zu verleihen, und meine Ablehnung; unser Beschluss, uns zu trennen nach den Tagen in Cori, und die Unmöglichkeit, es zu tun, als er von seiner Deutschlandreise zurückkam. Die Tage der Angst wühlten dies alles auf, und als sich alles gelöst hatte, wusste ich, dass ich die Kraft aufbringen würde, einmal ein Kind von ihm zu haben. In meiner Angst ließ er mich ganz allein – es war grausam aber sicher gut.«

Mitte August schließlich erfolgte die endgültige Abreise. EW hatte sie bis Venedig begleitet, nach einer letzten gemeinsamen Nacht am Lago Idro reiste er am 19. August nach Rom zurück. »Ich bin schon von so vielen Orten fortgegangen, die ich doch lebendig in mir trage«, notiert sie während ihrer Weiterfahrt: »Es werden wohl noch manche dazukommen.« In Altaussee findet sie ihr Zimmer »eingerichtet und gescheuert« vor, »zwar ohne Gardinen und Fenster, ohne Bettdecke und Waschtisch, aber mit Schreibtisch, einem Bücherregal und Stuhl«, daneben »alle Kinderbücher, manches aus der Studentenzeit und Stapel von alten Briefen, die ich nun lese und verbrenne. Es regnet Schnürchen«, meldet sie dem Geliebten nach Rom:

»Die Sehnsucht bleibt: nach dem Lago di Idro, dem Zusammensein – wo auch immer. Ich will Dir nur sagen, wie ich es jeden Tag spüre, dass ich endlich das gefunden habe, was ich zum Leben – wenn auch allein – brauche.«

Die Botschaft »Ich schaffe es allein!« zieht sich ab dem 6. September 1940 beinahe leitmotivisch durch Alice von Platens Korrespondenz mit EW. An diesem Tag hat sie erfahren, dass sie nun doch schwanger ist. »Zur Last werde ich Dir wohl nicht zu fallen brauchen, weil ich die Kraft aufbringen werde, Schwieriges auch allein zu tragen«, gibt sie EW sogleich zu verstehen. Obwohl sie ahnt, dass ihre Lebenssituation nun komplizierter und ihre Zukunft ungewisser wird, kommt eine Abtreibung für sie nicht in Frage:

»Und dann meldet sich der Gedanke, dass ich es nie verhindern könnte noch wollte.«

Am Ende hat sie sich das Kind gewünscht, nicht als »Faustpfand«, sondern als »lebendiges Zeugnis der Verbundenheit« mit dem Mann, der »die Grenzen meiner Welt merkbar erweitert« hat. Vor den Freunden wollen beide die Schwangerschaft einstweilen geheim halten, vor allem aber soll Elisabeth von

Platen nichts erfahren. Zwar sind im Ausseerland Geburten »lediger« Kinder an der Tagesordnung, trotzdem ist Alice von Platen sicher, dass ihre Mutter das »uneheliche Kind« – noch dazu von einem »bürgerlichen« Vater – ablehnen wird. Als die 30-Jährige die Stellenangebote in den *Ärztlichen Mitteilungen* sichtet, ist sie von ihrem eigentlichen Berufsziel »Psychiater« weiter denn je entfernt. Bis März, dem Beginn ihres achten Schwangerschaftsmonats, möchte sie als »Hilfsärztin« arbeiten, danach will sie sich »für längere Zeit von der Welt zurückziehen«. Wohin, weiß sie nicht – vielleicht in die Nähe Münchens, wo Hilde Degenhart eine Wohnung hat, vielleicht nach Kärnten. Auf jeden Fall will sie aufs Land, Großstädte erscheinen ihr seit dem Beginn des Luftkrieges gegen England[4] als unsichere Option.

Drei Monate sind seit ihrem letzten Tagebucheintrag vergangen, als sie das in grünes Leinen gebundene Buch am 10. September 1940 erstmals wieder zur Hand nimmt: »Hier in Aussee will ich dieses Tagebuch zu Ende führen«, beginnt sie das Resümee der vergangenen Wochen:

»Es sollte die Geschichte meines treuen Aushaltens werden, war für Wolfgang gedacht, und nun, da ich mich losgerissen habe, ist es sowieso sinnlos geworden. Es wird mir schwer, ehrlich zuzugeben, dass ich feige war, feige und treulos Wolfgang gegenüber. Ich empfinde es immer wieder als ein Versagen und konnte doch nicht anders handeln, so weh es mir oft selber tut.«

Eine Woche später schließt sie:

»Ich nehme von manchen Wünschen nur traurig Abschied, denke viel und gerne an die Menschen, die das Tagebuch beherrscht haben, Wolfgang, für den sie geschrieben wurden, Hilde und Lotz, Hellmut, der Freund, die Familie Curtius und die eigene Familie, und schließlich Ernst Wedeking – der Mut brachte und mich zum Neuen verpflichtete. Ich weiß nicht, wohin der Weg führen wird, aber ich habe Vertrauen, wenn ich auch weiß, wie klein und schwach ich selber bin. In ein paar Tagen fahre ich in ein Krankenhaus, nehme wieder die praktische Medizin auf.«

Anfang Oktober soll sie sich im Sanatorium Hohenbalken im Tiroler Wintersportort Kitzbühel[5] vorstellen. Zuvor erwartet sie ihren römischer Schützling Stella Curtius in Altaussee. Wegen der chronisch gedrückten Stimmung im Haus ihrer Mutter ist Alice von Platen der Besuch der quirligen Zwölfjährigen willkommen: »Stella erregt bei unseren Nachbarn großes Gefallen«, schreibt sie an EW nach Rom:

»Dass alle Leute hier ohne viel Aufhebens Grafen und Prinzen sind, wundert sie sehr. Komisch, was alles in so einem kleinen Dorf beisammenlebt und kaum dieselbe Sprache spricht.«

Indes findet sie sich beim Blick in den Spiegel »zum ersten Mal« in ihrem Leben »schön«. Seitdem sie das Tagebuch abgeschlossen hat, wird zunehmend die Korrespondenz mit EW zum Spiegel ihres inneren und äußeren Erlebens: »Manchmal habe ich Angst, meinem eigenen Kinde nur pflichtmäßige Liebe geben zu können, keine spontane Verbundenheit, aber dann denke ich an Dich und bin beruhigt«, schreibt sie. Das Abmildern von angstvollen Empfindungen durch relativierende Satzwendungen, Sarkasmus oder Selbstironie wird hierbei zu jenem Stilmittel, mit dem sie sich trotz zunehmendem Handicap auf Augenhöhe mit dem Partner hält: »Es ist ein Segen, dass es mir im vorigen Jahr noch viel schlechter ging, man ist es also gewohnt«, befindet sie, als ihr Magen zu revoltieren beginnt und mit »Gingertea und όνειρα γλυκά«[6] beruhigt werden muss. Ihre Sorgen versteckt sie hinter denen anderer Menschen:

»Ich war heute bei der alten Bäuerin Purgl. Die Leute haben wirkliche Sorgen, nicht ich. Die Männer fehlen bei jeder Arbeit, und dieselbe merkwürdige Erscheinung des vorigen Krieges tritt auf: es gedeiht nichts, weder Pflanze, noch Vieh, noch Mensch – es sind richtig magere Jahre, und die Leute grämen sich.«

Statt selber über Einsamkeit zu klagen, fühlt sie mit ihrem Briefpartner: »Die Einsamkeit, die aus Deinem Briefe sprach, hat mich so erschüttert.« Am 5. Oktober dann die Erfolgsmeldung: »In Kitzbühel werde ich ›Volontärassistent‹[7] eines kleinen Landkrankenhauses, wovon Dir dann berichtet wird.« Auf der Rückfahrt von ihrem Vorstellungsgespräch kauft sie in München Medizinliteratur (»Medizingeschichte und Ähnliches«) und besucht daneben eine Vorlesung von Homann Wedekings Archäologieprofessor Ernst Buschor[8]: »Mir macht seine ›nüchterne Art‹ große Freude. Du hast doch ein sehr hübsches Fach.« Als sie in Altaussee ankommt, sind zunächst »alle Gedanken von der Hochzeit unserer Nachbarin[9]« absorbiert:

»Das ganze Dorf wimmelt von Fürsten – hauptsächlich Oettingens in zehnfacher Ausführung. Die Menschen kommen mir so behütet vor in ihrer Bindung und Familientradition. Ich habe beides nie gehabt und weiß darum auch nicht, ob ich auch dann immer wieder den Trieb spüren würde, meinen eigenen Weg zu gehen.«

Das Hochzeitsevent führt auch Toots nach Altaussee:

»Meine kriegerische Schwester ist hier, und es wird nur von Fliegern gesprochen. Es ist merkwürdig, wievielen Menschen der Krieg als Lebensform ein neues Lebensinteresse gegeben hat; es sind aber meist nur Frauen.«

Am 25. Oktober äußert sie sich erstmals über ihren neuen Arbeitsplatz:

»Die Basis ist sehr locker. Ich bekomme Zimmer und sehr reichliches Essen, spare also mein Monatseinkommen für Zeiten der Not. Wenn ich ein paar Monate dort Landpraxis gemacht habe, bin ich wieder im Stande, auf Vertretungen zu gehen oder sonst etwas Einträgliches anzunehmen, augenblicklich fehlt es an allen Enden.«

Fünf Jahre ist es her, seit Alice von Platen Anfang 1936 ihren ersten und bislang einzigen regulären Arbeitsplatz als Ärztin verließ. Ein paar Praktika, ihre Promotion und gelegentliche stundenweise Aushilfstätigkeiten hielten seither die Verbindung zur Medizin aufrecht. So ist sie bei ihrem Arbeitsantritt am 5. November in Kitzbühel zunächst »ziemlich verzweifelt«:

»Eine düstere Wohnung, die nach Babywindeln riecht, ein Zimmer voller Spitzendeckchen und Teppichen.«

Obwohl Chef, Ärztekollegen und Ordensschwestern sie herzlich aufnehmen, fühlt sie sich unsicher und hilflos: »Mein Verhältnis zur Medizin ist immer noch sehr zweifelhaft, es belastet mich unverhältnismäßig, nur kranke Menschen zu sehen«, stellt sie fest. Gynäkologie und Geburtshilfe, die zwei Säulen des Klinikbetriebs, sind ihr »ganz fremd«, auf den anderen Gebieten »fehlt jede praktische Erfahrung«. Da »niemand einen Rat gibt, der Hand und Fuß hat«, stellt sie sich aufs Lernen »wie aufs Examen in jeder freien Minute« ein:

»Für die ›Lebensschule‹ ist es das gesündeste, was mir passieren konnte.«

Den Tag eröffnet sie mit Turnen und Duschen, um 8 Uhr ist Dienstbeginn, hauptsächlich OP-Assistenz. Um 12 Uhr erhält sie »ein gutes Mittagessen«, anschließend schreibt sie Briefe, ab 16 Uhr dann noch einmal »Dienst bis gegen halb sieben«, schließlich der »lange Abend« mit Spazierengehen und Lesen – oder Nachtbereitschaft. Nach wenigen Wochen fühlt sie sich sicherer. Allein zwei »Fehler« machen ihr zu schaffen: Ihre Empathie (»Man ist viel zu sehr Partei. Schlimm war es, als ich fassungslos weinend einem ebenso weinenden Mädchen gegenüberstand, die ein Kind erwartete und drohte, sich das Leben zu nehmen.«) und der oftmals revoltierende Magen (»Große Schande: mir ist eben bei einer mitternächtlichen Operation durch den Äther schlecht geworden«). Daneben fühlt sie sich »bei dem häufigen Föhn« oft »wie zerschlagen« und würde sich »am liebsten in einen Winkel« verkriechen. »Es ist aber gut, dass ich es nicht kann«, erklärt sie:

»Es erzieht ungeheuer, dabei Kranke anzuhören oder Finger aufzuschneiden. Ich muss oft darüber lachen, dass meine eigentliche Erziehung mit dem dreißigsten Jahre anfängt.«

Neben manch ungewohnter Anstrengung (»Heute musste ich zwei Backen-zähne ziehen«) beschert ihr die Tätigkeit zunehmend auch Erfolgserlebnisse:

»Hätte heute von einem alten Bauern eine Mark verdienen können, ich behandle ihn seit drei Sprechstunden mit Erfolg, und er mag mich gern. Er bezahlte uns heute und wollte mir die übrige Mark unbedingt schenken!«

Oder:

»Habe heute in der Nacht wieder ein Kind zu Tage gefördert, bin müde aber eigent-lich ganz glücklich in meinem Beruf, für den ich so wenig geeignet bin.« Zweierlei stört sie nach wie vor: »Ich bin nicht recht geschickt mit meinen Händen, und die Hetze ist mir schrecklich, ich hätte am liebsten für jeden Patienten eine Stunde.« Dafür kommt sie mit dem Äthergeruch mittlerweile gut zurecht: »Das schwache Fleisch ist endgültig besiegt, ich kann bis zu zwei Stunden operieren.« An einem Samstagmorgen notiert sie: »Zwei Uhr. Nach einem erfolgreichen Kaiserschnitt, auf den ich drang, gehe ich jetzt ins Bett. Ich habe in dieser Nacht viel gelernt.«

Obwohl nicht alle Patienten der »jungen Frau Doktor« mit dem gleichen Re-spekt begegnen (»Die jungen Männer nehmen mich nicht ernst und manche Frauen bestehen auf dem ›Herrn‹ Doktor«), ist sie zunehmend froh, in den erlernten Beruf zurückgekehrt zu sein:

»Ich gehörte in keinen Beruf, kein Land, keinen Kreis, und fühlte mich darum unsi-cher. Casa Curtius war auch kein befriedigendes Milieu. Jetzt fallen diese Hemmun-gen fort. Mein Interesse an den Menschen ist soviel stärker geworden.«

Mit vielen Freunden hält sie brieflich Kontakt, manche – wie etwa Aurikel von Raumer und Hellmut Becker[10] – besuchen sie in Kitzbühel, ihre wich-tigste Bezugsperson aber bleibt »EW«. Mit ihm tauscht sie sich über die ge-meinsame Lektüre aus – Goethe's *Wilhelm Meister*, Aischylos' *Agamemnon* und Wedekinds *Die Büchse der Pandora*. Ihn lässt sie an ihren Gedanken teil-haben (»Interessant ist die Mode der ›biologischen‹ Heilkunde, die viel Gutes mit psychischen Faktoren verbindet«). Ihm berichtet sie von ihren Freuden (»Hab ich Dir von dem blauen, nichtatmenden Säugling erzählt, den ich durch heftiges Misshandeln zum Leben brachte?«) und inneren Konflikten: »Heute nacht hatte ich einen quälenden Traum: das Radio verkündete die Friedensverhandlungen, ich konnte mich nicht wirklich freuen, denn ich wusste, dass wir Abschied nehmen müssten. Und nun verfolgt mich ein Ge-fühl der Schuld, dass ich das größte Glück für Einzelne und Völker nicht rei-nen Herzens herbeiwünsche.« Je näher Weihnachten rückt, umso mehr schöpft sie Kraft aus der Vorfreude auf das geplante Wiedersehen mit EW: »Wenn es nicht das barocke Salzburg sein soll, wie wäre es mit Hall oder

Schwaz im Inntal? – Oder Wasserburg am Inn?« Als Mitbringsel wünscht sie:
»Orangen, 1 Stück gute Seife, 1 Block Schreibpapier, und wenn möglich Berg-
schuhsohlen aus Gummi mit Gumminägeln – Schuhsohlen gibt es Ecke Via
del Tritone.« Allerdings: »Nichts davon ist wichtig.« Eher schon: »Ob Du Dir
bis Weihnachten Gedanken über Vornamen machen kannst? Besonders weibliche, da bin ich ganz phantasielos.« Obwohl sie nicht mehr als 62 Kilogramm
wiegt, warnt sie ihn:

»Ich bin kugelrund. Die Haare sind kurz, wegen des Berufs.«

Kurz vor Weihnachten treffen sich Alice von Platen und Ernst Homann-Wedeking in Salzburg und verbringen dort »drei glückliche Tage«, bevor sie sich
einmal mehr in entgegengesetzte Himmelsrichtungen verabschieden: sie nach
Altaussee – er Richtung Bodensee, wo seine Eltern leben. Für März planen sie
ein Wiedersehen in Rom, bevor Alice von Platen sich »von der Welt« zurückziehen will. Nach zehn Urlaubstagen in Altaussee, die sie als »nett und gemüt-
lich« erlebt (»Ich schmückte brav den Baum, machte letzte Besorgungen«), ist
sie am 2. Januar 1941 wieder in Kitzbühel. Zwischen ärztlicher Routine (»Ich
habe mir angewöhnt, jeden Pickel ernst zu nehmen«) und gelegentlichen
Sondereinsätzen (»War eben beim Abfahrtslauf der Hitlerjugend als Sanitäts-
arzt«) beschäftigen sie zunehmend Fragen: Wo wird sie ihr Kind zur Welt
bringen? Wird sie für das geplante Wiedersehen mit EW die Ausreiseerlaub-
nis bekommen? Wie geht es nach der Geburt ihres Kindes weiter? Als Belas-
tung erweist sich der Neuzugang eines NS-konformen Praktikanten: »Er
schnauzt meine nettesten Patienten an. Die rauhe preussische Wirklichkeit
passt nicht zu unseren Bauern und ich arbeite seitdem weniger gern hier«,
klagt sie. Der Umstand, dass hier »niemand einen Rat gibt, der Hand und
Fuß hat«, erhält neues Gewicht und veranlasst sie, nach einer neuen Stelle
Ausschau zu halten. Anfang Februar – es ist ihr fünfter Schwangerschaftsmonat – sagt Elisabeth von Platen sich in Kitzbühel zu Besuch an. In Windeseile
näht Alice von Platen sich ein neues Kleid, um die »verräterischen« Körper-
partien zu kaschieren. Mit Erfolg – als ihre Mutter eine Woche später »von
mütterlichem Stolz erfüllt« wieder abreist (»Sie hat mich noch nie wirken sehen, und genoss meine Popularität sehr«) hat sie von der wesentlichsten Veränderung ihrer Tochter »nichts gemerkt«. Tags darauf entschließt sich Alice
von Platen, Kitzbühel zugunsten einer Landpraxisvertretung im niederbayerischen Altfrauenhofen zu verlassen: »Leider nur für zwei Wochen, aber der
Brief klang nett.« Alles andere als »nett« begegnet ihr dagegen die Sachbear-
beiterin ihres Ausreiseantrags: »Sie hielt mir einen langen Vortrag über die
Entbehrungen, die der Krieg uns auferlegt. Ich unterbrach sie. Da meinte sie,

sie würde alles tun, um meinen Antrag *nicht* durchzulassen! In ihrer Weise genießt sie den Augenblick, die Macht.« Trotzdem macht sie sich Mut: »Traurig bin ich zwar sehr, aber man muss wohl versuchen, auch diese Traurigkeit fruchtbar zu machen.« Am 11. Februar trifft sie mit sämtlichem Gepäck in München an. Die Freundin einer Freundin hatte ihr für die Zeit bis zu ihrem Dienstantritt in Altfrauenhofen Unterkunft angeboten. Vor Ort erfährt Alice von Platen, dass der Schlafplatz bereits vergeben ist. Nur noch drei Monate bis zur Geburt ihres Kindes, Ausgaben für ein Pensionszimmer waren nicht eingeplant. Sie eilt zur Ärztekammer, wo man ihr eine Interimsstelle als Praxisvertretung in Grafing verschafft – Arbeitsbeginn in drei Tagen. Am Abend des 13. Februar steigt sie »schwach, elend und heimatlos« am Grafinger Bahnhof aus dem Zug. »Es ist schon ein merkwürdiges Leben, man treibt sich in fremden Häusern herum, weiß nicht, wo mein Kind zur Welt kommen wird, wie man es ernähren wird, was überhaupt noch kommen soll«, schreibt sie an EW. In München hat sie »einen schönen Waschkorb« für ihr Kind besorgt. Jetzt braucht sie noch Matratze, Steppdecke und Gardine. Dafür hofft sie auf einen Bezugschein. Am nächsten Tag schämt sie sich ihrer »Schwäche«:

»Ich schrieb gestern wohl recht unglücklich, ich litte unter der Heimatlosigkeit. Dabei habe ich ja viel Eigenes: das Kind, Briefe, Bücher, Erinnerungen und gegenwärtige Freuden an Landschaften.«

Nach den drei Monaten in Tirol genießt sie es, »wieder im Flachland zu sein und unendlichen Horizont um sich zu haben«. Sie glaubt jetzt zu wissen: »Wenn überhaupt praktische Medizin, so nur auf dem Lande.« Abgesehen von einer »schlimmen Grippe-Epidemie«, vor der sie sich »machtlos« fühlt, verläuft die Praxisvertretung nach Wunsch: »Anscheinend ist mein ›Brotherr‹ mit mir zufrieden, einige Patienten sind es auch, was er gehört haben mag, jedenfalls bat er mich, doch einmal auf längere Zeit wiederzukommen.« Erneut hat sie dazugelernt, dennoch ist sie nur bedingt mit sich zufrieden:

»Ich könnte vielmehr für andere tun, als ich jetzt tue, augenblicklich erfülle ich nur meine Pflicht – nicht mehr. Und dafür sind die Menschen gleich so dankbar. Es ist schon ein eigenartiger Beruf – Ich denke zuviel dabei.«

Drei Tage später beginnt ihr Dienst im niederbayerischen Altfrauenhofen. In der »Landarztpraxis mit integrierter Apotheke« werden die benötigten Arzneien von der Gattin des abwesenden Hausherrn selbst erzeugt. Auch sonst heißt es für Alice von Platen, sich einzuschränken: Stand ihr in Grafing für Hausbesuche ein Auto samt Fahrer zur Verfügung, so muss sie sich im siebenten Schwangerschaftsmonat nun zu Fuß zu den Einödhöfen bemühen. »Wir können wirklich froh sein, dass ich meinen Beruf habe,« resümiert sie dessen ungeachtet. Als sie die niederbayerische Enklave am 16. März 1941 verlässt, weiß sie:

»Während des Krieges werde ich den Beruf nicht aufgeben, vielleicht versuchen, die Bedingungen leichter zu gestalten.«

Als Landärztin im geographischen Dreieck Mauthausen, Schloss Hartheim, Ebensee

Als Alice von Platens »Odyssee« zwei Jahre später im oberösterreichischen Pettenbach zum Stillstand kommt, liegen dazwischen etwa ein Dutzend weiterer Ortswechsel, Jahre der Einsamkeit, Monate der Hoffnung, Wochen der Verzweiflung, Tage der Trauer und Momente des Glücks – liegen die näher rückenden Ereignisse des Krieges sowie die Geburt ihres Sohnes Georg am 21. Mai 1941. Nach »Altfrauenhofen« folgte im März 1941 eine vierwöchige »Periode des Ausruhens«[11] in Hilde Degenharts leerstehender Münchner Wohnung. Es war der Monat, in dem Hitler in der Berliner Reichskanzlei vor Befehlshabern der Wehrmacht den Vernichtungsfeldzug gegen die Sowjetunion ankündigte. Als der »Belgrader (Soldaten-)Sender« einen Monat später erstmals das Lied »Lili Marleen« ausstrahlte, saß Alice von Platen in Zug Richtung Schwarzwald und schrieb einen »wackeligen Zugbrief« an EW:

»Mein sehr Lieber, was soll ich Dir zum Abschied sagen, als dass ich glücklich war, hier sein zu dürfen?«

Am Ende hatten die Münchner Behörden ihrem Ausreiseantrag nach Rom stattgegeben und Alice von Platen hatte die letzte Gelegenheit ergriffen, EW vor der Entbindung wiederzusehen. Mitte Mai sollte ihr Kind im Schwarzwaldstädtchen Bonndorf zur Welt kommen. Am 9. Mai kam die Absage wegen »Überbelegung«. Erneut vergingen Tage, bis eine neue Klinik gefunden war. Am 21. Mai 1941 endlich kam der »Drache«[12] in Radolfszell am Bodensee auf die Welt. »Die Geburt selbst war gar kein Erlebnis«, lautete Alice von Platens knapper, mit einer 15-Pfennig-Hindenburg-Briefmarke frankierter Geburtsbericht an EW:

»Ich habe beinahe das Gefühl, dass ich das verpasst habe, was für andere Frauen so eine große Bedeutung hat.«

Als Deutschlands Ex-Kaiser Wilhelm II. 16 Tage später im niederländischen Exil starb, hatte Alice von Platen den Platz in der Radolfszeller Klinik bereits gegen ein Pensionszimmer in der Bodenseegemeinde Bodman eingetauscht, und übersetzte – während sie den »tiefen Atemzügen« ihres Sohnes lauschte – für 20 Mark pro Seite pharmakologische Texte ins Englische. Von München aus hatte sie sich brieflich bei mehreren Arzneimittelfirmen um Arbeit beworben, die sie »zu Hause« verrichten konnte. Am Tag nach ihrer Entbindung schrieb sie an Homann-Wedeking: »Zu Merck hatte ich ich immer eine gewisse sentimentale Zuneigung und verschreibe drum auch viele seiner Präparate – und siehe da, er ist der erste, der anbeißt.« – Als Propagandaminister Goebbels drei Monate später im Ausseerland[13] Urlaub machte, kurierte Alice von Platen in Bodman eine vitaminmangelbedingte »Herpes zoster« aus:

»Komischerweise ist es eine Krankheit, die mich schon immer interessierte, ich wusste nur nicht, dass sie so teuflisch wehtut. So gebe ich alles Geld, was ich eben bei Merck verdient habe, für Vitamin B aus.«

Als im Dezember 1941 der japanische Angriff auf Pearl Harbour die USA in den Krieg zwang, war Alice von Platen bereits wieder als Hilfsärztin unterwegs. Im Oktober hatte sie in Gräfelfing bei München gemeinsam mit ihrem Sohn, ihrer Freundin Liesel Hentzen und einem Bodmaner Kindermädchen[14] das verwaiste Einfamilienhaus eines nach Frankreich abkommandierten Krankenhausarztes bezogen. Am 10. November war sie von ihrer ersten Praxisvertretung in Unterfranken[15] zurückgekehrt, einen Tag später hatte sie eine auf drei Monate befristete Volontärarztstelle am Münchner Krankenhaus Neuwittelsbach angetreten. Über die seltener gewordenen Augenblicke mit Georg berichtet sie dessen Vater: »Für mich sind die kurzen Augenblicke mit ihm der gute Anfang und Abschluss eines Tages.« Dass sie von und zum Arbeitsplatz täglich bei bis zu minus 15 Grad vier bis fünf Stunden zu Fuß unterwegs ist, erwähnt sie nur am Rande.

1942 ging Alice von Platens »Odyssee« weiter. Während in Berlin der Holocaust[16] beschlossen wurde, während britische Bomber erstmals deutsche Großstädte großflächig bombardierten, während die Juden des Warschauer Ghettos nach Treblinka deportiert, die »sechste Armee« vor Stalingrad eingekesselt und das zur Unterstützung Mussolinis abkommandierte »Afrikakorps« bei El Alamein gestoppt wurden, eilte Alice von Platen in Bayern erneut von einer Hilfsarztstelle zur nächsten. Das ganze Jahr über bemühte sie sich währenddessen um eine eigene Landarztpraxis. Als ihr die bayerische Ärztekammer schließlich Anfang 1943 eine weitere Interimsstelle im Bayerischen Wald anbot, fasste Alice von Platen die an sich nächstliegende Option ins Auge: einen Arbeitsplatz unweit ihrer Mutter zu suchen. So tritt sie am 21. Januar 1943 – eine knappe Autostunde von Altaussee entfernt – in der oberösterreichischen[17] Gemeinde Pettenbach eine Stellung[18] als »Hilfskassenärztin« an. Noch immer hat Elisabeth von Platen keine Ahnung von der Existenz ihres jüngsten Enkels. Der einzige in der Familie, dem Alice von Platen-Hallermund ihr »Geheimnis« anvertraute, ist ihr Vetter Clemens[19].

48 Kilometer Luftlinie liegen zwischen Pettenbach und Mauthausen, die vergleichbare Distanz zum Schloss Hartheim beträgt 36 Kilometer, die zu Ebensee 24,5 Kilometer. Dass an jenen Orten, die ihren neuen Arbeitsplatz wie ein weiträumiges geografisches Dreieck umschließen, Verbrechen[20] geschehen, wird Alice von Platen schon bald nach ihrer Ankunft klar. Allein das Ausmaß und die Systematik erschließen sich nur dem begrenzten Kreis der unmittelbar Beteiligten. Nachdem Hitler seinem Begleitarzt Karl Brandt und NSDAP-«Reichsleiter« Philipp Bouhler per »Führerermächtigung« den »Gnadentod unheilbar Kranker« überantwortet hatte, hatte im Januar 1940 in sechs mit Gaskammern ausgerüsteten Heil- und Pflegeanstalten[21] das systematische Töten[22] begonnen. Wegen der fehlenden gesetzlichen »Absicherung« der »Aktion« hatten die Verantwortlichen ein Tarnsystem ersonnen, welches nach außen den Zweck und das Ausmaß der »Aktion« verbergen sollte. So firmierte etwa auf den Fragebögen, die an die deutschen Heil-und Pflegeanstalten zur Erfassung der Mordopfer versandt wurden, eine fiktive »Reichsarbeitsgemeinschaft Heil- und Pflegeanstalten«. Ähnlich trugen die Fahrzeuge zum Abtransport der Opfer den Aufdruck »Gemeinnützige Krankentransportgesellschaft«. Maskiert wurde auch der so genannte »Aktengang«[23]: Die von den Anstalten weisungsgemäß ausgefüllten Meldebögen landeten in der Berliner Tiergartenstraße 4, wo rund 100 Personen den bürokratischen Ablauf sicherstellten: Vom Fotokopieren der Meldebögen über die »Prüfung« aller Fälle durch ein ärztliches »Gutachter«-Team unter der Leitung der Psychiatrieprofessoren Werner Heyde und Paul Nitsche bis zur Organisation der »Verlegungs«-Aktion: Wenige Wochen nach Ausfüllen der Meldebögen erhielten die Anstalten die etwa gleichlautende schriftliche Aufforderung, die »beiliegend« aufgelisteten Personen im Rahmen »planwirtschaftlicher Maßnahmen des Verteidigungskommissars« zur Abholung und Verlegung durch die »gemeinnützige Krankentransportgesellschaft« (abgekürzt: »GEKRAT«) fertig zu machen. Auch Ziel und Transportweg wurden verschleiert. So gelangten die Opfer meist auf dem Umweg über so genannte »Zwischenanstalten«[24] an die Tötungsstätten, wo sie schließlich nach oberflächlicher Untersuchung[25] in die als Duschräume getarnten Gaskammern geleitet wurden, um

dort einen qualvollen Erstickungstod zu sterben. Am Ende wurden auch die Angehörigen getäuscht, indem man ihnen nach Verbrennung ihres Familienmitglieds die etwa gleichlautende Nachricht aus der jeweiligen Tötungsanstalt zugehen ließ:

»Sehr geehrte Frau/Sehr geehrter Herr …, zu unserem Bedauern müssen wir Ihnen mitteilen, dass Ihr/e (Mann, Frau, Tochter, Sohn), die/der inzwischen in unsere Anstalt verlegt werden musste, am […] infolge (Hirnhautentzündung, Mandelabszess o.a.) unerwartet verstorben ist. Alle unsere ärztlichen Bemühungen waren leider vergeblich. Er/sie ist sanft und schmerzlos entschlafen. Bei seiner/ihrer schweren, unheilbaren Erkrankung müssen Sie seinen/ihren Tod als eine Erlösung auffassen.«[26]

Es folgte der Hinweis auf die »aus seuchenpolizeilichen Gründen« zwischenzeitlich erfolgte Einäscherung:

»Zwei Sterbeurkunden, die Sie bitte für etwaige Vorlegung bei Behörden sorgfältig aufbewahren wollen, fügen wir bei. Heil Hitler! Im Auftrag gez. Dr.«

Die Abholung der Urne gegen Entrichtung einer Gebühr wurde den Angehörigen freigestellt. Nachdem sich immer mehr der betroffenen Angehörigen bei diversen Reichsstellen beschwert und Anrainer der Tötungs- und Verbrennungsanstalten sich über Geruchsbelästigung beklagt hatten, war die »Aktion T4« auf Anordnung Hitlers im August 1941[27], jenem Monat, ab dem der »Euthanasie«-Propagandafilm »Ich klage an« die Bevölkerung auf das Thema »Gnadentod« einstimmen sollte, offiziell gestoppt worden. »Gestoppt« hieß indes nichts anderes, als dass die zentral gesteuerte »Aktion T4«, der bis dahin insgesamt 70.273 geistig Behinderte und psychisch Kranke zum Opfer gefallen waren, nun dezentral und regionalisiert auch in anderen Anstalten weiter lief, während gleichzeitig die in den »Euthanasie«-Anstalten praktizierte »industrialisierte« Tötung und Verbrennung in die neu errichteten Vernichtungslager »exportiert« wurde.[28]

1943 wendet sich das Kriegsgeschehen endgültig: Am 24. Januar beschließen Churchill und der US-amerikanische Präsident Roosevelt in Casablanca das großflächige Bombardement deutscher Städte. Eine Woche später ergibt sich die 6. Armee bei Stalingrad den sowjetischen Truppen. Am 18. Februar schreit Goebbels im Berliner Sportpalast ins Mikrofon:

»Wollt ihr den totalen Krieg?«

Vier Tage später lassen NS-Richter in Stadelheim die 24 und 21 Jahre jungen Geschwister Hans und Sophie Scholl hinrichten. Am 19. April bricht der vierwöchige Aufstand im Warschauer Ghetto los. Am 25. Juli lässt der italienische König Vittorio Emanuele den tags zuvor abgesetzten Benito Mussolini in den Abruzzen internieren. Am 10. September besetzen deutsche Truppen Rom, zwei Tage später wird Mussolini von deutschen Fallschirmjägern befreit. Am 13. Oktober erklärt die in Brindisi residierende italienische Regierung Badoglio Deutschland den Krieg. Während sich vom Osten her die Front in Richtung Deutschland zu verschieben beginnt, während im Westen die alliierte Invasion vom Atlantik her vorbereitet wird, während »Luftalarm« zunehmend zum Alltag in den deutschen Städten gehört und das Morden in den Vernichtungslagern eine bis dahin undenkbare Dimension erreicht, sollen Spielfilme wie »Münchhausen« und »Der weiße Traum« den Blick der Deutschen auf die Wirklichkeit zu verklären helfen.

Seitdem sie wieder als Ärztin tätig ist, hat Alice von Platen es sich zur guten Gewohnheit gemacht, ihre Patienten mit »Grüß Gott« statt mit »Heil Hitler«[29] zu begrüßen. So erwarb sie sich in den bayerischen Landgemeinden jeweils rasch das Vertrauen jenes Teils der bäuerlichen Bevölkerung, der den Nationalsozialisten skeptisch bis ablehnend gegenüber stand. Und so dauert es auch in Pettenbach nicht lange, bis erstmals ein Bauer mit der Bitte zu ihr kommt, ihn für den Fronteinsatz krank zu schreiben, da andernfalls der landwirtschaftliche Betrieb zum Erliegen komme. »Rückenleiden mit schweren rheumatischen Erscheinungen« erscheinen Alice von Platen in solch einem Fall als angemessenste und zudem »wenig kontrollierbare« Diagnose. Von der Anregung eines Wilderers, zur Förderung der Abszessbildung Speichel intramuskulär zu injizieren, nimmt sie dagegen Abstand. Bei ihren Hausbesuchen stellt sie fest, dass viele Bauern – ebenso wie sie – BBC oder Radio Beromünster hören, um sich über die Vorgänge »draußen« auf dem Laufenden zu halten. Über das Geschehen in der unmittelbaren Umgebung ist man ohnedies im Bilde. Von »großen Lastwägen«, die »in der Nacht wieder« von und zur Munitionsfabrik Ebensee gerollt seien, ist beinahe täglich die Rede. Auch »Transporte nach Mauthausen« machen jeweils rasch die Runde. So erhält Alice von Platen bald auch Kenntnis von so genannten »Verlegungen« nach Schloss Hartheim sowie den wenig später bei den Familien der Opfer eingehenden Todesmeldungen. Als ihr Angehörige erstmals eine derartige Nachricht zeigen und sie bei ihrem Anruf in Hartheim über das »unerwartete Ableben« des Patienten unterrichtet wird, begreift Alice von Platen, dass die Gerüchte stimmen, dass hinter den Mauern des Renaissance-Schlosses offenbar tatsächlich Patienten systematisch getötet werden. Somit ist klar, dass psychisch oder geistig Kranke in Anstalten prinzipiell in Lebensgefahr sind. Die einzige Chance, einen solchen Patienten zu retten, besteht darin, ihn *vor* der »Verlegung« in die Familie zurückzuholen. Von ihrer Mutter weiß sie, dass ein geistig behinderter Nachbar in Altaussee seit Jahren unbehelligt im Kreis seiner Familie lebt. So nutzt sie die »kleinen Spielräume«[30], die sie als Ärztin hat, und schickt in jenen Fällen, in denen Familienangehörige sich an sie wenden, Gesuche an die jeweilige Anstalt. In einem Gespräch mit der Dokumentarfilmerin Ullabritt Horn wird Alice Ricciardi von Platen 60 Jahre später die Situation so schildern:

»Wenn ihnen nicht an den Angehörigen gelegen wäre, wären sie nicht zu mir gekommen. Ich habe sie dann gefragt, ob es möglich wäre, den Angehörigen unterzubringen. Und wenn sie sagten: ›ja, durchaus‹ oder ›der war ja immer ganz ruhig, der hat immer kleine Arbeiten verrichtet‹, erwiderte ich: ›Um Gottes Willen – so schnell wie möglich raus!‹ Und dann schrieb ich einen Brief, dass ich gehört hätte, dass die Patientin so und so endlich bei ihren Eltern unterkommen könnte und als Arbeitskraft gewünscht wäre. In einigen Fällen habe ich sie wohl freigekriegt, manchmal war es zu spät, dann waren sie schon verlegt und in die Vernichtungsmühle hineingeraten.«

Zu Alice von Platens Praxis-Wohnung gehört neben einem Wohn- und Schlafzimmer und einem Gästezimmer ein kleiner Bauerngarten. Während der vormittäglichen Praxisstunden befindet sich Georg in der Obhut eines einheimischen Kindermädchens, nachmittags begleitet er seine Mutter bei Hausbesuchen. Hin und wieder verbringt Georg ein paar Tage bei Alice von Platens Freundin Hilde Lotz im benachbarten Micheldorf[31]. Im August 1941 hatten Hilde Degenhart und Wolfgang Lotz in Florenz geheiratet. Im März 1942 kam Sohn Christoph auf dem *Torre dei Ramaglianti* zur Welt, im Oktober desselben Jahres wurde Wolfgang Lotz zur Wehrmacht eingezogen. 1943 schließlich gab Hilde die 1939 von Alice von Platen übernommene Turmwohnung in Florenz auf und ging zunächst in ihre Heimatstadt München zurück, bevor sie Alice von Platens Rat folgte, in ihre Nähe zu ziehen, wo sie und ihr kleiner Sohn vor Luftangriffen[32] relativ sicher seien und wo beide Kinder miteinander spielen könnten. Im Winter besucht man einander zu Fuß oder im Pferdeschlitten, im Sommer mit dem Fahrrad. Für die Patientenbesuche auf den entlegenen Bauernhöfen stellt der Landrat Alice von Platen einen »Steyr« aus den 1920er Jahren zur Verfügung. Zwar besitzt sie seit 1931 einen Führerschein, doch verfügt sie nur über wenig Fahrpraxis und ist daher froh, als sich Pettenbachs »autonarrischer« Kaplan als Chauffeur anbietet. Neben dem Fahrvergnügen bietet die Fahrgemeinschaft dem Geistlichen einen zweiten Vorteil: Führt die Fahrt zu einem Sterbenden oder gilt sie einem bereits Verstorbenen, lässt sich das ärztliche Prozedere problemlos mit dem Sakrament der letzten Ölung verbinden. Obwohl die Kirche von der dafür fälligen Gebühr profitiert und obwohl gelegentlich sogar der örtliche Organist und ein oder zwei Geigenspieler zu sakralmusikalischen Einsätzen ins Stift Kremsmünster mitreisen dürfen, erregt die Fahrgemeinschaft bald das Missfallen der dortigen Vorgesetzen und wird mittels eines »lateinisch« abgefassten Dekrets kurzerhand beendet.

Alice von Platen ihrerseits hat indes keine Probleme, trotz ihrer norddeutsch-protestantischen Prägung die richtige Sprache gegenüber den Einheimischen zu finden. Allein das regionaltypische »Du« geht ihr schwer über die Lippen. So behilft sie sich mit der zweiten Person Plural. Ihr »Na, Huberbauer,[33] wo fehlt's denn bei Euch?« wird von dem so Angesprochenen denn auch regelmäßig mit dem obligaten Begrüßungs-»Obstler« quittiert. Nicht alle Patienten sind krankenversichert, viele bezahlen die Behandlung mit Naturalien. Milch, Butter, Eier, Erntekrapfen, Faschingskrapfen oder Kartoffeln sind Alice von Platen als Vergütung willkommen. Vitaminmangel und »Herpes zoster« gehören der Vergangenheit an, dafür werden mit dem Anwachsen des Flüchtlingsstroms aus dem Osten Kinderkrankheiten wie Masern, Scharlach und Windpocken umso mehr zum Problem.

»Das Gefährliche waren die Masern mit ihren Folgekrankheiten – Pneumonie und solche Sachen. Aus irgendeinem Buch hatte ich gelesen, man müsse da Vorsorge treffen und sofort Kreislaufmittel geben. Und das tat ich, und ich habe in meiner Praxis, aus den Lagern, kein einziges Kind verloren.«[34]

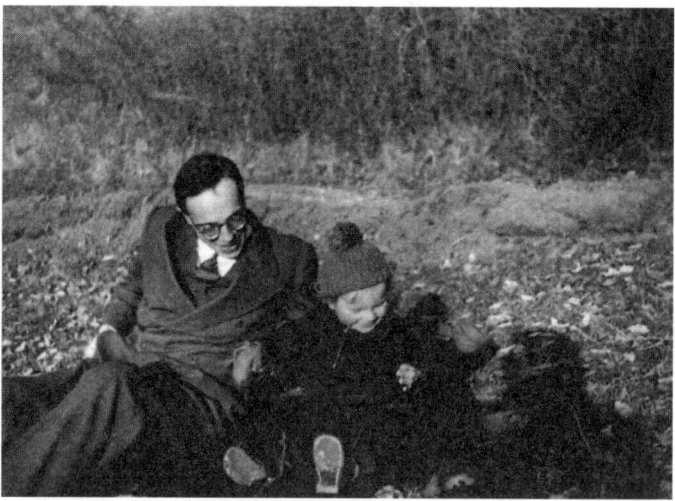

Abb. 11: Ernst Homann-Wedeking 1942 mit Georg (aufgenommen bei einem Besuch Homann-Wedekings in Bayern).

Seitdem im Herbst 1943 auch Ernst Homann-Wedeking zur Wehrmacht eingezogen und als Dolmetscher in den Balkan verlegt wurde, ist der Dialog zwischen Alice von Platen und dem Vater ihres Sohnes ins Stocken geraten. Am 15. Februar 1944 versucht sie erneut, ihn zu erreichen:

»Ich liege mit einer kleinen Grippe im Bett. Ständige Durchnässung und Übermüdung hat mich etwas umgeworfen, dazu traurige Nachrichten aus vielen Gegenden. Auch Deine Versetzung in die Nähe des großen Schlamassels bedrückt mich, aber da Du heil aus Albanien kamst, und hier andauernd leicht Verwundete aus den schlimmsten Schlachtorten eintreffen, darf man sich nicht ängstigen. In den nächsten Tagen kommt wahrscheinlich Leonore von Lichnowsky auf der Flucht hier durch, dann erwarte ich eine Jugendfreundin mit Kind aus Pommern, die augenblicklich mit einem Treck unterwegs ist und sehr traurig schrieb. Ich bin froh, dass ich das kleine Zimmer noch habe und es Menschen in Not anbieten kann, es rechtfertigt meine hiesige Existenz sehr.«

Als EW's Antworten immer öfter ausbleiben, legt Alice von Platen im Spätsommer 1944 ein zweites, diesmal schwarz gebundenes, Tagebuch an. Hatte sie sich nach der Trennung von Wolfgang von Leyden in ihrem ersten Tagebuch zunächst vor allem über ihre Gefühle und Absichten klar werden wollen, so sucht sie nun den fiktiven Dialog mit dem unerreichbaren Partner. Sobald sie einander wiedersehen, will sie es ihm zu lesen geben:

»Ein Tagebuch anzufangen ist unangenehm. Man muss schwören, bei der Wahrheit zu bleiben, und tut es doch nicht. Aber diesmal sollen es nur kleine Aufzeichnungen für Dich sein, mein Lieber. Aber Schönrednerei, wie im Ausseer Tagebuch, wo ich die Welt mit Gewalt so haben wollte, wie sie nicht ist, will ich auch vermeiden. In den fünf Jahren des Krieges habe ich verlernt, die Dinge zu idealisieren.«

Ende Juli 1944 – wenige Tage nach dem fehlgeschlagenen Attentat Graf Stauffenbergs – erhält Alice von Platen Nachricht vom Tod ihres Lieblingsneffen. Obwohl sie weiß, dass viele Briefe amtlich geöffnet werden[35], macht sie in einem Brief gegenüber Hellmut Becker ihrem Herzen Luft:

»Wenigstens bleibt uns der Führer erhalten. Dabei hätte ich ihm eine Entrückung zu den Göttern gegönnt – und uns auch.«

Im selben Brief äußert sie ihre Sorge um Marion Dönhoff:

»Wie es wohl in Ostpreußen gehen mag? Ich will Marion noch einmal schreiben, damit nicht die letzte Gelegenheit versäumt ist.«

Die Umstände von Kickers Tod[36] gehen Alice von Platen monatelang nach: »Ich träumte heute nacht von Kicker,« schreibt sie am 16. September 1944, »er war verwundet, aber durch ein Wunder gerettet; sein Gesicht war ziemlich entstellt, aber es war so gut, ihn wieder da zu haben. Ich wachte froh auf und wusste kaum, warum. Mitten in der Sprechstunde fiel mir der Traum ein und seitdem bin ich traurig.« Der Besuch Aurikel von Raumers bringt sie vorübergehend auf andere Gedanken. Die 24-Jährige bereitet sich auf ihr medizinisches Staatsexamen vor und berichtet von der schlechten Ernährungssituation ihres Breslauer Neurologie-Professors und Freundes ihrer Eltern, Viktor von Weizsäcker[37]. Am 17. September 1944 notiert Alice von Platen:

»Almsonntag mit meinem lieben Georg, der sogar einen Sandturm baute und über das erste Misslingen nicht verzweifelt schluchzte. Jedenfalls habe ich heute Abend Weizsäcker ein schönes Paket gepackt, es war Aurikels großer Wunsch. Von ihr habe ich gelernt, nicht nur Sachen zu verschenken, die ich im Überfluss habe. Sie ist in vielem mir Vorbild – eine unheilige Heilige.«

Drei Wochen später erhält Alice von Platen Antwort aus Breslau:

»Verehrteste Gräfin, ich weiß wirklich kaum, durch welches Verdienst ich zu dieser herrlichen Gabe von unversehrt angekommenen Dingen komme. Ich muss also, abgesehen von der selbstverständlich dankbaren Empfangsbestätigung, Ihnen genauso danken wie man sonst nur der Vorsehung dankt, nämlich im Bewusstsein etwas empfangen zu haben, was man nicht verdient und auch nicht erwidern kann […] Bitte einigen Sie sich mit mir auf jene Sternenfreundschaft, welche die Männer ja immer wörtlich, die Frauen aber immer praktisch verstanden haben. Nur so können Sie mich von der Schuldknechtschaft befreien […] Ich hoffe aber doch, von Ihnen einmal, hier oder dort, noch mehr zu erfahren […] Ihr ganz ergebener Viktor Weizsäcker.«

Umgehend gibt sie EW via Tagebuch Bericht:

»Denk Dir, Weizsäcker hat mir geschrieben und mir seine ›Klinischen Vorstellungen‹ geschickt als Dank für ein Fresspaketchen. Ich habe sehr viel in seinem ›Arzt und Kranker‹ gelesen, und schrieb ihm auch davon. Wenn ich doch mit Dir auch einmal darüber reden könnte, vielleicht wüsste ich dann, ob ich bei der Medizin bleiben sollte oder nicht.«

Dabei hätte ihr gerade Viktor von Weizsäckers Buch als Bestätigung dafür dienen können, dass sie von Beginn an jene wesentliche Grundvoraussetzung für ihren Beruf erfüllt hatte[38], die der Autor so beschreibt:

»Am wichtigsten erscheint mir immer wieder, daß in einer umfassenden Therapie der Arzt selbst sich vom Patienten verändern lässt; dass er die Fülle aller Regungen, die von der Person des Kranken ausgehen, auf sich wirken läßt; daß er sich nicht einengt in das System der Diagnostik […]; daß er nicht nur mit dem objektiveren Sinne des Sehens, sondern mit dem Ich und Du mehr verschmelzenden des Hörens, daß er mit allen seelischen Organen passiv empfänglich sei, nicht nur rezeptiv und dann reaktiv, sondern durch wirkliche Einschmelzung der eigenen Person, durch bewusstes Erleben und dann wieder Hingeben schon jener ersten naturhaften Reaktionen (wie sie jede Sprechstunde von den ersten Augenblicken an enthält) auf Rasse, Geschlecht, politische und soziale Artung, kurz alle jene Sympathien und Antipathien, von denen des Geruchs bis zu den Nuancen seelischer Wahlverwandtschaft. In dieser Bewusstseinsherrschaft über den seelischen Verlauf einer *Beziehung,* in dieser langen und von Fall zu Fall immer neu dargebrachten Kette von Opfern und neuen Einsätzen der Persönlichkeit kann allein das im Arzt erzogen werden, was ihn befähigt, auch die Widerstände zu umfassen und das Wurfziel weit hinauszustecken über den Umkreis der objektiven Heilkunde. Es ist ein großer Irrtum, zu glauben, daß die bewußte Hinwendung zu einer solchen Fülle der Wirklichkeiten eigentlich dasselbe sei wie die allgemeine Bemühung, entgegenkommend, dienstbereit, freundlich und opferwillig zu sein. Solche Eigenschaften haben wenig zu tun mit der Welt von Wirklichkeiten, die sich erschließt, wenn wir mehr und mehr *wissen* von den Tatsachen des Seelenlebens und den Zusammenhängen der Lebensgeschichte und des Lebensquerschnitts im Augenblick der Behandlung. Die Krankengeschichte im naturwissenschaftlichen Sinne nämlich wird erst dann als ein Ausdrucksphänomen der inneren Lebensgeschichte begriffen, wenn auch diese erschlossen ist. Dieser Erkenntnisvorgang [...] setzt voraus, daß der Arzt [den] Zusammenhang äußerer und innerer Lebensgeschichte an sich selbst erfahre und begreife. Sonst wird er oft nicht mehr begreifen, als daß körperliche Krankheiten natürlich auch von ›psychischen Sachen‹ abhängen. Er wird fast immer fehlgreifen, wenn er in dieser Beziehung auf die Suche geht und dabei mit ungeschickten Händen nach einem geläufigen Komplexschema sondiert. [...] Ohne ein deutliches [...] Bewusstsein von dieser so ganz unkausalen Welt wird er die wesentlichen psychischen Momente nicht so sehr aufdecken als aufdrängen. Neue Reaktionen von den ihm unbekannt gebliebenen seelischen Schichten des Patienten aus sind das Resultat, und so wird er ein Spielball der inneren Krankengeschichte, anstatt sie zu beherrschen.«[39]

Ab Herbst 1944 rückt mehr und mehr die sechste Kriegsweihnacht in Alice von Platens Bewusstsein. Dass es die letzte sein wird, erscheint mit jedem neu eintreffenden Flüchtling immer gewisser.

»Ein sehr ruhiger Sonntag. Georg und ich ›arbeiteten‹ zusammen und machten Tonmanderl. Ich habe jetzt Maria, Josef, Hirte + Schaf und scheußliches Christkind. Darf man in Gegenwart eines Kindes eine Krippe machen? Um die Überraschung zu wahren, will ich sie ohne sein Wissen anmalen und auch den Stall ohne ihn machen. Leider kann ich nur sitzende Tiere machen. Mein Hirte hat eine phrygische Mütze auf ist aber sonst ›rozzo[40]‹.«

Tage später rütteln Frontnachrichten sie auf:

»Donnerstag, 19. Oktober 1944: In den Wehrmachtsberichten kommt nun Griechenland öfters vor: wieder hoffe ich auf Nachricht von Dir. Es ist ja wohl töricht, dass ich hoffe, dass Du nicht in Gefangenschaft kommst, sondern das bittere

Ende – oder ist es ein Anfang? – hier erlebst. Auch Eifersucht spielt eine Rolle, ich will Dich nicht schon vor Kriegsende an Deine Frau verlieren. In diesem bitteren Jahre habe ich manches gelernt. Wie gerne würde man die Verständigung mit den ›Feinden‹ erleben und wie viel wäre man bereit, dafür zu tun.«

Am 26. November 1944 vermerkt sie:

»Flüchtlingszüge aus Kroatien, die bei strömendem Regen in ihren Planwagen ankamen. Wir haben ein Lager von 400 in der Schule, aber im Ganzen müssen 300.000 Menschen mindestens unterwegs sein, eine Völkerwanderung.«

Nachdem Alice von Platen und Hilde Lotz gemeinsam Weihnachten mit ihren Söhnen verbracht haben, folgt am 20. Januar 1945 der nächste Tagebucheintrag:

»Die allgemeine Lage sieht so verzweifelt aus, dass man daraus vielleicht die immer größere Unverschämtheit der Behörden erklären kann. Mit ihnen geht es mir schlechter denn je, mit der Arbeit doch etwas besser. Ich habe durch alle Anfeindungen ein gutes Gewissen bekommen, nur wenn ich nach strengstem Maßstab gemessen alles erledigt habe, fühle ich mich wohl in meiner Haut. Wenn die Kräfte nicht reichen, rebelliert die ›gequälte Kreatur‹ – ein widerlicher, halb körperlicher, halb seelischer Zustand.«

Am 7. Februar dann neue Hoffnung: »Inzwischen habe ich wieder Briefe von Dir, mein sehr Lieber. Du bist wieder näher und ich fühle mich nicht mehr so isoliert im Feindesland.« Dann erneut ein »Kicker«-Traum: »Wir wussten, dass er im Juli sterben würde.« Am 17. Februar 1945 schreibt sie:

»Ich war ein bisschen am Ende meiner Kräfte, und wollte legitim zwei Tage im Bett liegen, worauf der brave Körper fieberte und sich elend benahm. Heute war so viel zu tun, dass es nicht mehr ging, also war ich wieder gesund. Das Schlimmste ist, dass man gar keine Heilmittel mehr hat. Mein Instinkt ist immer, mich in einen Winkel zu verkriechen, aber das ist feige. Es gehört viel mehr Können dazu, ohne Heilmittel zu arzten als mit Heilmitteln.«

Anfang März 1945 steht plötzlich Ernst Homann-Wedeking vor ihrer Tür:

»Du warst da, plötzlich und ganz selbstverständlich. Wie fühle ich mich wieder lebendig, die schweren Probleme bleiben wohl schwer, aber lohnend zu lösen.«

Am 5. Mai 1945 erreichen Einheiten der 3. US-Armee Pettenbach. Drei Tage vor der offiziellen Kapitulation des Deutschen Reiches hat für Alice von Platen die Nachkriegszeit begonnen.

7. Der Nürnberger Ärzteprozess

Zwischenjahre 1945–46

Wenige Tage nach dem Beginn der »Winteroffensive« der Roten Armee am 12. Januar 1945 hatte Viktor von Weizsäcker Breslau verlassen, etwa zur selben Zeit begann auch Marion Dönhoffs Flucht aus Ostpreußen. Dresden, Schkeuditz bei Leipzig, Heiligenstadt und Göttingen hießen Weizsäckers Stationen, bevor er im August 1945 nach insgesamt vierjähriger Abwesenheit in Heidelberg ankam. Am 15. August wurde die Heidelberger Universität wiedergeöffnet. Unmittelbar anschließend begann der Dekan der medizinischen Fakultät, Prof. Engelking, sich um einen Lehrstuhl für Weizsäcker zu bemühen. Nachdem sich der Leiter der Medizinischen Klinik, Professor Siebeck, bereit erklärte, Weizsäcker Klinikräume sowie zwei Assistentenstellen zu überlassen, schrieb Engelking am 1. September an den Rektor der Universität, Karl Heinrich Bauer:

»Es handelt sich (bei Prof. von Weizsäcker) [...] um einen Forscher allerersten Rages, der zugleich als hervorragender medizinischer Lehrer bekannt ist [...] Selbstverständlich aber müßte Herr von Weizsäcker als Ordinarius nach hier berufen und mit dem Gehalt eines solchen honoriert werden. Es bietet sich hier der Universität Heidelberg eine einmalige und außerordentliche Chance. Die medizinische Fakultät bittet deshalb, Herrn Prof. von Weizsäcker zu berufen auf einen Lehrstuhl für Allgemeine klinische Medizin.«[1]

Sechs Tage später wandte sich Bauer mit der Bitte an den zuständigen US-»Kommandeur der Sanitätsabteilung«, »die Entlassung des Herrn Professor Dr. von Weizsäcker aus der Kriegsgefangenschaft[2] befürwortend beantragen zu wollen«.[3] Am 6. November 1945 wurde die Professur genehmigt, sodass man umgehend mit der Einrichtung des Lehrstuhls sowie dem Aufbau einer psychotherapeutischen Abteilung beginnen konnte. Weder Karl Heinrich Bauers Rolle während der NS-Zeit[4] noch der später gegen Viktor von Weizsäcker erhobene Vorwurf, als Direktor des Neurologischen Forschungsinstituts in Breslau von den in deren histopathologischer Abteilung vorgenommenen

Gehirn- und Rückenmarksuntersuchungen an etwa 200 Euthanasie-Opfern zumindest gewusst zu haben, werden jemals Gegenstand einer gerichtlichen Prüfung[5] sein. Was Viktor von Weizsäcker in diesen ersten Nachkriegsjahren indessen von der Mehrzahl der deutschen Medizinprofessoren unterscheidet, ist sein aktives Interesse an der Aufklärung der NS-Verbrechen – etwa durch die Publikation »Euthanasie und Menschenversuche«[6] oder die fördernde Unterstützung der Ärzteprozess-Beobachterkommission sowie – nicht zuletzt – die begleitende Unterstützung von Alice von Platens Buchprojekt »Die Tötung Geisteskranker in Deutschland«. Von Weizsäcker selbst wird über seine Rolle während der NS-Zeit später bemerken:

»Man bedenkt wohl nicht, daß ein Kliniker und Forscher seine ganze Kraft auf seine Berufsaufgabe verwenden soll. Aber ich bestreite nicht, daß in der Stunde der Gefahr dieses Argument nicht mehr gilt, und daß ich mit vielen anderen diese Gefahr zu spät ernst nahm und ferner, daß ich ihr dann, als es zu spät war, auch auswich und mich dem Unabänderlichen fügte.«[7]

Während in Heidelberg der Wissenschafts- und Lehrbetrieb wieder in Gang kommt, geht für Alice von Platen die »Odyssee« weiter. Obwohl ihr vier Pettenbacher Mitglieder der »Österreichischen Widerstandsbewegung« am 22. September 1945 »tapferes Verhalten« während der NS-Zeit bescheinigen, ist ihr Verbleib »höheren Orts« unerwünscht. Wörtlich heißt es in dem Dokument:

»Frau Dr. A. von Platen war vom März 1943 bis Kriegsende stellvertretende Gemeindeärztin in Pettenbach Oberösterreich. Sie gehörte zu den ausgesprochenen Gegnern der Partei, was sie trotz persönlicher Unannehmlichkeiten jederzeit durch ihre eindeutige Stellung bewiesen hat. In ihrem weitverzweigten Wirkungskreis kommt dieser Einstellung eine besondere Bedeutung zu, da sie trotz ihrer Stellung bestrebt war, die Härte der Nationalsozialistischen Gesetzgebung unter Kräften auszugleichen, ihre Patienten vor Ausbeutung zu schützen, und allen von ihr behandelten Ausländern sorgfältigste Pflege angedeihen zu lassen. Auf Veranlassung der Ortsgruppenleitung Pettenbach versuchte der damalige Landrat von Kirchdorf an der Krems namens Morawek, Frau Dr. A. von Platen aus ihrem Amt zu entfernen, was nur durch die Ärzteknappheit verhindert wurde. Auf Grund des tapferen Verhaltens der Frau Dr. von Platen gegen den Nationalsozialismus und dessen Elemente danken wir Männer der österreichischen Widerstandsbewegung für ihre weitgehendste Unterstützung als eifrige Mitarbeiterin.«

Mit Genehmigung der US-Militärbehörden reist Alice von Platen noch einmal nach Altaussee, um ein paar Sachen einzupacken, die sie nach Bayern mitnehmen will. Es ist der Moment, da Elisabeth von Platen ihren Enkelsohn erstmals zu Gesicht bekommt. Umgekehrt bekennt nun auch die 70-Jährige, dass sie über Georgs Existenz schon seit Jahren im Bilde ist. Mehr emotionale Nähe als in diesem Moment werden Mutter und Tochter auch künftig nicht zu einander finden. Unterdessen ist Ende September 1945 die Bergung der im Altausseer Salzberg sichergestellten Kunstschätze[8] und deren Abtransport zum US-amerikanischen »Central Collecting Point« in der Münchner Arcisstraße noch längst nicht abgeschlossen. Kurz vor Kriegsende hatten sich Altausseer Bergleute dem Sprengbefehl des für den »Reichsgau Oberdonau« zuständigen Gauleiters August Eigruber widersetzt, indem sie statt der Kunstwerke lediglich die Stolleneingänge sprengten und damit einen bedeutenden Teil des europäischen Kunsterbes – darunter Werke von Vermeer, Van Eyck und Michelangelo Buonarroti – für die Nachwelt und für die ursprünglichen Eigentümer, in der Mehrzahl Museen, retteten. Zur Feststellung der Provenienz der einzelnen Werke hatten die US-amerikanischen Besatzungsbehörden unter anderem den inzwischen 33-jährigen Kunsthistoriker Wolfgang Lotz aus einem Kriegsgefangenenlager bei Remagen nach München beordert. Und so sollten die letzten Bewohner des Torre dei Ramaglianti seit Anfang 1939 sich im Oktober vollzählig in München wiedersehen, wo eine Tante von Hilde sie alle in ihrem Haus im Stadtteil Pasing unterbrachte. In einem Viehwagen hatte Alice von Platen gemeinsam mit ihrem Sohn und ihrer gesamten Habe Österreich verlassen, in einem überfüllten Eisenbahnwaggon ging ihre Reise wenige Wochen später von München ins oberbayerische Staudach weiter. Ende 1945 besteht Alice von Platens einziger beruflicher Wunsch darin, ihre in Oberösterreich begonnene Landarzttätigkeit in Bayern fortsetzen. Nachdem Georgs Vater inzwischen an der Universität Frankfurt am Main eine Assistentenstelle bei Guido Kaschnitz-von Weinberg antrat und sich damit erneut von ihr entfernt hat, steht für die 35-jährige zunächst der Wunsch nach Stabilität und sozialer Sicherheit im Vordergrund. In Staudach, unweit ihrer mit dem Freiherrn Karl Michel von Tüssling verheirateten Nichte Elisabeth,[9] hat sie für sich und Georg eine kleine Bauernhauswohnung gemietet. Doch erweist sich Alice von Platens Bemühen um eine Landarztpraxis in Bayern als ähnlich aussichtslos wie 1942. Neue oder vakante Praxen werden nun bevorzugt kriegsheimkehrenden männlichen Ärzten zugeteilt. Wie schon des öfteren zuvor kommt auch diesmal der entscheidende Impuls zur Veränderung von außen. Seit Ende 1945 bewohnt Aurikel von Raumer eine kleine Mansardenwohnung in Heidelberg. An der Heidelberger Universitäts-Frauenklinik konnte die inzwischen approbierte 26-jährige Ärztin einen Professor für die Betreuung ihrer Doktorarbeit gewinnen. Das Thema »Hyperemesis gravidarum« – deutsch etwa: »Unstillbares Schwangerschaftserbrechen« – hatte ihr

Alice von Platen empfohlen. Als Aurikel von Raumer bei dieser Gelegenheit von den »Landarzt«-Plänen ihres menschlichen und beruflichen Vorbilds erfuhr, war sie darüber derart entsetzt, dass sie im Februar 1946 ihren Ex-Professor und Freund ihrer Eltern, Viktor von Weizsäcker, in dessen Klinik aufsuchte und sich nach einer Anstellungsmöglichkeit für Alice von Platen erkundigte.

Zwei Monate später schreibt Alice von Platen an Ernst Homann-Wedeking:

»Ich habe schon die Zuzugsgenehmigung nach Heidelberg und hoffe auf eine Wohnung im Mai. Natürlich ist es schwerer, hier anzufangen, als etwa in Staudach mit hübscher Wohnung Landpraxis zu machen und den Problemen auszuweichen. Ich neige ja sehr zum Wohlleben und zur Faulheit – bis es eben zuviel ist und das Gehirn nach Nahrung lechzt […] Aurikelchen grüßt, die Treue.«

Nahrung fürs Gehirn wird Alice von Platen in Heidelberg genug finden, allein der Magen muss in den kommenden Monaten mit dem auskommen, was die Ersparnisse und die im Stift Itzehoe angesammelten Beträge hergeben. Ähnlich wie Viktor von Weizsäcker seiner neuen Volontärassistentin keine Anstellung auf Dauer versprechen möchte, kann er ihr auch keine Bezahlung bieten. So muss Alice von Platen am 22. April zum erstenmal seit Florenz mit der Bitte an die Äbtissin des evangelischen Stifts schreiben, ihr das »angesammelte Geld und die monatlichen Überweisungen« bis auf weiteres wieder zukommen zu lassen. Freilich gab es neben der Aussicht auf einen unbezahlten Ganztagsarbeitsplatz in Viktor von Weizsäckers Klinik auch andere Gründe, die Alice von Platens Entscheidung für Heidelberg motivierten. So traf sie hier neben Aurikel von Raumer den im Januar 1946 aus der US-Army ausgeschiedenen[10] Golo Mann, dessen ehemaligen Heidelberger Studienkollegen Dolf Sternberger sowie die inzwischen 18-jährige Stella Curtius wieder, die hier einige Wochen bei Gertrud und Karl Jaspers verbrachte – zwei von Ludwig Curtius' besten Freunden. Vor allem aber liegt Heidelberg nur knapp 90 Kilometer von Frankfurt am Main entfernt – sprich: von Ernst Homann-Wedeking. Nach Staudach zurückgekehrt, schreibt sie ihm am 25. April 1946:

»Ich habe soeben einen Brief von Weizsäcker erhalten, dass er mich ab 1. Mai ›so bald wie möglich‹ erwartet. So werde ich Bayern wahrscheinlich am 7. oder 8. Mai verlassen. Ich bin so glücklich – ein neuer Anfang!«

Mit dem Eintritt in Viktor von Weizsäckers psychosomatische Klinik setzt Alice von Platen den ersten Schritt in ein psychiatrisch-psychotherapeutisches

Berufsfeld, das sich im post-nationalsozialistischen Deutschland in mancher Hinsicht erst neu definieren muss. Darüber hinaus bedeutet Heidelberg für sie in jeder Hinsicht einen »neuen Anfang«, wie sie 1998 im Gespräch mit dem Psychiater und Neurologen Helmut Sörgel rückblickend feststellt:

»Die Umstände in Heidelberg waren […] vielleicht zu schön insofern, als wir vielleicht zu optimistisch in die Zukunft sahen. Es kam uns vor, als ob alle Türen wieder offen waren, man konnte lesen was man wollte, neue, abstrakte Malerei, neue Musik, neue Theaterstücke, neue Bücher, und vor allen Dingen Diskussionen mit vielen verschiedenen Menschen. Es war eine sehr schöne Athmosphäre. (Wir) Assistenten waren öfter bei Weizsäcker eingeladen, was ungeheuer anregend war, und es waren auch Assistenten da, die später bedeutend wurden: Kütemeyer, Paul Christian […] Dieter Janz, Hübschmann.«

Anfang Mai 1946 bezieht Alice von Platen mit Georg eine kleine Wohnung in der Heidelberger Sophienstraße. Während sie tagsüber in der Klinik arbeitet, wird Georg zunächst von Aurikel von Raumer betreut. Indessen hat sich Alice von Platens Beziehung zu EW nach der Rückkehr von Homann-Wedekings Ehefau Betty mit ihrem gemeinsamen Sohn aus England im Frühjahr 1946 rascher als erwartet entschieden. Ohne dass EW sich ihr gegenüber diesbezüglich äußerte, ahnte sie die bevorstehende Wende in ihrer Beziehung. In der Nacht zum 26. April hatte sie einen Alptraum, den sie EW tags darauf so schilderte:

»Ich fuhr im Traum mit frohen Menschen in einem vollen Omnibus. Plötzlich blieb er stehen, denn mitten auf der Straße war etwas Grauenhaftes: ein weibliches Wesen wand sich wie ein Wurm auf der Straße. Ich stürzte aus dem Omnibus, um zu helfen und wusste doch, dass es umsonst sein müsse. Ich beugte mich zu ihr, um sie zu untersuchen, und war ratlos, verwirrt, denn es war ein beinahe nacktes Gerippe, dessen Wirbel vor mir bloß lagen. Man sah in die Brusthöhle, die leer war, Kopf und Beine hatten sich aufgelöst. Aus dem Omnibus hörte ich Lachen, sie hatten schon früher gemerkt, dass es ein totes Ding war. Ich schämte mich etwas meiner ärztlichen Blindheit und des so starken Impulses, doch kehrte ich froh zurück. Ich halte also etwas Totes für lebendig. Ich denke, dieser Traum hat viel mit meinem Leben und auch mit Dir zu tun.«

Zwei Tage später, bei der gemeinsamen Feier ihres 36. Geburtstages mit Ernst und Betty Homann-Wedeking, spürt Alice von Platen, dass beide drauf und dran sind, ihre 1939 unterbrochene Beziehung wieder aufzunehmen, und dass sie sich nun zurückziehen wuss. Als EW ihr Wochen später erklärt, dass er »Abstand brauche«, fühlt sie sich gekränkt. Am 18. Juni schreibt sie: »Ich bin etwas wie Moses, der das Gelobte Land nur von ferne sah. Ich weiß über das Zusammenleben von Mann und Frau, weil ich Dich wirklich liebte.« Im Übrigen verbietet sie sich auch diesmal jegliches Lamento. Stattdessen deutet sie wenige Zeilen später eine mögliche neue berufliche Herausforderung an:

»Am 22. soll die Sache mit Mitscherlich besprochen werden.«

In der Kälte

Viel hatte nicht gefehlt, und Alexander Mitscherlich wäre 1946 nicht Privat-dozent an der Universität Heidelberg, sondern Erziehungsminister im provi-sorischen Bundesland »Großhessen« gewesen. Wer war dieser Alexander Mit-scherlich, was zeichnete ihn vor den Amerikanern als »unbelastet« aus und was ließ ihn nach Meinung der regionalen deutschen Ärztekammern und der Dekane der medizinischen Fakultäten zugleich als den geeigneten Mann für die Leitung der Ärzteprozess-Beobachterkommission erscheinen? Hätten letz-tere den Lebenslauf des Heidelberger Arztes und Psychoanalytikers en detail studiert, so hätten sie die Verlässlichkeit des abgebrochenen Geschichtsstu-denten, Ex-Buchhändlers und Ex-Verlegers mit einem von den »Neuen Nati-onalisten« (1930) bis zur »Heidelberger Aktionsgruppe für Demokratie und freien Sozialismus« führenden politischen Weg im Sinne der erhofften »Rein-waschung« möglicherweise angezweifelt. Erst mit 25 Jahren hatte Mitscher-lich 1933 Medizin zu studieren begonnen, um das Studium ein Jahr spä-ter – Alice von Platen hatte in Berlin soeben ihr »praktisches Jahr« begonnen – wieder zu unterbrechen. 1935 nahm Mitscherlich das Studium wieder auf, erlangte 1939 in Heidelberg seine Approbation und promovierte 1941 am Lehrstuhl Viktor von Weizsäckers mit einer Arbeit zur »Wesensbe-stimmung der synästhetischen Wahrnehmung«. Im März 1946 schließlich wurde Mitscherlich in Heidelberg habilitiert. Und doch galt eine Fortsetzung seiner medizinisch-psychotherapeutisch-psychoanalytischen Laufbahn zu die-sem Zeitpunkt keineswegs als sicher. Schriftsteller hatte der 1908 in eine großbürgerliche Münchner Familie hineingeborene Alexander Mitscherlich werden wollen, weshalb er zunächst Geschichte, Kunstgeschichte und Philo-sophie studierte. Ende der 1920er Jahre träumte er vorübergehend von einer auf die Kunst von Otto Dix, George Grosz, Max Beckmann oder Oskar Ko-koschka gegründeten neuen Gesellschaft, bevor er sich wenig später den um Ernst Jünger, Ernst Niekisch und Ernst von Salomon gescharten »Neuen Na-tionalisten« annäherte und in seiner im Berliner Stadtteil Dahlem eröffneten Buchhandlung deren »nationalrevolutionäre« Schriften vertrieb. 1932 veröffentlichte der Politiker und Publizist Niekisch[11] ein Buch mit dem Titel: *Hitler ist unser Verhängnis*. Obwohl sich die Kernaussage des Buches, dass man den am »rechten« Wählerrand fischenden Nationalsozialisten schon deswegen begegnen müsse, weil sie damit die Weimarer Republik *stärkten*, spätestens am 30. Januar 1933 erledigt hatte, war das Buch auch danach noch im Schaufenster von Mitscherlichs Buchhandlung zu betrachten. Als Mitscherlich an Hitlers Geburtstag darüber hinaus »vergaß«, die Hakenkreuzflagge an seinem Laden zu hissen, geriet er erstmals ins Visier der Gestapo. Dennoch sollten viereinhalb Jahre vergehen, bis Mitscherlich nach der Verhaftung Ernst Niekischs im Herbst 1937 in Nürnberg ebenfalls in Gestapohaft genommen wurde. Unmittelbar nach seiner Entlassung 1938 löste Mitscherlich seine Verbindungen zu Niekisch, um nun entschlossen seinen Werdegang als Mediziner zu betreiben. Durch Viktor von Weizsäckers Schrift *Ärztliche Fragen*, die ihm der Schweizer Psychoanalytiker Gustav Bally ins Nürnberger Gestapo-Gefängnis schickte, war Mitscherlich auf Viktor von Weizsäcker und Heidelberg aufmerksam geworden. Die Faszination war gegenseitig. Von Weizsäcker band den 31-Jährigen in seine wissenschaftliche Arbeit ein und lehrte Mitscherlich die Anwendung psychotherapeutischer Verfahren. 1941 wurde Mitscherlich auf Betreiben seines Mentors für den Kriegsdienst unabkömmlich gestellt. Nachdem er sich bereits vor Kriegsende dem »Heidelberger Widerstandskreis« um Karl Jaspers, den Soziologen Alfred Weber und den Publizisten Dolf Sternberger angenähert hatte, stürzte Mitscherlich sich unmittelbar nach dem Krieg in eine Vielzahl von Aktivitäten, publizierte, hielt Vorträge und fand sich unversehens auf einer US-amerikanischen »weiße Liste« »politisch Unverdächtiger« wieder. So beriefen ihn die Militärbehörden schon im Mai 1945 als Ressortchef für »öffentliche Gesundheitspflege« in die neu gebildete Regierung »Saarland-Pfalz-Hessen«, wo Mitscherlich nun für die Versorgung der Bevölkerung mit Lebensmitteln und Kleidern zuständig war. Als die linksrheinischen Gebiete kurz darauf an Frankreich abgetreten wurden, endete Mitscherlichs politische Laufbahn nach nur sieben Wochen. Ein Angebot der Amerikaner, Erziehungsminister im neu gebildeten Land »Groß-Hessen« zu werden, lehnte er zugunsten der Fortsetzung seiner Universitätskarriere ab. Dass man ihn seitens der Besatzungsmacht hoch achtete, hatte ihn unterdessen gegenüber den »belasteten« Kollegen in eine vorteilhafte Position gebracht, schien doch seine Stimme in den anstehenden Entnazifizierungsverfahren Gewicht zu haben. Am 3. Mai 1946 hielt Mitscherlich den Zeitpunkt für gekommen, um beim Dekan der medizinischen Fakultät Heidelberg den Antrag auf ein eigenes »Institut für Psychotherapie« einzureichen. Doch statt des erhofften akademischen Karrieresprungs erfolgte der Karriereknick. Ausgerechnet Karl Jaspers argumentierte in einem Gutachten gegen das von Mitscherlich angestrebte Institut. Der Versuch Viktor von Weizäckers, eine Bresche zugunsten seines Schützlings zu schlagen, führte zu einem aus Mitscherlichs Sicht unbefriedigenden Kompromiss. So fand sich der inzwischen 38-Jährige unversehens zwischen allen Stühlen wieder und dachte ernsthaft darüber nach, seinen abgebrochenen Weg als Autor und Verleger wieder aufzunehmen, als ihn im Frühsommer 1946 der Ruf des großhessischen Ärztekammerpräsidenten Carl Oelemann zur Bildung einer Beobachterkommission für den ab Spätherbst vorgesehenen Nürnberger Ärzteprozess erreichte.

Nachdem im November 1946 die meisten Universtätsdekane der Kommission zugestimmt hatten, war am Ende nur mehr das US-amerikanische Militärgericht von der Notwendigkeit einer deutschen Beobachterkommission zu überzeugen. Dass man dabei kaum dieselben Argumente bemühen konnte wie gegenüber den deutschen Universitätsdekanen, verstand sich von selbst. Hatte man jene zu ihrem »Ja« bewegt, indem man versprach, »generalisierenden Zweifeln an der moralischen Qualität der Ärzteschaft und der Art der wissenschaftlichen Forschung« begegnen zu wollen, welche »geeignet« seien, »die ärztliche Tätigkeit ihrer notwendigen Vertrauensbasis zu berauben«,[12] so rückte man in der Petition an das Militärgericht den Gedanken an die ethischen Schlussfolgerungen des Prozesses für die deutsche Ärzteschaft in den Vordergrund:

»The result of the proceedings will be most important for the German Union of Physicians not only from the ethical point of view but also in consideration of the human and scientific side.« – »Das Ergebnis des Verfahrens wird für die deutschen Ärztekammern nicht nur aus ethischer Sicht, sondern auch im Hinblick auf die menschliche und wissenschaftliche Seite höchst bedeutsam sein.«[13]

Dennoch ist der Status der sechs nach Nürnberg angereisten Beobachter auch am Morgen des 9. Dezember – dem Tag des Prozessbeginns – nicht geklärt. Um einen eventuellen Verdacht des Militärgerichts hinsichtlich einer nach dem »Krähenprinzip« agierenden Kommission zu zerstreuen, hat Alexander Mitscherlich an diesem Montagmorgen einen eilig auf englisch und deutsch verfassten, ergänzenden Antrag an das US-Militärgericht nachgereicht. Darin heißt es:

»Ich bitte es deshalb zu verstehen, dass die deutschen Universitäten und praktischen Ärzte das grösste Interesse haben durch einen offiziellen Beobachter aus ihren eigenen Reihen sich unterrichten zu lassen. Auf diesem Wege dürfte es am eindrucksvollsten möglich sein, die verbrecherischen Handlungen ins Bewusstsein der in Forschung und Praxis tätigen Ärzte zu bringen und sie zu einer erneuten Auseinandersetzung mit den ethischen Voraussetzungen ihres Berufes zu veranlassen, der durch die Angeklagten so schwer belastet ist.«[14]

Um ihre Argumentation zu stützen, versprachen Oelemann und Mitscherlich dem Militärgericht die Publikation aufklärender Prozessberichte in Fach- und Publikumszeitschriften. Die Zusicherung effizienter Öffentlichkeitsarbeit war im November auch an die Universitätsdekane ergangen – allerdings mit der Begründung, dass nur so das Vertrauen der Bevölkerung in das anständige Gros der deutschen Mediziner-Riege gesichert werden könne.[15] Wie hätte Alexander Mitscherlich ahnen sollen, dass ihm der unlösbare Konflikt zwischen ersterem und letzterem Anspruch das Leben und die Karriere für mehrere Jahre verdunkeln würde.

Anders als in Heidelberg hat Alice von Platen bei ihrer Ankunft in der mittelfränkischen Metropole nicht das Gefühl von einem Neubeginn, sondern von »Endzeit«. Allein die winterliche Eiseskälte vermittelt den Eindruck, als sei die Stadt der ehemaligen »Reichsparteitage« der Kältepol des zerrissenen Landes. Auch der Besuch des Christkindlesmarktes zu Füßen der teils zerstörten Frauenkirche, mit wenigen Bratwurstständen, bescheidenen Verkaufshütten, selbst gezogenen Wachskerzen, am heimischen Herd gebackenem Margarinegebäck, Strohsternen und aus Papier gefalteten Engeln, vermag das klamme Unbehagen nur kurzzeitig zu zerstreuen. Fragen plagen sie: Wie wird Georg im Heidelberger Kinderheim mit der Trennung zurecht kommen? Erst in fünf Tagen wird sie wieder in Heidelberg sein – Tage, von deren Verlauf sie nicht die geringste Vorstellung hat. Wie die meisten anderen Kommissionsmitglieder ist Alice von Platen in einem Jahrhundertwende-Klinkerbau in unmittelbarer Nachbarschaft des Nürnberger Schlachthofs untergebracht. Auch der Name der Pensionsgaststätte – »Zum Schlachthof« – wirkt auf die Logiergäste kaum motivierend. Dennoch verursachen die bevorstehenden Übernachtungen im ungeheizten Zimmer Alice von Platen kaum Kopfzerbrechen. Stand ihr Leben nicht schon immer unter dem Gebot, sich auf das Notwendigste zu beschränken? Abgesehen davon verdient sie in Nürnberg erstmals seit Pettenbach wieder Geld – vorausgesetzt, sie bleibt in der Kommission.

Am 9. Dezember 1946 haben sich die Mitglieder der deutschen Beobachterkommission rechtzeitig vor Prozessbeginn um 9 Uhr morgens vor jenem grauen Gerichtsgebäude an der Bärenschanzstraße 72 eingefunden, in dem erst wenige Wochen zuvor die Urteile im so genannten »Hauptkriegsverbrecherprozess« gesprochen wurden. Göring, Ribbentrop, Kaltenbrunner und

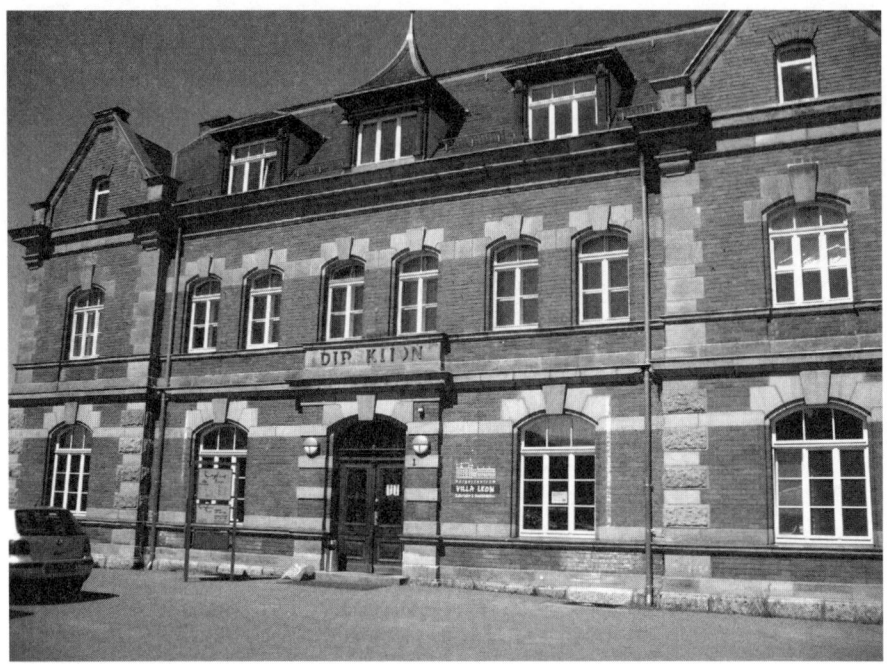

Abb. 12: Ehemaliges »Wirtshaus zum Schlachthof«. Hier waren Alice von Platen und Fred Mielke während des Nürnberger Ärzteprozesses untergebracht. Die Wirtsstube befand sich im Erdgeschoss.

acht weitere zum Tod durch den Strang verurteilte NS-Größen sind Geschichte, ihre Asche – ein vorläufig gehütetes Geheimnis – ist längst in einem Seitenarm der Isar aufgelöst.

»On account of this most important task« – »In Anbetracht dieser wirklich wichtigen Aufgabe«, hat Alexander Mitscherlich bereits früh am Morgen die dringendsten Anliegen der Kommission gegenüber dem Militärgericht zum Ausdruck gebracht, »wäre ich zu grösstem Dank verbunden, wenn mir und den Mitgliedern der Kommission folgende Hilfen gegeben würden:
1. Die Möglichkeit, regelmässig an den Verhandlungen teilnehmen zu können [...]
2. Die Überlassung der Copien der Dokumente, die der Anklage zugrunde liegen (Dokumentenbücher, etc.) sowie der täglichen Protokolle, wie sie der Verteidigung und Presse ausgehändigt werden [...]«.[16]

Ergänzend hatte Mitscherlich um Plätze »für wenigstens 2–3 Mitglieder« gebeten, »die eine genaue physiognomische Beobachtung der Angeklagten erlauben«. Während die 23 Angeklagten aus ihren rückseitig des Justizgebäudes

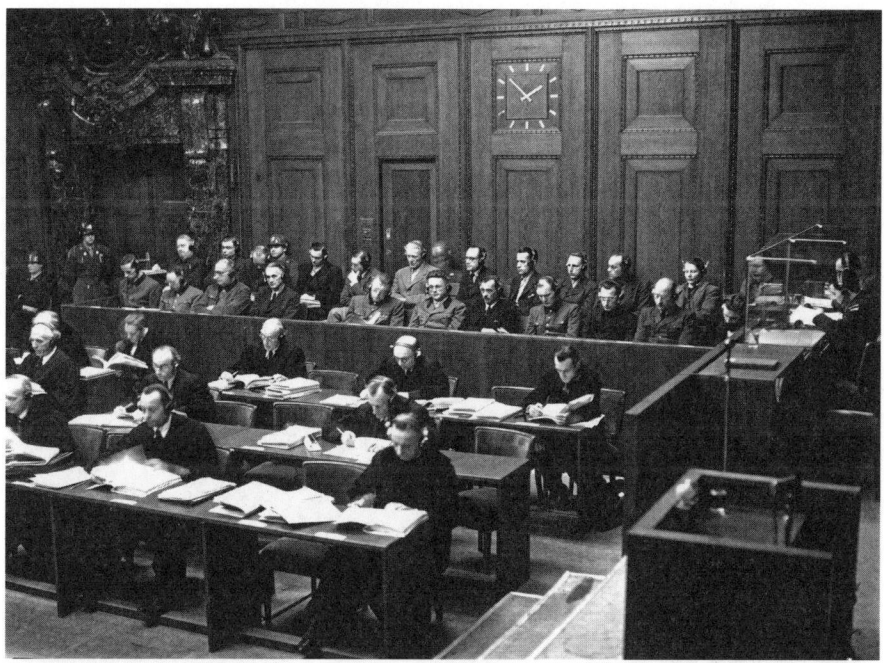

Abb. 13: Die 23 Angeklagten des Nürnberger Ärzteprozesses. In der vorderen Reihe ganz links: der Hauptangeklagte Karl Brandt. Dahinter (Dritter von links) mit gesenktem Kopf sitzend: der ehemalige Oberdienstleiter in der »Kanzlei des Führes«, Viktor Brack. Hinten rechts: die einzige weibliche Angeklagte des Prozesses, Herta Oberheuser.

gelegenen Gefängniszellen in den zweiten Stock hinauf geführt werden, um im Gerichtssaal 600 auf den Anklagebänken Platz zu nehmen, ergeht die Erlaubnis des US-Militärgerichts an die deutsche Ärztekommission, auf der auf Dachgeschossebene errichteten Empore Platz zu nehmen. Mitscherlichs Bitte um Aushändigung der Protokolle und Möglichkeiten zur »physiognomischen Beobachtung« der Angeklagten ist dagegen noch nicht entschieden. Vorbei an mehreren Militärwachtposten führt der Weg der sechs Kommissionsmitglieder über sechs Haupttreppen und zwei Differenztreppen auf insgesamt 92 Steinstufen hinauf zu ihren Beobachterplätzen. Noch immer hat niemand von ihnen eine Vorstellung davon, um welche Medizinverbrechen es in den kommenden Wochen oder Monaten in dem zu ihren Füßen gelegenen, bis auf den letzten Sitz gefüllten Gerichtssaal 600 geht. Wird hier, wie von Teilen der Öffentlichkeit unterstellt, nach »US-Siegerjustiz« verhandelt oder wird das Verfahren ähnlich fair ablaufen wie der unter alliierter Gerichtshoheit abgelaufene Hauptkriegsverbrecherprozess?

»Es ist wohl notwendig, dass wir uns auch als Ärzte die Bedeutung der Tatsache klarmachen, daß es Ärzte sind, die jetzt des Mordes und der Organisation des Massenmordes vom amerikanischen Militärgericht angeklagt sind.«[17]

Am Abend des 9. Dezember fasst Alice von Platen ihre Eindrücke vom ersten Prozesstag tagebuchartig in Worte.

»Der erste Eindruck der 23 Angeklagten ist zwiespältig: wir stellen mit Erschrecken fest, daß es Durchschnittsgesichter sind, keine äußeren Merkmale unterscheiden diese 23 Menschen von uns allen […] Es ist unfaßbar, was von Menschen an Mitmenschen vorgenommen wurde, doch steht eines fest: Das ist geschehen, ist in unserer Mitte geschehen.«[18]

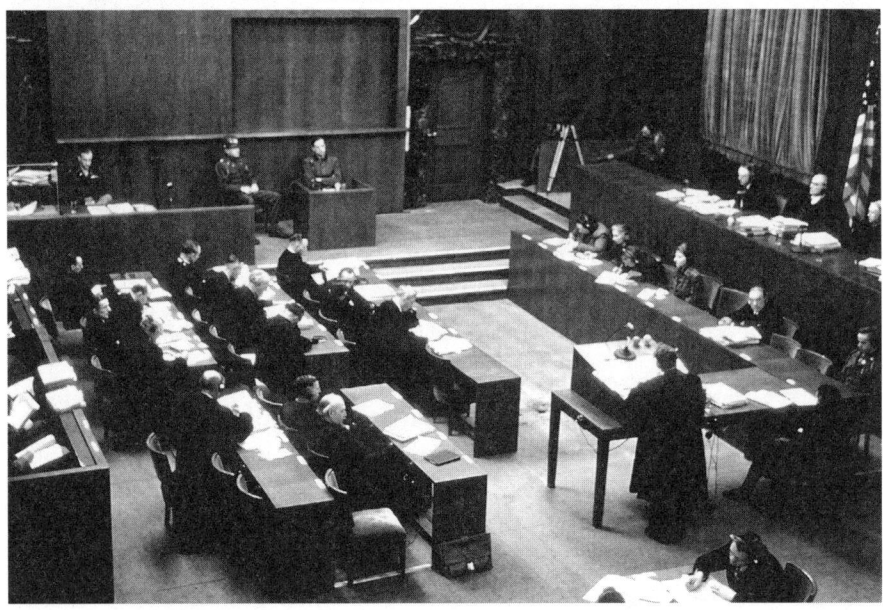

Abb. 14: Blick von der Empore in den Schwurgerichtssaal. Ganz rechts die Richter, davor die Anklagevertreter. Ihnen gegenüber die Verteidiger, dahinter (ganz links) die Bänke mit den Angeklagten. Im Zeugenstand ganz hinten: der Hauptangeklagte Karl Brandt.

Von ihren Plätzen auf der Empore aus überblicken die Prozessbeobachter das komplette Geschehen im rundum holzverkleideten Schwurgerichtssaal. Auch die zur Straße weisenden Fenster an der rechten Wandseite sind mit dunklem Holz verschalt. Unmittelbar vor dieser Wand hat das vierköpfige Militärgericht unter Vorsitz des 38-jährigen Juristen und Brigadegenerals Telford Taylor Platz genommen, davor die von dem 28 Jahre alten James Michael McHaney angeführten Anklagevertreter. Vis-à-vis der Empore und der darunter gelegenen Zuschauertribüne befindet sich der Zeugenstand. Entlang der linken Wandseite – sprich: gegenüber Richtern und Anklägern – sind die 23 Angeklagten in zwei Sitzreihen platziert, vor ihnen – an Tischen sitzend – die Verteidiger. Einige Angeklagte tragen Uniformen ohne Rangabzeichen, die meisten sind in unauffälliges Grau gekleidet. Wie die Verteidiger tragen auch die meisten Zuschauer und Pressevertreter Kopfhörer, um dem Prozessverlauf per Simultanübersetzung zu folgen. Alice von Platen wie auch Alexander Mitscherlich bedürfen dieser Hilfe nicht. Alle sechs Mitglieder der Ärztekommission sind bereit, mitzuschreiben und ihre Eindrücke zu notieren. So rasch wie möglich soll der erste Prozessbericht in einer Ärztezeitschrift erscheinen. Am 10. Dezember nimmt Alice von Platens tagebuchartiger Bericht erstmals auf das Prozessgeschehen Bezug:

»Heute wurden die selbstverfassten Lebensläufe der Angeklagten verlesen, im wesentlichen eine lange Liste militärischer Ränge und Parteiämter. Dahinter verbirgt sich das wirkliche Leben dieser Männer, von denen manche im Glauben gewesen sein mögen, ihrem Vaterland einen Dienst zu erweisen, wenn sie an KZ-Häftlingen Versuche vornehmen ließen.«[19]

Auch am 11. Dezember 1946 mischen sich in Alice von Platens Bericht eigene Überlegungen:

»Während die monotone Stimme des Anklägers Dokumente und Berichte verliest, hat die Phantasie Zeit, sich das Los der unzähligen KZ-Häftlinge vorzustellen: außer der Tötung von Geisteskranken im Rahmen des Euthanasieprogramms sind alle Tötungen […] an KZ-Häftlingen vorgenommen worden.«[20]

Nach und nach fließen Namen und konkrete Tatbestände in Alice von Platens Bericht ein. Nach Sigmund Rascher, einem Günstling Himmlers, der sich durch ebenso sinnlose wie stets tödlich endende Höhen- und Unterkühlungsversuche hervortat, bevor er kurz vor Kriegsende auf Geheiß seines Mentors erschossen wurde, ist Wolfram Sievers der erste Nürnberger Angeklagte, den Alice erwähnt. Der 41-jährige Ex-Chef der SS-Forschungs- und Lehrgemeinschaft »Ahnenerbe« sitzt – von Alice von Platen aus gesehen – am hinteren Ende der vorderen Reihe und folgt dem Prozess mit ähnlich unbewegter Miene wie die übrigen Angeklagten:

»Er gehörte zu den Menschen, die nichts anderes als die nationalsozialistische Ideologie kannten. Sein ausführliches Tagebuch ist erhalten, vor unseren Augen rollt der Leerlauf einer Vielgeschäftigkeit und pseudowissenschaftlichen Betriebsamkeit ab.«[21]

Bereits nach wenigen Prozesstagen sind die sechs Mitglieder der deutschen Ärztekommission in einen stringenten Arbeitsrhythmus eingesponnen. Ab neun Uhr morgens wohnen sie auf der Empore dem Prozess bei. Mittags kön-

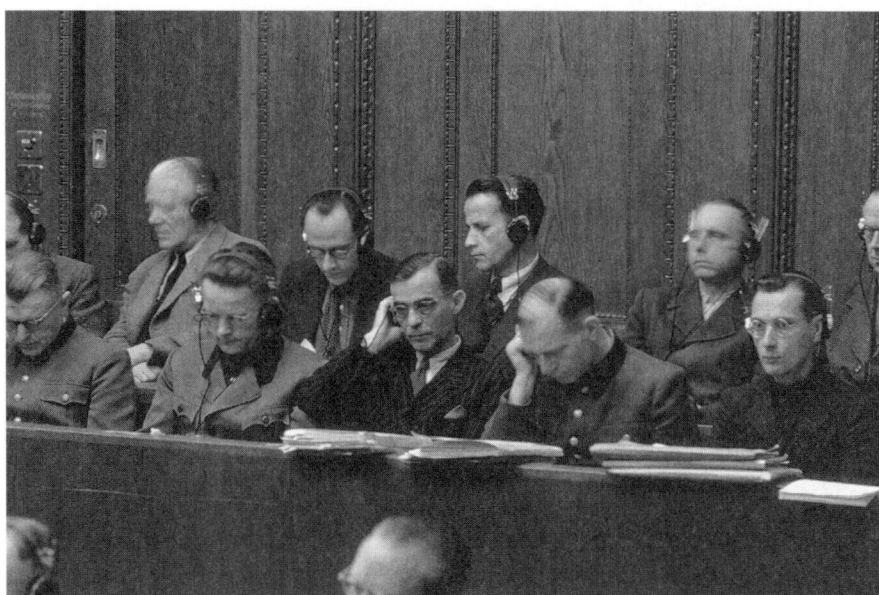

Abb. 15: Elf der Angeklagten, darunter der ehemalige »Leibarzt« Heinrich Himmlers, Prof. Dr. Karl Gebhardt (vordere Reihe, 2. v. l.), der ehemalige Chef des Hygiene-Instituts der Waffen-SS, Prof. Dr. Joachim Mrugowski (vordere Reihe, 2. v. r.) und der ehemalige persönliche Referent Himmlers im Persönlichen Stab des Reichsführers SS, Dr. Rudolf Brandt (vorne ganz rechts). Alle drei wurden in Nürnberg zum Tode verurteilt.

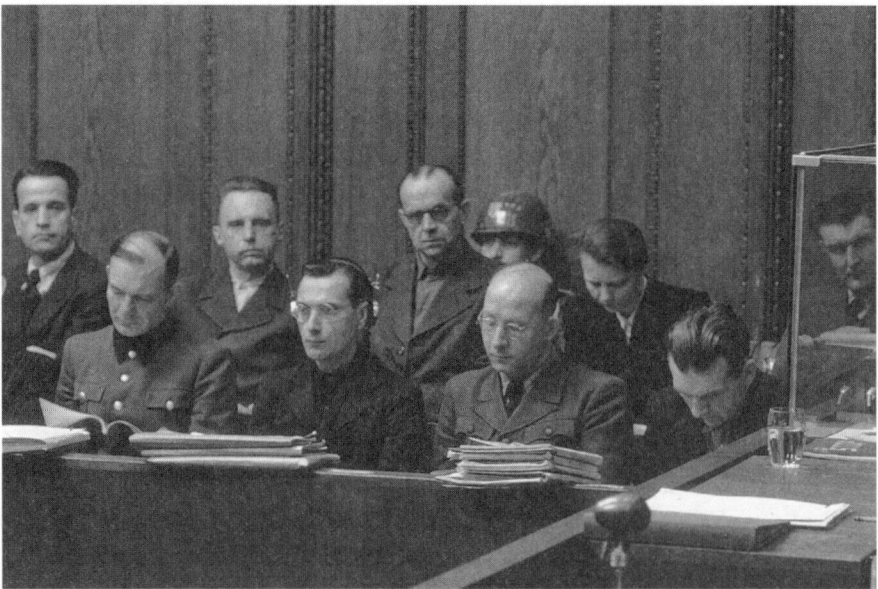

Abb. 16: Neun der Angeklagten, darunter der ehemalige Generalsekretär der »Gesellschaft Ahnenerbe«, Wolfram Sievers (vorne rechts) und die ehemalige Lagerärztin im KZ Ravernsbrück, Herta Oberheuser (dahinter),

nen sie sich in der US-Gerichtskantine mit Büchsenfleisch und anderem verköstigen lassen. Dort erhalten sie meist eine Abschrift der Prozessdokumente des Vortags überreicht. Um diese zu exzerpieren oder abzutippen, bleibt ihnen der Nachmittag und der Abend. Schon in der ersten Woche äußert Alice von Platen sich kritisch zum Prozessverlauf. Warum, so fragt sie im Kollegenkreis, sind in Nürnberg bis auf wenige Ausnahmen »nur« so genannte »Schreibtischtäter« angeklagt? Warum werden hier nicht auch jene zur Rechenschaft gezogen, die diese Verbrechen unmittelbar durchführten, sie still geschehen ließen oder verantwortlich leiteten? Warum sitzt beispielsweise auf der Anklagebank nicht ihr einstiger Potsdamer Chef Professor Hans Heinze? Gab nicht das, was sie 1935 an ihrem ersten Arbeitsplatz mitbekam, gleichsam den Auftakt für vieles, was in Nürnberg zur Verhandlung steht? Und schließlich: Warum kommt der als »Euthanasie« (=Gnadentod) verkleideten Tötungsaktion in der Aklageschrift nur eine vergleichsweise nebengeordnete Rolle zu?

Am Freitagnachmittag der ersten Prozesswoche verabschieden sich die sechs Kommissionsmitglieder ins Wochenende. Die nächtliche Rückfahrt nach Heidelberg im ungeheizten, abgedunkelten Eisenbahnabteil geben Alice von Platen einen Eindruck von der Stimmung »draußen«. Was sie denn so mache, wird sie gefragt. Als sie wahrheitsgemäß antwortet, wird Volkes Stimme laut: Eine »Schweinerei« dieser Prozess! Ausgerechnet gegen die Ärzte, die sich im Krieg so sehr für die Bevölkerung eingesetzt haben! »Nestbeschmutzer« jene Deutschen, die daran teilhaben![22] In Heidelberg bleibt Alice von Platen zwischen Freitag Abend und Sonntag Vormittag nur wenig Zeit mit ihrem Sohn. Nolens volens verbringt sie die meiste Zeit mit den Beobachterkollegen in Viktor von Weizsäckers Privatwohnung. Der Ordinarius für Allgemeine Klinische Medizin und Mentor der Ärztekommission interessiert sich lebhaft für jedes Prozessdetail. Sein Aufsatz zum Thema »Euthanasie und Menschenversuche« soll in der ersten Ausgabe der von Alexander Mitscherlich geplanten Fachzeitschrift *Psyche* erscheinen. Mitscherlich selbst wird vorerst nur bis Weihnachten in Nürnberg anwesend sein. Bis dahin sollen sämtliche Fragen mit der Presseabteilung des US-Militärgerichts geklärt sein, desgleichen die endgültige Zusammensetzung der in Nürnberg verbleibenden Kommission. Neben dem Frankfurter Arzt Friedrich Jensen, dessen weitere Teilnahme davon abhängt, ob ihm die Militärbehörden die Benutzung des »aliierten Zuges« von und nach Nürnberg gestatten, stehen inzwischen zwei weitere Kommissionsmitglieder auf der Kippe.

Am Montagmorgen des 16. Dezember geht der Prozess weiter. Der Schock über das Ausmaß der Medizinverbrechen wird durch die kalte Gerichtsatmosphäre und die um Objektivität bemühte Prozessführung allenfalls geringfügig gemildert. Umso unmittelbarer wirkt das Geschehene auf die Beobachter, wenn sie abends die Protokolldetails abschreiben. Bei Minustemperaturen lässt es sich in den ungeheizten »Schlachthof«-Zimmern unmöglich schreiben, so versammelt man sich in der lärm- und raucherfüllten Wirtsstube, um die Arbeit in einer Ecke möglichst unbeachtet zu Ende zu bringen.

»Das Grauen der Vortage, das die Rascherschen Höhen- und Unterkühlungsversuche und seine Sektionsberichte auslösten, verblasst vor dem Leiden ganzer Völker, die nach Plänen der leitenden Staatsmänner ausgerottet werden sollten.«[23]

So schreibt Alice von Platen am Abend des sechsten Prozesstages. Es mag einen Moment lang entlasten, das eine oder andere Detail mit den Kollegen zu diskutieren, doch dann ist man wieder mit sich und den Prozessdetails allein:

»Eine andere Methode wurde von dem Frauenarzt Clauberg empfohlen und ausgearbeitet: Er spritzte Frauen eine Reizlösung in die Gebärmutter und konnte mit 10 Gehilfen ungefähr 1000 Frauen am Tag sterilisieren, ohne Verdacht zu erregen.«[24]

Auch Kommissionsleiter Alexander Mitscherlich arbeitet bis spät in die Nacht. Am selben Abend schreibt er an den Initiator, Auftraggeber und Finanzier der Ärztekommission, Carl Oelemann: »Die Fragestellungen, die sich ergeben, – vor allem auch im Hinblick auf die Berichterstattung für die Fachpresse – sind so vielseitig, daß ich doch bitten möchte, die Kommission sechsköpfig zu belassen. Möglicherweise werde ich Frau Dr. von Platen oder Herrn Dr. Spamer austauschen; dies werde ich noch vor meiner Abreise klären.«[25] Seit Alice von Platen sich am vergangenen Wochenende in Heidelberg kritisch über den Prozessverlauf äußerte, hat Alexander Mitscherlich offenbar Zweifel an der bedingungslosen Unterordnungsbereitschaft der einzigen Frau in der Kommission.

Der Fußweg vom »Schlachthof« zum Schwurgerichtsgebäude ist in etwa 20 Minuten bewältigt. Pünktlich ab neun Uhr sitzen die Beobachter wieder auf der Empore und versuchen, aus den Worten und dem Verhalten der Angeklagte Rückschlüsse zu gewinnen, die das Geschehene begreiflich machen. Doch in deren Gesichtern findet sich nicht die mindeste Regung. Von Rührung, Reue oder gar Trauer keine Spur. Würde man jedem einzelnen von ihnen auf der Straße begegnen, fiel er einem nicht auf. Der Unauffälligste sitzt auf dem dritten Platz der hinteren Reihe. Ein schmächtiger, grauer Mann mit Brille. 42 Jahre alt. Name: Viktor Brack.

»Ein Verwaltungsbeamter aus der Kanzlei des Führers, war der Organisator des sogenannten Euthanasieprogramms, nach dem unnütze Esser, Geisteskranke und Altersschwache auf Veranlassung Hitlers getötet wurden.«[26]

Allein der gerichtsferne Begriff »unnütze Esser« verrät die Verachtung, die Alice von Platen für Erfüllungsgehilfen vom Schlage Viktor Bracks empfindet. Ansonsten hält sie sich streng an Mitscherlichs Vorgaben: so objektiv wie möglich – nicht mit irgendeiner Reaktion des Schocks oder der Missbilligung.

Indes werden nur drei Angeklagte sich ähnlich nachhaltig in Alice von Platens Erinnerung einprägen wie jener »kleine Bürokrat«, in dessen Erscheinung die »Banalität des Bösen«[27] musterhaft zum Ausdruck kommt. Es sind dies der 49-jährige Karl Gebhardt, Medizinprofessor, »Begleitarzt« Heinrich Himmlers, Chefarzt der SS-Heilanstalten Hohenlychen und unmittelbar verantwortlich für so genannte »Medizinversuche« an KZ-Häftlingen; sodann Gebhardts chirurgische Assistentin und einzige weibliche Angeklagte in diesem Prozess, Herta Oberheuser (35) sowie der Hauptangeklagte Karl Brandt, ehemaliger »Begleitarzt des Führers« und verantwortlich – unter anderem – für die »Aktion T4«.[28] Als Hauptangeklagter sitzt Brandt auf dem Eckplatz der vorderen Reihe Alice von Platen am nächsten. Nur wenige Meter trennen sie von dem Mann, der jene Tötungsaktion verantwortete, von der sie in Pettenbach eine Ahnung erhielt, und deren Ausmaß nur wenige Eingeweihte kannten. Kaum merkliche Bewegungen der Wangenknochen sind die einzigen Regungen in der Miene des 42-Jährigen. Aufrechte Körperhaltung, militärisch knapp gefasste Antworten und straff gescheiteltes Haar vermitteln den Eindruck nach Vorschrift geschniegelter Loyalität – früher zum »Führer«, heute gegenüber der Autorität des US-Militärgerichts. Die von Alexander Mitscherlich angedachte Beobachtung der Angeklagten zum Zweck einer »Deutung« würde so gesehen bereits an der steinernen Ausdruckslosigkeit des Hauptangeklagten scheitern.

Wie bei keinem anderen Angeklagten drängt sich für Alice von Platen bei dem gelernten Chirurgen Karl Brandt unwillkürlich der Vergleich mit ihrem eigenen ärztlichen Werdegang auf. 1929 war Brandt zum Arzt approbiert worden, bevor er seine Anfangsstellung als Assistenzarzt in einer Knappschaftsklinik antrat. Was mochte alles dazu beigetragen haben, dass der in »geordneten« bürgerlichen Verhältnissen aufgewachsene Offizierssohn zehn Jahre später alle ärztliche Ethik kompromittierte und zu einem der Hauptverantwortlichen der unter dem Tarnnamen »T4« durchgeführten NS-Massentötungsaktion wurde? War es allein die persönliche Ausstrahlung des »Führers«, die den jungen Chirurgen in dessen Bann zog? Hatte die unmittelbare Nähe zum Machtzentrum, die Brandt außerhalb der NS-Hierarchie stellte, alle eventuell aufkeimenden Bedenken korrumpiert? Oder war Karl Brandt – wie er behauptet – tatsächlich durchdrungen von der Vorstellung eines »Volkskörpers«, aus dem man die »kranken Teile« herausschneiden

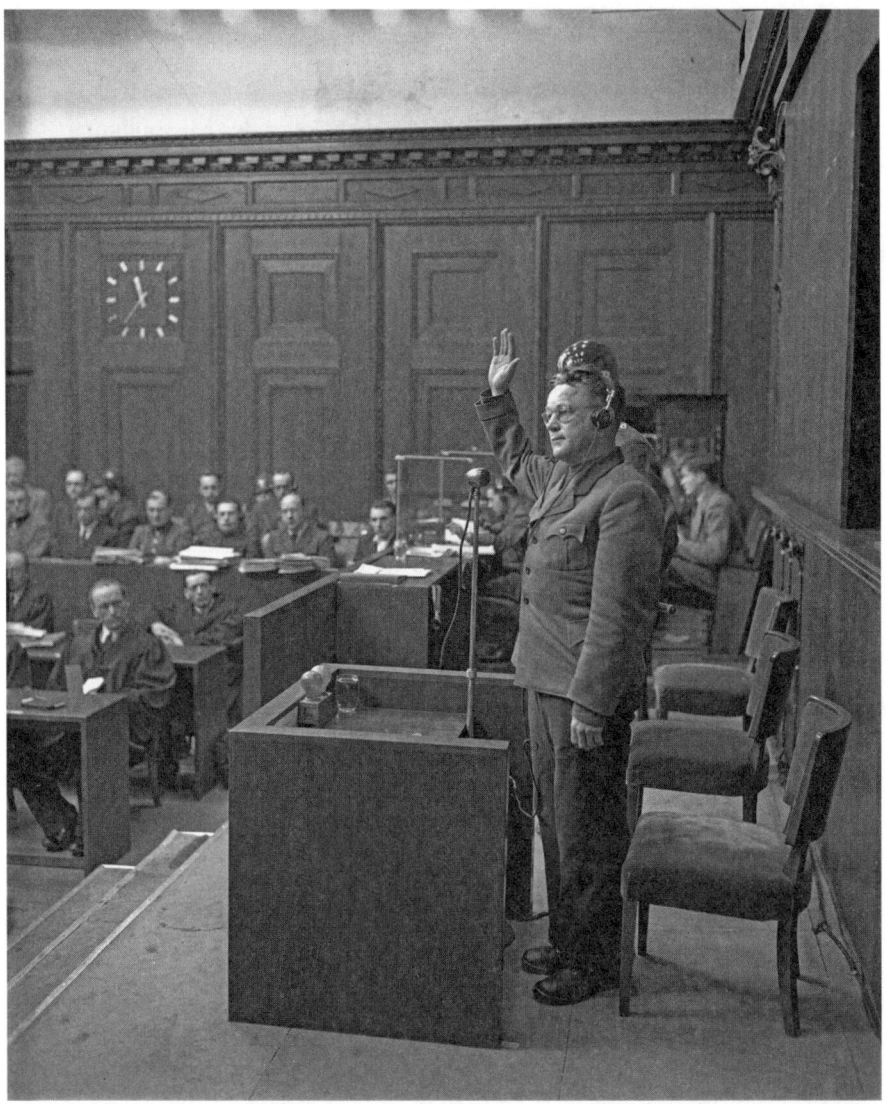

Abb. 17: Prof. Dr. Karl Gebhardt, ehemaliger Chefarzt der SS-Heilanstalten Hohenlychen, Beratender Chirurg der Waffen-SS und Oberster Kliniker im Stab des Reichsarztes-SS bei der Vereidigung vor dem Nürnberger Schwurgericht.

müsse, um das Ganze »gesund« zu erhalten? Dass er nicht einmal in jenem Moment zu Hitler auf Distanz ging, als dieser ihn – einer Intrige seines Leibarztes Theo Morell folgend – am 16. April 1945 zum Tode verurteilte, worauf Brandt sein Überleben nur dem von Himmler persönlich angeordneten Vollstreckungsaufschub verdankte, bleibt ein weiteres Rätsel. So wird Alice von

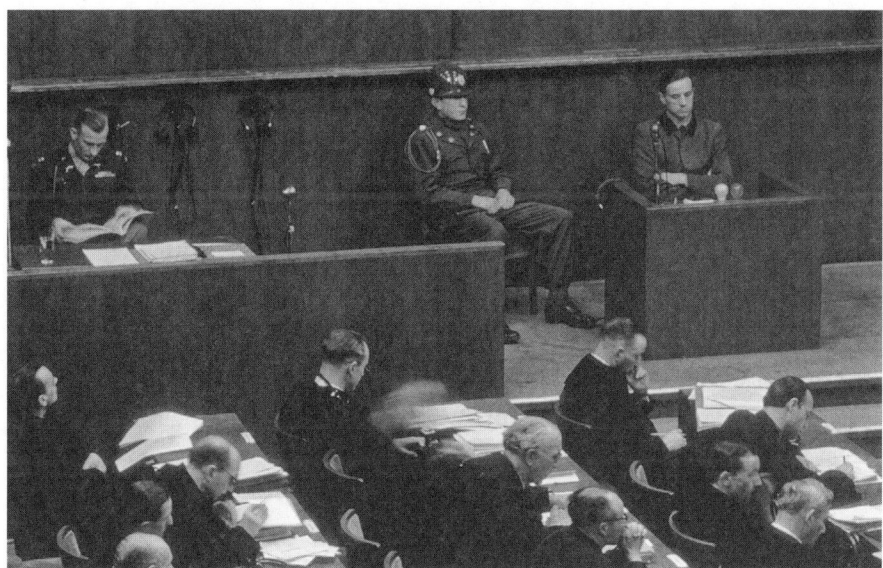

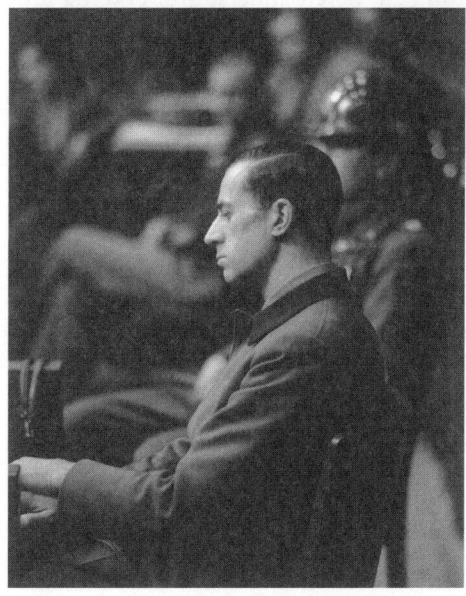

Abb. 18 und 19: Der Hauptangeklagte Prof. Dr. Karl Brandt, »Begleitarzt« und »Euthanasiebeauftragter« Hitlers, Leiter der »Aktion Brandt«,[29] Reichskommissar für das Sanitäts- und Gesundheitswesen und Sonderbeauftragter für chemische Kriegführung.

Platen von Prozesstag zu Prozesstag zunehmend bewusst, dass der Mann, dessen rechte Profilseite sie täglich von morgens bis mittags vor sich sieht, zu den Todgeweihten dieses Prozesses zählt.

Am 19. Dezember stehen die so genannten »Sulfonamid-Experimente« zur Verhandlung. Als Zeuginnen geladen sind jene polnischen Frauen im Alter zwischen 26 und 41 Jahren, die diese Experimente überlebt haben. 1941 wurden sie in ihrem Heimatland von der Gestapo verhaftet und später nach Brandenburg ins Frauen-Konzentrationslager Ravensbrück deportiert. Auf Anordnung des in Nürnberg angeklagten Professors Karl Gebhardt und unter Mitwirkung der mitangeklagten Ärztin Herta Oberheuser wurden den Frauen ohne ihr Wissen Wundinfektionen durch Verschmutzung beigebracht. Der vorgebliche Zweck bestand darin, die antiseptische Wirkung von Sulfonamid zu testen. Die Perversion dieses Vorgangs erfuhr eine Steigerung durch den Umstand, dass es Gebhardt aus binnenpolitischen Gründen innerhalb der in konkurrierende Lager gespaltenen SS-Ärzteschaft in Wahrheit darum ging, die *Wirkungslosigkeit* des Sulfonamids nachzuweisen, sodass man die möglicherweise lebensrettenden Dosen bewusst unterschritt. Als sich die dramatischen Folgen der künstlich herbeigeführten Sepsis zeigten, wurde zudem jede ärztliche Hilfeleistung verweigert. Viele Frauen starben – diejenigen, die überlebten, blieben für ihr Leben gezeichnet oder behindert. Einige der als Zeuginnen geladenen Polinnen zeigen vor Gericht die Spuren ihrer Misshandlungen: kaum verheilte Verwundungen, deren äußerst grobe Vernähungen beweisen, dass man den Opfern nur mehr eine kurze Lebensfrist zubilligte. Dennoch zeigen die Opfer – unter ihnen Ärztinnen und eine Pharmazeutin – im Zeugenstand keine Spur von Hass oder gar Rachsucht. Bis an ihr Lebensende wird Alice von Platen den Auftritt der Polinnen als den eindrucksvollsten Moment des Prozesses in Erinnerung behalten. »Es ist schwer, sich nicht in Einzelheiten zu verlieren«, versucht sie am 20. Dezember ihre Eindrücke der beiden letzten Prozesstage vor der Weihnachtspause zu ordnen:

»Jeder Tag bringt neue Tatsachen, die Anklage schreitet unerbittlich fort. Wozu dienten alle diese Versuche? Warum mussten Gesunde mit so hohen Dosen Fleckfiebervirus infiziert werden, daß sie gar keine Aussicht hatten, mit dem Leben davonzukommen? Mußten in diesem blutigen Kriege Menschen angeschossen werden, um den Wert der verschiedenen Wundbehandlungen auszuprobieren? War es sinnvoll, Operationen auszuführen und in Operationswunden Schmutz, Glassplitter und Ähnliches zu bringen? Oder Menschen 9–14 Stunden nackt im Freien anzubinden?«[30]

Die meisten deutschen Printmedien zeigen sich an dem Ärzteprozess bisher desinteressiert. Der Ende 1946 lizensierte *Spiegel* wird am 15. März 1947 ausführlich über die Einvernahme von Himmlers Begleitarzt Karl Gebhardts berichten, die seit Februar 1946 erscheinende *Zeit* wird am 13. Februar 1947 »Gedanken zum Nürnberger Ärzteprozess« des Psychosomatikers Thure von Uexküll veröffentlichen – Titel: »Krise der Humanität«. Ansonsten scheint es, als trügen die deutschen Zeitungen und Zeitschriften der gegen »Besatzer«

und »Aufarbeitung« gerichteten Stimmung in der Bevölkerung durch »Geringschweigen« des Prozesses Rechnung. Anders als erhofft halten sich auch die medizinischen Fachblätter bedeckt. Sie seien »für die Fortschritte der Medizin« da und nicht für »Medizingeschichte«, antworten Herausgeber medizinischer Zeitschriften auf Bitten der Kommissionsmitglieder, ihre Prozessberichte zu publizieren. Unmittelbar nach der Weihnachtspause schreibt Alice von Platen an den in Heidelberg verbliebenen Alexander Mitscherlich:

»Die medizinischen Zeitschriften wollen anscheinend ungern ihren Platz für solche unangenehmen Berichte hergeben.«[31]

Sie weiß nicht, dass Mitscherlich sie vor Weihnachten »austauschen« wollte. Freilich war davon seither nie mehr die Rede.[32] Der von Carl Oelemann in die Kommission empfohlene Friedrich Jensen blieb nach Weihnachten in Frankfurt, nachdem ihm die Benutzung des »alliierten Zuges« nicht genehmigt wurde. Der Neckarsteinacher Arzt Friedrich Spamer meldete sich nach einem Unfall fernschriftlich von der weiteren Teilnahme am Prozess ab. Nachdem auch der nach Nürnberg mit angereiste Darmstädter Ärztekammerfunktionär Friedrich Koch regierungsamtlich nach Hause beordert wurde, Alexander Mitscherlich in Heidelberg unabkömmlich und Viktor von Weizsäckers Assistent Friedrich Benstz noch nicht wieder in Nürnberg erschienen ist, findet sich Alice von Platen unversehens in einer auf zwei Mitglieder geschrumpften Rumpfkommission als einzige approbierte Ärztin neben dem 24-jährigen Studenten Fritz Mielke wieder. Umstandslos nimmt sie ihre Verantwortung wahr: »Ich habe mich bisher um die Beschaffung der Dokumente bekümmert, da Benstz am Montag noch nicht hier war«, schreibt sie am 10. Januar an Alexander Mitscherlich, »und habe endlich ein komplettes Dokumentenbuch der Anklagedokumente bekommen.«[33] Der Durchbruch ist offenbar der Intervention des US-Sachverständigen Leo Alexander[34] zu danken, der seit seinem ersten Zusammentreffen mit Alexander Mitscherlich Anfang Dezember vom Sinn und der Notwendigkeit der deutschen Beobachterkommission überzeugt ist.

Das Buch

Als besonders folgenreich sollte sich für Alice von Platen indes bereits der *erste* Prozesstag nach der Weihnachtspause erweisen. Auf der Agenda des 7. Januar 1947 stehen die Versuche mit so genannten Fleckfieber-Impfstoffen, wie sie zwischen Dezember 1941 und Februar 1945 in den Konzentrationslagern

Buchenwald und Natzweiler zu hunderten durchgeführt wurden. So wurden etwa in Buchenwald gesunde KZ-Häftlinge mit dem Fleckfiebervirus infiziert – wie stets ohne über den Sinn und Zweck oder das Risiko aufgeklärt worden zu sein oder gar ihre Zustimmung gegeben zu haben. Den Beweis, dass 90 Prozent der Opfer infolge dieser Experimente starben, möchte die Anklage mit Hilfe eines Mannes führen, der an diesem Dienstagmorgen im Zeugenstand Platz genommen hat. Eugen Kogon, 1903 als Sohn eines russischen Diplomaten in München geborener Publizist mit dem Hintergrund eines Volkswirtschafts- und Soziologiestudiums, war als Gegner des NS-Regimes 1938 zum dritten Mal von der Gestapo verhaftet und im Jahr darauf ins »Konzentrationslager« Buchenwald bei Weimar deportiert worden. Ab 1943 fungierte er dort als Schreiber in der Fleckfieber-Versuchsstation des KZ-Arztes Erwin Ding-Schuler. Das Tagebuch, in dem er penibel alle Versuche aufzulisten hatte, konnte Kogon im April 1945 in die Freiheit retten. Seither stehen sämtliche Daten den Ermittlungsbehörden – und somit auch dem Nürnberger US-Militärgericht – zur Verfügung.

Gegen 13 Uhr geht auch dieser 13. Prozesstag zu Ende. Vor diesem 7. Januar 1947 hat Alice von Platen – außer mit ihren Beobachterkollegen – mit kaum jemandem im Gerichtsgebäude gesprochen. Weder mit Pressevertretern noch etwa mit Verteidigern, Staatsanwälten oder Zeugen. Und auch nicht mit Leo Alexander. Die kurzen Wortwechsel mit dem Militärpersonal sind auf die Entgegennahme und Rückgabe der Prozessdokumente beschränkt. Dabei wurde das ab Herbst 1944 geltende »Fraternisierungs«-Verbot für die alliierten Streitkräfte längst aufgehoben. Obwohl sie den Nationalsozialismus von Anfang an verachtete, obwohl sie sich dem Unrechtssystem beizeiten entzog, obwohl sie die Auswirkungen des Unrechts als Landärztin nach Kräften zu mindern suchte, obwohl sie sich Abend für Abend ihr Entsetzen über die Medizinverbrechen von der Seele schreibt, schämt Alice von Platen sich als zur Tätergeneneration und der deutschen Kultur zugehörige Ärztin.

So muss sie sich eigens überwinden, um an diesem Dienstagmittag in der Nürnberger Militärgerichtskantine erstmals einen Zeugen anzusprechen. Es ist der vor wenigen Minuten aus dem Zeugenstand verabschiedete Eugen Kogon. 1946 erschien Kogons Buch *Der SS-Staat* – eine auch aus späterer Sicht präzise Anatomie des untergegangenen Regimes. Dass sie das Buch gelesen hat, dient für Alice von Platen als Aufhänger, um den hageren Mann mit den starken Brillengläsern anzusprechen.

Obgleich in der Person Karl Brandts einer der Hauptverantwortlichen der so genannten »Aktion T4« als »Hauptangeklagter« vor Gericht steht, kommt der systematischen Tötung Geisteskranker in diesem Prozess nach Alice von

Platens Ansicht eine zu geringe Bedeutung zu. Wo sind die Vollstrecker? Jene »Anstalts«-Direktoren und aberhunderte ärztliche Erfüllungsgehilfen und Beamte, ohne die ein derart umfangreiches und ausgeklügeltes Mord- und Tarnsystem niemals hätte funktionieren können? Warum sitzen hier in Nürnberg nicht die Klinikchefs von Hadamar, Schloss Grafeneck, Schloss Hartheim, Sonnenstein, Bernburg, Görden oder all jener anderen »Landesanstalten«, in denen »Geisteskranke« in aller Heimlichkeit gnadenlos hingerichtet wurden – manche unter ihnen, wie in Kaufbeuren, noch *nach* dem Einmarsch der Amerikaner?

Ohne dass sie an der Objektivität und Fairness der Amerikaner zweifelt – von einer »Siegerjustiz« kann nach Alice von Platens Meinung ohnedies keine Rede sein –, erscheint ihr als ein wesentlicher Makel des Prozesses, dass dabei der menschliche Aspekt hinter den bürokratischen Aspekt zurücktritt. »Wer hat Ihnen das befohlen«, lautet sinngemäß eine der Standardfragen der Anklage, denen nicht minder stereotyp die schuldentlastende Entgegnung folgt: »Hitler hat das befohlen.« Etwas anderes, als dass Hitler einen Befehl an A gegeben habe, den dieser an B weitergeleitet habe, der an C und so fort, scheinen auch Ankläger und Richter sich nur schwer vorstellen zu können. Dass es in Wahrheit größere und kleinere Machtgruppen innerhalb der NS-Hierarchie gab, die ihren Einflussbereich jeweils gegeneinander abzugrenzen beziehungsweise auszuweiten versuchten, indem sie peinlichst darauf achteten, der *mutmaßlichen* Intention des »Führers« zu entsprechen – eine solche Geisteshaltung vermag sich dem Gericht offenbar nur schwer zu erschließen. Daneben bringt Alice von Platen gegenüber Eugen Kogon das Schweigen der deutschen Medien zur Sprache. Die *Frankfurter Hefte*, eine von Eugen Kogon und dem Publizisten Walter Dirks 1946 gegründete Zeitschrift für Kultur und Politik, erscheinen bereits in einer monatlichen Auflage von über 50.000 Heften. Wenn sich schon die Medizinzeitschriften gegen die Veröffentlichungen sperren, vielleicht sind Kogon und Dirks ja bereit, ihren seit dem ersten Prozesstag verfassten Bericht zu publizieren? Rasch erfasst Kogon, dass er hier eine Frau vor sich hat, deren Allgemeinbildung, ärztliche Fachkompetenz und medizinethische Haltung offenbar eine glückliche Einheit bilden. Aus den vorgelegten Textproben ist zu ersehen, dass die schmale Mittdreißigerin stilsicher zu formulieren weiß. Ihre überlegte Art sich auszudrücken, die angenehme Stimme, ihr unprätentiöses Auftreten wirken sympathisch und lassen eine Zusammenarbeit mit ihr angenehm erscheinen. Ob sie sich vorstellen könne, den im Nürnberger Ärzteprozess vernachlässigten Gesamtkomplex der Euthanasie in Buchform zu dokumentieren, will er wissen. In etwa acht Wochen beginne in Frankfurt ein Prozess gegen die Ärzte und Pfleger der NS-

Tötungsanstalt Hadamar. Mehr als 14.000 Behinderte, Alte, psychisch kranke oder für »krank« erklärte Personen seien dort unter dem Vorwand der »Euthanasie« vergast oder durch Giftinjektionen ermordet und anschließend im eigens errichteten Krematorium verbrannt worden. Wenn sie der Prozess interessiere, werde er ihr den Zugang ermöglichen, wenn sie ein derartiges Buchprojekt beginnen wolle, werde er ihr Einblick in sämtliche verfügbaren Dokumente – auch jene der übrigen Tötungsanstalten – verschaffen. Ansonsten werde er ihr mit seiner publizistischen Erfahrung behilflich sein und dafür sorgen, dass ihr Buch am Ende im Verlag der *Frankfurter Hefte* erscheint.

Dass ihr Leben sie immer wieder mit Literaten zusammenbrachte – mit Thomas Mann in Salem, mit Gottfried Benn in Berlin, mit Karl Wolfskehl oder Walter Hasenclever in Florenz –, sieht Alice von Platen eher als Zufall an. Bücher zu schreiben erschien ihr stets als etwas, wofür man »geboren« sein muss. Würde sie überhaupt die Ausdauer dafür aufbringen? Was hat sie denn bisher schon viel geschrieben: zwei Tagebücher und kistenweise Korrespondenz. Dazu die Tagesberichte vom Prozess, auf deren Veröffentlichung sie einstweilen vergeblich hofft. Würde sie während des Ärzteprozesses überhaupt die Zeit finden, ein eigenes Buchprojekt zu beginnen? Jetzt, wo sie zu zweit – oder, falls Friedrich Benstz doch noch eintrifft – allenfalls zu dritt die Arbeit von anfangs sechs Kommissionsmitgliedern erledigen? Und wie wird Alexander Mitscherlich darauf reagieren? Ist er doch seinerseits inzwischen fieberhaft damit befasst, eine eigene Buchdokumentation über den Ärzteprozess zu erstellen – ein Buch, bei dem der »Euthanasie« freilich ein dem Prozessverlauf entsprechendes geringeres Gewicht zukommen dürfte, wie Alice von Platen annimmt. Alexander Mitscherlich war nie in ähnlicher Weise wie sie in Kontakt mit der auf »Ausmerzung« gerichteten NS-Ideologie geraten. Als sie in der von Hans Heinze geleiteten »Landesanstalt« arbeitete, hatte Mitscherlich eben erst sein Medizinstudium begonnen. Als sie als Landärztin die erste obskure Todesmeldung aus Hartheim in den Händen hielt, arbeitete Mitscherlich im geschützten Heidelberger Biotop an wissenschaftlichen Studien. Aus diesem und anderen Gründen ist es denkbar, dass Mitscherlich sich einem »Euthanasie«-Buchprojekt in den Weg stellen wird.

Am 16. Januar 1947 trifft Alexander Mitscherlich in Nürnberg ein, am 6. Februar schreibt er an Carl Oelemann: »Arbeitsleistung und Zusammenarbeit der verkleinerten Kommission ist jetzt ausgezeichnet. Sodaß ich am 7.2. beruhigt nach Heidelberg zurückfahre.«[35] Acht Tage später verlässt auf Mitscherlichs Bitte auch Friedrich Benstz die Kommission. Dazu Alexander Mitscherlich an Carl Oelemann: »Herrn Dr. Benstz habe ich [...] gebeten, zum 15.2. aus der Kommission auszuscheiden. Er wird jedoch in Heidelberg die außerordentlich wichtige Frage des Humanversuchs für die Wissenschaft prüfen.«[36] Am 17. Februar 1947 beginnt in Heidelberg das Sommersemester, Mitscherlichs Einführungsvorlesung in die Psychoanalyse findet bei den Studenten wachsendes Interesse. Hatte er sich zu Beginn seiner Ausbildung noch vorgenommen, sich »von Konstruktionen, wie sie in den Schulen von Freud, Adler und Jung angeboten werden, nach Möglichkeit freizuhalten«,[37] so sieht Mitscherlich Sigmund Freuds Werk inzwischen als »eine großartige Konzeption« an. Im Frühjahr 1947 soll die erste Ausgabe der gemeinsam mit den Psychologen und Philosophen Felix Schottländer und Hans Kunz konzipierten Zeitschrift für »Psychologie und Menschenkunde«[38] erscheinen. *Psyche* lautet der lizensierte Titel. Die Rollenverteilung der drei »Gründerväter« der Zeitschrift hatte Schottländer zum Missfallen Mitscherlichs so beschrieben:

»Die PSYCHE erscheint mir als eine Art von Troika […]: Drei Pferde vor dem Schlitten, das mittlere[39] ist das Zugpferd, das die Arbeit tut, die beiden anderen rechts und links sind die Spielpferde, die nur zur Verzierung mitlaufen.«[40]

So ist Alexander Mitscherlich derart mit anderen Tätigkeiten ausgelastet, dass er seine Aufgabe als Leiter der Beobachterkommission im Wesentlichen auf das Sichten und Koordinieren der Dokumente und die Vorbereitung der für den März geplanten ersten Buchpublikation beschränken muss. Mitscherlichs Fazit nach den ersten beiden Prozessmonaten:

»Schon jetzt […] ist die objektive Bedeutung des Prozesses voll ersichtlich. Er wird sich zu einer erschütternden Veranschaulichung der Gefahren des Arzttums als freien Beruf gestalten.«

Obwohl er die Prozessführung als »außerordentlich sorgfältig« beurteilt und den Richtern »Geduld« und eine »unparteiliche Haltung« bescheinigt, die »jedem Teilnehmer der Verhandlungen Bewunderung abnötigen«, sieht er sich und die übrigen verbliebenen Mitglieder der Ärztekommission in Gefahr, sich in der deutschen Ärzteschaft »allein durch die Vermittlung dokumentarischen Materials außerordentlich unpopulär« zu machen.

Auch Alice von Platen weiß, dass »Überbringer schlechter Nachrichten« seit biblischer Zeit[41] kaum Dank zu erwarten haben. Dennoch ist sie fest dazu entschlossen, ihr Buch schreiben. Im Frühjahr ist sie die erste, die einen Artikel über den Ärzteprozess in einer deutschen »Standeszeitschrift« unterbringt.[42] Mitscherlich ist zufrieden. Am 8. Februar schreibt er an Wolfgang Spamer, der sich nach seinem Unfall zurückgemeldet hat:

»Zudem habe ich soeben die Kommission nochmals verkleinert, da man m. E. die Unkosten nicht zu sehr anschwellen lassen soll. Ständig sind jetzt nur Frln. Dr. v.

Platen und Herr Mielke in N. […] Dieser Umfang des Teams genügt zur Erledigung der anfallenden Arbeiten. Wenn Sie sich in die 15.000 – 20.000 Seiten Protokolle einarbeiten wollen, wäre ich mehr als froh. Ich fürchte aber, dass diese Muße nur noch Doktoranden finden werden.«[43]

Seitdem Alice von Platen Alexander Mitscherlich über ihre Absicht informierte, dem Thema »›Euthanasie‹ während der NS-Zeit« ein über den Nürnberger Ärzteprozess hinausweisendes Buch zu widmen, ist das ohnedies distanzierte Verhältnis zwischen den beiden einzigen in der Kommission verbliebenen Ärzten weiter abgekühlt. Dennoch mochte Alexander Mitscherlich sich dem Projekt der Kollegin nicht in den Weg stellen. Nachdem er sie an ihren Auftrag und die gebotene Loyalität gegenüber den Ärztekammern erinnert hatte, stimmte Mitscherlich unter der Maßgabe zu, ihm das fertige Manuskript zum abschließenden Lektorat vorzulegen. Dass Alice von Platen durch Eugen Kogon Zugang zu den Hadamar-Prozess-Dokumenten erhalten würde, und dass in ihrer Dokumentation somit auch Medizinverbrechen zur Sprache kämen, die vor *deutschen* Gerichten verhandelt wurden, konnte angesichts der verbreiteten »Anti«-Stimmung – Stichwort: »Siegerjustiz« – dem gemeinsamen Anliegen nur hilfreich sein. Zudem war nicht zu leugnen, dass Alice von Platen eine – wenngleich kurze – psychiatrische Tätigkeit während der NS-Zeit vorzuweisen hatte und dass sie als Ärztin und unbelastete Zeitzeugin die Autorität besaß, um das Thema umfassend abzuhandeln, wohingegen seine eigene Haltung zum Thema »Gnadentod« in der Vergangenheit nicht immer eindeutig ablehnend[44] war. Fakt ist, dass sowohl Mitscherlichs am 3. April 1947 aufgelegte *erste* Ärzteprozess-Dokumentation *Das Diktat der Menschenverachtung* als auch die 1960 neu aufgelegte Gesamtdokumentation des Ärzteprozesses dem Thema »Euthanasie« nur jeweils ein knappes Viertel des Buchumfangs widmen. Fakt ist auch, dass Alice von Platens Mitwirkung am Zustandekommen dieser Dokumentation an keiner Stelle erwähnt wird.[45] Sowohl auf dem Cover als auch im Inneren des Buches verlautet über die Autorenschaft: »Eine Dokumentation von Alexander Mitscherlich und Fred Mielke«.

Anfang Februar hat sich damit die »nochmals verkleinerte« Kommission insofern ein weiteres Mal zergliedert, als Fred Mielke ab jetzt für die dokumentarische Aufarbeitung der »Menschenversuche« zuständig ist und Alice von Platen für den »Euthanasie«-Teil des Nürnberger Ärzteprozesses. Nach wie vor sendet sie ihre Arbeitsergebnisse an Alexander Mitscherlich. Nach wie vor reist sie an den Wochenenden nach Heidelberg, um bei ihrem Sohn zu sein und Prozessdetails mit Mitscherlich, von Weizsäcker und anderen Kollegen zu diskutieren. Nach wie vor ist Alice von Platen Teil des Teams, doch erlauben es ihr die Arbeitsteilung und die Prozessgewichtung zunehmend, sich auf die Recherche für ihr eigenes Buchprojekt zu konzentrieren und sich daneben nach und nach auf ein Leben *nach* dem Ärzteprozess einzustellen. Ein einziges Mal erlebt sie in Nürnberg so etwas wie »Freizeit«, als zwei US-amerikanische Sekretärinnen sie zu einer Tanzveranstaltung mitnehmen. In einem Interview wird sie sich 1997 so daran erinnern:

»Da habe ich zum ersten Mal Amerikaner tanzen sehen. Dieser Rhythmus und diese Freiheit der Bewegung, das war wirklich ein Erlebnis nach den deutschen, doch gebundenen Tänzen.«

Ab März reist Alice von Platen an den »Menschenversuche«-Prozesstagen regelmäßig nach Frankfurt am Main, um dort dem Hadamar-Prozess als Zuschauerin beizuwohnen und die durch Eugen Kogons Vermittlung bereitgestellten Prozessakten zu exzerpieren. Meist übernachtet sie bei Aurikel von Raumer, die inzwischen eine Anstellung als Ärztin im Frankfurter Markus-Krankenhaus gefunden hat. Den Gedanken, in Frankfurt Ernst Homann-Wedeking zu treffen, wehrt sie ab. »Ich glaube nicht, dass wir uns in Frankfurt wiedersehen sollten«, schreibt Alice von Platen aus Nürnberg. Da Georg zu Ostern eingeschult werden soll, kommt der ins Stocken geratene Dialog zwischen ihnen erstmals wieder in Gang: »Im Augenblick macht mir Georgie am meisten Sorge«, lässt sie Homann-Wedeking wissen:

»Er hat Dich so gern, ein kleiner Bub braucht das Bewusstsein, dass irgendwo ein Vater für ihn da ist. Ich bin erwachsen und werde mich auch ohne Dich weiterentwickeln. Außerdem bin ich ja im tieferen Sinne nie ohne Dich, das ist schon seit sieben Jahren so. Heute vor zwei Jahren warst Du im Schneesturm in Pettenbach. Ich bin tief dankbar, dass wir noch ein ganzes Jahr verleben durften.«

Zu viel blieb zwischen ihnen unausgesprochen, seit Alice von Platen sich im Frühjahr 1946 aus dem Leben des nach wie vor Geliebten zurückzog. Obwohl sie sich von Anfang an stets des möglichen Endes ihrer Beziehung »nach dem Krieg« bewusst war, hatte Alice von Platen sich im Augenblick der Wahrheit zurückgewiesen und verletzt gefühlt. Nun fühlt sie sich stark genug, um sich um einen gemeinsamen Status Quo zu bemühen. »Ich glaube«, schreibt sie Ende März, »dass ich genug Achtung vor dem Sein des Anderen habe, um nicht Bezirke zu betreten, in die ich nicht gehöre – wohl wissend, dass es sie gibt. Lieber, ich muss an so vieles denken, was diese Jahre gebracht haben: wie war ich unfertig, als ich Dich damals traf, ohne Beruf, mit viel Ansprüchen – sonst nichts. Ich meine, das ist jetzt alles etwas anders geworden, und dafür muss ich Dir danken.« Im Juni ergänzt sie:

»Wir haben beide sehr weit zu gehen, aber mein Weg ist der leichtere.«

Sorgen bereitet ihr die Situation Georgs, der während der Schultage in der Odenwaldschule untergebracht ist:

»Georg ist so strahlend und froh, wenn ich komme. [Aber er] kann nicht in einem Heim gedeihen, deshalb habe ich Minna Spechts[46] Angebot abgelehnt. Wenn es geht, dass ich ihn auf dem Lande bei Heidelberg unterbringe, musst Du ihn besuchen. Die Form unseres Zusammenseins hat sich wohl gefunden: Du gehörst in eine mir sehr fremde Sphäre, in der ich Dich nicht aufsuchen kann und will. Also musst Du den Weg zu mir finden, der immer offen steht.«

Mitte Juli 1947 fügt sie hinzu: »Das einzig Gute, was ich Dir antun kann, ist, Dich mit meinen Tiraden verschonen – und daran will ich nun mit Energie gehen, um Dich unbelastet die erste Begegnung mit Deinem Sohn entgegengehen zu lassen. Wie wundervoll auch für das Kind.«

Als am 20. August 1947 im Prozess »Vereinigte Staaten vs. Karl Brandt et al.« die Urteile gegen die 23 Angeklagten[47] verkündet werden, ist von der deutschen »Ärztekommission« nur mehr der Doktorand Fred Mielke anwesend. Neben Alexander Mitscherlich hat es auch Alice von Platen-Hallermund vorgezogen, in Heidelberg zu bleiben. Sie ist froh, dass ihr der bevorstehende Wechsel in die Bamberger Städtische Nervenklinik St. Getreu eine Ausrede gibt, um beim Verlesen der zu erwartenden Todesurteile nicht dabei sein zu müssen. 60 Jahre später wird sie sich darüber wie folgt äußern:[48]

»Nicht dass ich besondere Sympathien gefasst hätte, sogar zum Teil besondere Antipathien [...] (Aber) Todesurteile finde ich doch einen staatlichen Mord. Ich finde, der Staat ist nicht dazu da, Mord mit Mord zu vergelten. Ich war also ganz froh, dass ich Ausreden hatte, nicht da zu sein.«

Die Recherche für ihr Buch ist abgeschlossen, wichtige Aspekte hat Alice von Platen sowohl mit Viktor von Weizsäcker als auch mit Eugen Kogon diskutiert. Nun will sie das Buch in der Abgeschiedenheit der Bamberger Klinik zu Ende schreiben. Indessen ist von den 25.000 Exemplaren der am 3. April 1947 zum Preis von RM 2,50 erschienenen Mitscherlich/Mielke-Dokumentation kaum ein Exemplar in den Buchhandlungen erhältlich. Dass große Teile der Auflage »vom Markt genommen« beziehungsweise nicht wie vorgesehen an die Ärzteschaft verteilt wurden, dass Alice von Platens Dokumentation 1948 ein vergleichbares Schicksal erfahren wird und dass ungeachtet aller weiterer Prozesse zahllose NS-Patientenmorde ungesühnt bleiben, ahnt an diesem 20. August 1947, da auf der Basis der für diesen Prozess eigens geschaffenen Rechtsgrundlage[49] die Urteile im Nürnberger Schwurgerichtssaal 600 gesprochen werden, weder der eine noch die andere.

8. Der Weg zur Psychoanalyse

St. Getreu

Ende Oktober 1947 erhält Alice von Platen-Hallermund einen Brief von Alexander Mitscherlich. Der Inhalt klingt aufgeregt, fast schroff: »Was die literarische Verwendung betrifft«, schreibt der vormalige Leiter der deutschen Beobachterkommission beim Nürnberger Ärzteprozess, »so möchte ich Sie daran erinnern, dass Sie die Arbeit in meinem Auftrag durchgeführt haben und von der Ärztekommission dafür bezahlt wurden. Ich habe mich neulich schon über Ihre selbständigen Verhandlungen mit Kogon gewundert. Eine literarische Auswertung kann – dies bitte ich unter allen Umständen zu beachten – nur mit meiner Zustimmung erfolgen. Ich will schlußendlich natürlich Ihren Abmachungen mit Kogon keinen Stein in den Weg legen, aber erst, wenn die Arbeit die von mir für notwendig erachtete Form hat.«[1] Der brüske Ton mag sich unter anderem daraus erklären, dass Alexander Mitscherlich sich seit Erscheinen seiner gemeinsam mit Fred Mielke herausgegebenen Dokumentation *Das Diktat der Menschenverachtung* gegen Angriffe einiger Ärztekollegen zur Wehr setzen muss. So sahen sich Herausgeber und Verlag schon am 24. April 1947 mit einem Antrag auf einstweilige Verfügung beim Landgericht Freiburg im Breisgau konfrontiert. Der Antragsteller, Professor Franz Büchner, Ordinarius für Pathologie und Direktor des Pathologischen Instituts der Freiburger Universität, fühlte sich durch zwei Buchpassagen zu Unrecht in die Nähe der Täter gerückt und verlangte unter Androhung einer Geldstrafe von 1.000 Reichsmark oder einer sechsmonatigen Haftstrafe, beide Passagen streichen zu lassen. Nach sechs Wochen kontroverser Stellungnahmen und Interventionen Büchners bei den Rektoren der Universitäten Freiburg und Heidelberg, an denen Mitscherlich als Dozent wirkte, kam es am 3. Juni zu einem gerichtlichen Vergleich, in dessen Folge den Buchexemplaren ein Zettel beigelegt wurde, auf dem es unter anderem heißt:

»Herr Prof. Büchner, Freiburg i. Br. legt Wert darauf, festzustellen, daß er an der Planung und Durchführung von Menschenversuchen […] in keiner Weise beteiligt war.«

Zehn Tage nach dem Vergleich folgte die nächste Attacke gegen die Publikation – diesmal von Seiten des 70-jährigen Pharmakologen Professor Wolfgang Heubner und des 72-jährigen Chirurgen an der Berliner Charité und Ex-»Reichsforschungsrat«, Professor Ferdinand Sauerbruch. Beide sind auf Seite 84 der Ärzteprozess-Dokumentation *Das Diktat der Menschenverachtung* als Teilnehmer einer Arbeitstagung im Mai 1943 genannt, bei der unter anderem die von Professor Gebhardt verantworteten Sulfonamidversuche im »Konzentrationslager« Hohenlychen zur Sprache kamen. Im Einzelnen heißt es in der Dokumentation:

»Von keinem dieser Ärzte wurde Kritik an den Experimenten geübt. Dem Vortrag folgte eine Diskussion, woran sich Dr. Frey, Prof. Dr. Sauerbruch und Prof. Heubner[2] beteiligten, doch wurde auch ihrerseits keine Kritik laut.«

Zwei Tage nachdem er das eingangs zitierte Schreiben an Alice von Platen absandte, erhält Alexander Mitscherlich Post von Heubners Anwalt. Darin droht dieser mit Unterlassungsklage, falls Verlag und Herausgeber die Passage in eine eventuelle zweite Auflage unverändert übernehmen sollten. Hatte Alexander Mitscherlich sich im Mai darüber gefreut, dass die Dokumentation *Das Diktat der Menschenverachtung* auch im Inland »große Beachtung« fände,[3] so ist ihm inzwischen klar, dass offenbar nur eine unverhältnismäßig kleine Zahl der 25.000 Exemplare die Zielgruppe der Ärzte und Buchkäufer erreicht hat. Während Heubner, Büchner, Sauerbruch und andere von der Dokumentation betroffene oder nicht betroffene Professoren über den Buchinhalt bestens informiert waren, kannte das Gros der Ärzteschaft die Dokumentation allenfalls vom Hörensagen. In einer »Deutschlandradio Kultur«-Dokumentation[4] wird der Sohn eines ehemaligen westdeutschen Ärztekammerpräsidenten berichten, dass er die seinem Vater zur Weiterverteilung zugeteilten Exemplare Jahrzehnte später vollzählig in einem Abstellschrank gefunden habe. Ähnlich scheinen auch andere Ärztevertreter dafür gesorgt zu haben, dass die erwünschte Sprachregelung, die NS-Medizinverbrechen nur »einer äußerst beschränkten nationalsozialistischen Clique zuzuordnen«, durch die dokumentierte Faktenlage keinen Schaden nehme. Es ist ein doppeltes Spiel, das jene Auftraggeber von Kommission und Dokumentation hier spielen. Während sie einerseits im Konsens mit den meisten deutschen Medien das Bekanntwerden der Prozessergebnisse unterdrücken, soll die Ärzteprozess-Dokumentation auf internationaler Ebene dazu beitragen, das verlorene Renommé zurückzugewinnen. So hatte die im September 1947 in Paris tagende *World Medical Association* der deutschen Ärzteschaft als Voraussetzung für die Wiederaufnahme in den Weltärztebund ein Schuldbekenntnis zu den NS-Medizinverbrechen auferlegt. Dieses wurde schließlich am 17./18. Oktober 1947 in Bad Nauheim im Beisein und unter teilweiser Federführung Alexander Mitscherlichs abgefasst. Das Fazit des Schuldbekenntnisses: Die deutsche Ärzteschaft wünsche, »daß eine Lehre für die Gegenwart und die Zukunft gezogen werde«. Über all jene Vorgänge ist Alice von Platen wenigstens teilweise auf dem Laufenden, als sie am 3. November Mitscherlichs Brief mit einem Anflug von Ironie beantwortet und zugleich einen Hinweis auf die Beweggründe für Alexander Mitscherlichs schroffes Verhalten ihr gegenüber gibt:

»Selbstverständlich wird sie nur nach Ihrer Zensur gedruckt werden [...] Im Sommer sagten Sie nur, dass Ihr Name nicht auf einer schlechten Arbeit erscheinen dürfte, wenn sie gut wäre, sollte der Auftrag der Deutschen Ärztekommission unter ihrer Leitung erwähnt werden.«[5]

Wichtige Passagen ihrer »Euthanasie«-Dokumentation hatte sie vor ihrem Weggang aus Heidelberg mit Viktor von Weizsäcker diskutiert, abschließend den gesamten Inhalt in Frankfurt mit Eugen Kogon abgestimmt. Nun schreibt sie in ihrer kleinen Bamberger Ärztewohnung im ersten Stock der ehemaligen Benediktinerprobstei St. Getreu, in der seit 1803 die Nervenklinik der Stadt Bamberg untergebracht, ihr Buch zu Ende. In den ersten Jahren ihres Bestehens war die St. Getreu unter anderem Ziel des Philosophen Friedrich Wilhelm von Schelling und des Schriftstellers Ernst Theodor Amadeus (E.T.A.) Hoffmann, die sich in der Klinik über die neuesten Entwicklungen bei der Behandlung psychischer Krankheiten informieren wollten. Nachdem er sich in Berlin mit Syphilis infiziert hatte, war Hoffmann während seiner Theaterzeit in Bamberg (1808–14) auch Patient der Klinik.

Ähnlich wie ihr Weg nach Heidelberg durch ihre Freundin Aurikel von Raumer angestoßen wurde, führte Alice von Platens Weg nach Bamberg indirekt über die Bekanntschaft mit dem Allgemeinarzt Graf Schönborn. Im November 1941 – etwa fünf Monate nach Georgs Geburt – hatte sie Schönborn in dessen Arztpraxis im fränkischen Wiesentheid vertreten. Von Nürnberg aus hatte Alice von Platen im Frühjahr 1947 erneut Kontakt mit Schönborn aufgenommen.

Im Sommer 1947 erhielt sie eine Einladung in das Gräflich Schönborn'sche Schloss Pommersfelden zu den ersten dort veranstalteten Musiktagen. Einer der Gäste, mit denen die Hausherren sie bekannt machen, ist der 36-jährige Georg Zillig. Der 1942 habilitierte Nervenarzt, leidenschaftliche Musikliebhaber und Freizeitpianist leitet seit dem 16. Dezember 1945 die Bamberger Klinik St. Getreu als Direktor. Zillig ist von Alice von Platens Persönlichkeit ebenso angetan wie ihn ihre Beobachterrolle während des Ärzteprozesses sowie ihr Buchprojekt interessiert. Ohne zu zögern bietet Zillig Alice von Platen neben einer (bezahlten) Festanstellung als Assistenzarzt die Möglichkeit, ihr Buch in St. Getreu zu Ende zu schreiben. Am 1. Oktober 1947 zieht Alice von Platen gemeinsam mit Georg in die kleine Arztwohnung in St. Getreu ein. Jene wenigen Möbelstücke, die sie 1945 aus Altaussee mitnahm, haben damit binnen zwei Jahren den vierten Umzug hinter sich. In Bamberg lebt Alice von Platen unterdessen erstmals seit fast zehn Monaten wieder ständig mit ihrem Sohn zusammen. Vormittags besucht der Sechsjährige die nahe gelegene Domschule, nachmittags ist er in das Zusammenleben des Klinik-personals und der Klosterangehörigen eingebunden. Das gleichsam familiäre Miteinander des Arztpersonals mit den Schwestern des Ursulinenordens wird von Georg Zillig bewusst gefördert. Neben dem täglich gemeinsamen Mittag-essen trifft man sich zu Musikabenden in Zilligs nahe gelegener Wohnung. Der junge St. Getreuer Direktor ist lebhaft interessiert an Psychosomatik und Psychoanalyse, setzt auf Arbeitstherapie und gibt auch mit anderen psycho-therapeutischen Maßnahmen bereits 1947 eine Richtung vor, die sich in den meisten übrigen deutschen »Anstalten« erst Mitte der 1970er Jahre im Zuge allgemeiner Reformen durchsetzen wird. Nach wie vor sind in den meisten psychiatrischen Kliniken Überbelegungen, Schlafsäle und Anstaltskleidung an der Tagesordnung, steht im Schnitt für etwa 60 bis 80 Patienten nur ein Arzt zur Verfügung.

Am 7. Dezember 1947 bereitet Alice von Platen das fertige Buchmanu-skript zum Versand an Alexander Mitscherlich vor. Bis zuletzt hat sie am Vor-wort gefeilt und die Kernaussage ihres Buches, das den Titel *Die Tötung Geis-teskranker in Deutschland* tragen soll, auf den Punkt gebracht:

»Bei der […] Abneigung des modernen Menschen, die geringste Abartigkeit willig zu ertragen, ist die ursprüngliche Aufgabe des Arztes oft nicht mehr erkannt, sondern er hat sich richterliche oder seelsorgerische Rechte angemaßt, die ihm nicht zukommen. So kann auch die Entscheidung über Leben und Tod niemals in der Hand des Arztes liegen, wenn er seinen Bereich nicht überschreitet. Das Verhältnis zwischen Arzt und Kranken ist auf der ganzen Welt in Frage gestellt, wo die Grundbedingungen des Arztes nicht mehr erkannt werden.«[6]

Wie weit voraus Alice von Platen mit diesem medizinethischen Resümee aus den NS-Ärzteverbrechen dem öffentlichen und nichtöffentlichen Bewusstsein ist, wird sich erst Jahrzehnte später erweisen. Zunächst geht es für sie darum, Alexander Mitscherlichs Zustimmung zum Textinhalt zu erwirken:

»Lieber Dr. Mitscherlich, hiermit endlich das MS [Manuskript] […] An den roten Kreuzen sehen Sie die Kommentare. Kogon möchte es gleich in die Presse geben, könnten Sie bitte so freundlich sein, die umzuarbeitenden oder zu ergänzenden Stellen möglichst bald angekreidet(!) hierher zu schicken.«[7]

Fast beiläufig fügt sie hinzu:

»Das Einarbeiten [in Bamberg] ist äußerlich sehr leicht, innerlich schwierig, weil man unwillkürlich oft nach dem Sinnzusammenhang einer Psychose fragen möchte und gerade diese Frage unter Psychiatern verpönt ist. Bilz[8] ist darin eine stille Stütze, da er [...] unbeirrbar durch die Schulpsychiater seiner eigenen Wege geht [...] Wenn er tatsächlich bleibt, möchte ich im Januar mit einer Lehranalyse anfangen. Man lernt bei den vielen Durchgangspatienten sehr verschiedenartige Krankheitsbilder kennen und die Bibliothek ist auch gut.«

Mitscherlichs Antwort folgt postwendend:

»Liebe Gräfin Platen! Gestern wurde mir Ihr Manuskript überbracht. Ich will es in den nächsten Tagen durchsehen und Ihnen anfangs der kommenden Woche zurücksenden. Beiliegend ein Exemplar der ›Endlosen Diktatur‹, die gerade nun auch in Deutschland erschienen ist. Es freut mich sehr, dass Ihnen in Bilz eine menschliche Persönlichkeit zur Seite steht. Lassen Sie sich doch nicht davon abhalten, nach dem Sinnzusammenhang der Psychose zu fragen. Am sinnvollsten wohl ist diese Bemühung bei den Depressionen, und meine Erfahrungen gehen dahin, dass auch in den schwersten Verstimmungszuständen das Eingehen auf die Selbstbeschuldigung sehr hilfreich ist und die Lösung vorzubereiten hilft. Mit herzlichen Grüßen, Ihr Alexander Mitscherlich.«[9]

Der Absender hält Wort, noch vor Weihnachten 1947 kann Alice von Platen-Hallermund Eugen Kogon das redigierte und von Alexander Mitscherlich gegengelesene Manuskript zum abschließenden Lektorat zusenden. Als Autorin zeichnet sie: Alice Platen-Hallermund. Obwohl ihr Buch von einer vergleichbaren medizinethischen Haltung getragen ist wie die Mitscherlich/Mielke-Dokumentation, geht Alice von Platens Werk bereits im Ansatz über dasjenige ihrer beiden Kommissionskollegen hinaus. Während im *Diktat der Menschenverachtung* allenfalls im Vorwort ein über das Dokumentarische hinausreichender Bogen gespannt wird, spürt *Die Tötung Geisteskranker in Deutschland* als erstes und für lange Zeit einziges Werk den Wurzeln und gedanklichen Voraussetzungen der Medizinverbrechen und speziell der »Euthanasie« nach, stellt die Rolle und Verantwortung der Ärzte bei der Vorbereitung und Durchführung der Tötungsaktionen heraus, richtet das Augenmerk auch auf die Leiden der Opfer, untersucht Motive und Vorwände der Täter (Stichworte: »Lösung der sozialen Frage« beziehungsweise »Tödliches Mitleid«), nimmt den »biologischen Utilitarismus« kritisch unter die Lupe, »für den der Kranke, der nicht arbeitet, kein Mensch mehr ist«, würdigt den akti-

ven und passiven Widerstand aus den Reihen der Kirchen und des Anstalts-
personals und stellt den Gedanken der Mitmenschlichkeit und der Achtung
des »Andersartigen« ins Zentrum ärztlichen und staatlichen Handelns:

»Solange Menschen leben, wird nur ein Teil von ihnen der Norm des Durchschnittsmenschen entsprechen; doch wäre das Leben farblos und wir arm an Kenntnis und
Wissen über den Menschen und sein Sein, wenn wir zuließen, daß die ›Abnormen‹
kurzerhand beseitigt würden. Gerade Geisteskranke mit der Fülle ihrer Visionen und
inneren Bilder stellen uns mitten in die Problematik des Menschseins; gerade dem
Geisteskranken sollte unsere Ehrfurcht und Liebe gelten, ist er doch in besonderer
Weise hilflos den Dämonen preisgegeben und aus der menschlichen Gemeinschaft
ausgeschlossen – wenn auch ›den Göttern näher‹, wie Norbert von Hellingrath[10] in
einer Rede über Hölderlins Wahnsinn schrieb.«[11]

Schließlich ihr Fazit:

»Auch das Volk ist […] nach wie vor vielfach für eine ›Erlösung‹ der Geisteskranken
von ihrem ›lebensunwerten‹ Leben. Die nationalsozialistische Propaganda hat diese
Denkungsweise dem Bewußtsein tief eingeprägt, und das heutige öffentliche Leben
bietet keine Gegenbeweise gegen die Vertreter des Rechtes des Stärkeren. Es wird eine
Arbeit von Generationen sein, diese Auffassung des Geisteskranken und Kranken
überhaupt durch eine andre zu ersetzen, eine Aufgabe, die nur durch eine neue Sicht
des Menschen zu lösen ist.«[12]

An keiner Stelle muss Alice von Platen-Hallermund auf fremde Ideenansätze
zurückgreifen. Vom Vorwort bis zum letzten Satz ist das Buch Ausdruck ihrer
inneren Haltung. Nach einem fast zwanzigjährigen, von Selbstzweifeln,
Rückwendungen und Rückschlägen begleiteten Weg ist sie in Heidelberg und
Nürnberg endgültig mit ihrem Beruf eins geworden.

Obwohl Alice von Platen 1946 Ernst Homann-Wedekings Entscheidung
für Ehefrau und ehelichen Sohn akzeptierte, fühlt sie sich durch die Art und
Weise seines »Rückzugs« dennoch nach wie vor verletzt. Einmal nur haben
sie, Homann-Wedeking und Georg einander zu Dritt getroffen. In ihren Briefen ging es vorwiegend um Homann-Wedekings Kostenbeteiligung an Georgs Unterbringung während des Ärzteprozesses. Den Vater ihres Sohnes um
ein monatliches Fixum zu bitten, kommt für Alice von Platen offenbar nicht
in Betracht. Trotzdem scheint »EW« mit der Situation überfordert. Ende September bittet er Alice von Platen schriftlich um »Abstand«. Am 1. Oktober
1947, dem Tag ihres Arbeitsbeginns in Bamberg, schreibt sie zurück:

»Bitte rechne uns nicht weiter zu den Verpflichtungen Deines Lebens! […] Georg
geht es gut, er spricht immer noch viel von Dir, wie alle Dinge auch um mich herum.«

Es sind die letzten Zeilen zwischen ihnen vor dem Jahr 1949.

In St. Getreu kann Alice von Platen nun ihre Kenntnisse in der Diagnostik und Therapie psychischer Kranker erweitern und vertiefen. Tagsüber arbeitet sie in der psychiatrischen Männerwachabteilung, abends liest sie sich durch die einschlägige Literatur. Bei den Röntgenkonferenzen lernt sie, die Röntgenologie des Schädels und des Skelettsystems zu entziffern und Encephalogramme zu lesen. Daneben begeistert sie sich zunehmend für die Psychoanalyse. Im Januar 1948 beginnt sie eine Lehranalyse[13] bei Rudolf Bilz. Daneben hält sie sich über die Entwicklung der Psychoanalyse in England auf dem Laufenden, studiert sich durch die Schriften Sigmund Freuds und zählt – natürlich – zu den ersten LeserInnen der *Psyche*, Alexander Mitscherlichs erstmals 1947 erschienenen *Jahrbuchs für die Tiefenpsychologie und Menschenkunde in Forschung und Praxis.*

Spätestens mit der Auflösung des *Deutschen Instituts für psychologische Forschung und Psychotherapie* und der Emigration Sigmund Freuds und seiner Familie kam die Psychoanalyse im NS-Machtbereich zum Erliegen, während sie sich vor allem in Großbritannien und den USA unter dem Einfluss der ursprünglich deutschsprachigen Immigranten lebhaft weiterentwickelte, wenngleich in unterschiedliche Richtungen. So wurde die Psychoanalyse teils medizinalisiert – sprich: auf ihren therapeutischen Aspekt reduziert –, teils entwickelten sich aus ihr neue Formen der Gruppenpsychoanalyse beziehungsweise Gruppenpsychotherapie, allem voran in den USA und England. Wegbereiter dieser neuen Richtung waren in den USA unter anderem Jacob Levy Moreno[14] und Samuel Richard Slavson[15] und in Großbritannien vor allem Wilfred Ruprecht Bion und Sigmund Heinrich Foulkes. Bion hatte 1932 an der Londoner Tavistock Clinic[16] mit der gruppentherapeutischen Behandlung vom Weltkrieg traumatisierter Soldaten begonnen, während Foulkes in den frühen 1940er Jahren im Northfield Military Center bei Birmingham an gruppentherapeutischen Projekten arbeitete. Zu den namhaften Vertretern der Londoner Psychoanalyseszene zählt – neben Melanie Klein[17] – auch Sigmund Freuds Tochter, ehemalige Schülerin und Assistentin Anna Freud. Bald nach ihrer Emigration an der Seite ihres Vaters wurde Anna Freud Lehranalytikerin der *British Psycho-Analytical Society.* 1941 gründete sie gemeinsam mit der Kinderärztin und Psychoanalytikerin Josefine Stross und der Kinderpsychoanalytikerin Dorothy Tiffany Burlingham in London die *Hampstead Nurseries* zur Betreuung von Kriegskindern und Kriegswaisen, bis 1947 entwickelten sich die *Nurseries* zu einem Lehrinstitut für Kindertherapie weiter.

Gleich nach Kriegsende hatte Alice von Platen mit ihren 1939 aus Florenz nach England emigrierten Freunden Verbindung aufgenommen. Mit

Nicolai Rubinstein tauscht sie sich seither regelmäßig brieflich aus. Allein zu Wolfgang von Leyden, der seit 1946 an der Universität der nordenglischen Stadt Durham Philosophie lehrt, findet sie nach dem Krieg keinen Kontakt mehr. Im Juli 1948 erscheint schließlich ihr Buch. 3000 Exemplare ließ der *Verlag der Frankfurter Hefte* drucken, ihre Belegexemplare schenkt die Autorin umgehend an Freunde, Bekannte, KollegInnen und Mentoren weiter – allen voran Viktor von Weizsäcker, Georg Zillig und Alexander Mitscherlich. Einige Exemplare gehen nach England. Von dort kommt nach wenigen Tagen die erste Reaktion: Nicolai Rubinstein hat für sie postwendend eine Einladung zum *International Congress on Mental Health* erwirkt, den zwischen dem 11. und 21. August in London anberaumten ersten weltweiten Psychiatrie-Fachkongress nach dem Krieg. Drei Konferenzen sind in der britischen Metropole vorgesehen, die beiden ersten stehen unter der Leitung des *International Commitee for Child Psychiatry* und des *International Committee for Medical Psychiatry*. Die dritte und größte Konferenz wurde vom *International Committee for Mental Hygiene* organisiert und steht unter dem Motto: »Mental Health and World Citizenship«. Eingeladen sind rund 2.000 Delegierte aus 57 Ländern. Die 20 Teilnehmer aus Deutschland, dessen organisierte Ärzteschaft nach wie vor auf die Aufnahme in den Weltärztebund wartet, wurden gleichsam »handverlesen« eingeladen. Ungeachtet des Privilegs, der deutschen Delegation als einzige Frau anzugehören, fühlt Alice von Platen sich als Volontärärztin im Kreis der Fachärzte deplatziert. Indes ermuntert besonders Georg Zillig sie dazu, der Einladung nach England zu folgen und die Chance zu Kontakten zu nutzen. Zillig plant, im kommenden Jahr als Ordinarius und leitender Psychiater an die Medizinische Fakultät der Universität Würzburg zu wechseln. Alice von Platen, mit der er sich auf Augenhöhe über Literatur unterhalten kann, die seine Liebe zur Barockmusik teilt und die sich für die Psychoanalyse mindestens ebenso begeistert wie er selbst, würde er dort gerne als Oberärztin und wissenschaftliche Assistentin an seiner Seite haben. Zillig schlägt der 38-Jährigen vor, im Anschluss an ihre St. Getreuer Volontärzeit ihre Ausbildung zur Psychotherapeutin und Psychoanalytikerin in England abzuschließen und ihm anschließend nach Würzburg zu folgen.

Vor ihrer Reise nach London macht Alice von Platen einen Abstecher nach Heidelberg, unter anderem um Ludwig Curtius wiederzusehen, der hier inzwischen in einer kleinen Mansardenwohnung lebt. Vor allem aber möchte sie Viktor von Weizsäcker aufsuchen, den sie bereits über ihre nächsten Pläne unterrichtet hat. Statt des 62-Jährigen erwartet sie am 1. August in der Universitätsklinik dessen Schüler Dieter Janz[18]. Der 28-jährige Assistent in der neurologischen Abteilung der Heidelberger Klinik überreicht ihr im Auftrag Viktor von Weizsäckers ein Schreiben an Anna Freud. Darin heißt es:

»Gräfin Platen kommt demnächst nach London. Sie studiert, nachdem sie eine längere Zeit meinem Arbeitskreise angehört hat, die wichtigen neuen Bemühungen im ärztlichen Dienst in bessere und dem Wesen des Menschen angemessenere Formen zu bringen. Wir würden Ihnen zu großem Dank verpflichtet sein, wenn sie ihr dabei so oder so ein wenig helfen könnten. Sie werden in ihr eine außerordentlich kluge und begabte Mitarbeiterin finden.«[19]

Nachdem sie Georg in die Obhut ihrer St. Getreuer KollegInnen gegeben hat, trifft Alice von Platen am 12. August, einen Tag nach Kongressbeginn, in London ein. Beim Wiedersehen mit Nicolai Rubinstein, Susi Swoboda, Carmen Gronau und anderen Freunden aus Florenz fühlt Alice von Platen sich deren Welt umso näher, als ihr die mit angereisten deutschen Medizinerkollegen wegen ihrer Zugehörigkeit zur Beobachterkommission des Nürnberger Ärzteprozesses und wegen ihres Buches mit offenem Vorbehalt begegnen. Erstmals wird der 38-Jährigen klar, dass ihre berufliche Zukunft in Deutschland – zumal als Frau – in Frage steht, falls sich die von Professor Zillig vorgeschlagene Option zerschlagen sollte. London erweist sich indessen tatsächlich als jenes lebendige Zentrum der Psychotherapie und der Psychoanalyse, von dem Alice von Platen soviel gehört und gelesen hatte. Vom ersten Tag an nutzt sie ihren Aufenthalt, besucht die Kongressveranstaltungen, spricht in Krankenhäusern und Ausbildungsinstituten vor und eruiert die Voraussetzungen für Arbeitsbewilligung und Stipendium. Hinsichtlich des letzteren eröffnet sich eine unverhoffte Perspektive, als sie während eines Empfangs für die deutsche Ärztedelegation der Schirmherrin des »Mental Health«-Kongresses, Lady Priscilla Monn, begegnet und von ihr auf ihr perfektes Englisch angesprochen wird. Alice von Platen erwähnt ihre ersten Lebensjahre in England und nennt auf Befragen den Namen ihrer englischen Taufpatin: Alice Stanley – ihres Zeichens Countess of Derby, ehemalige »Lady of the bedchamber« (etwa: Palastdame) von Königin Alexandra, der Frau Edwards VII. und Schirmherrin des alljährlichen Top-Ereignisses des britischen Pferdesports – des Derby's in Epsom. Als Alice von Platen Mitte September nach Bamberg zurückkehrt, hat sie das Versprechen für ein Stipendium in der Tasche. Zwei Wochen später erhält Viktor von Weizsäcker einen Brief von Anna Freud:

»Dr. Alice Gräfin Platen war vor wenigen Tagen bei mir und hat mir einen ganz ausgezeichneten Eindruck gemacht. Ich bemühe mich gerade, ihr hier bei ihren Plänen etwas behilflich zu sein, und würde mich außerordentlich freuen, wenn es mir gelingen könnte.«[20]

Der – wenngleich beiläufige – Aussee-Bezug Anna Freuds war der Begegnung beider Frauen in den *Hampstead Nurseries* dagegen kein Thema. Auch dass Sigmund Freud im Sommer 1898 bei einer Zugfahrt nach Aussee jenen Traum vom Grafen Thun träumte, der ihn zu einem wichtigen Kapitel seiner »Traumdeutung« inspirierte, ist Alice von Platen zu diesem Zeitpunkt noch nicht bekannt. Fazit ihres London-Besuchs: Zu den alten Freundschaften sind neue Freunde und wertvolle Verbindungen dazu gekommen. Zu Alice von Platens neuen Freunden zählt nun auch das frisch verheiratete Paar Dieter und Gabriele Janz – letztere eine angehende Psychotherapeutin. Beide folgten sie am 1. August Alice von Platens spontaner Einladung zu Ludwig Curtius, und stellten dabei fest, dass sie und Alice von Platen gemeinsame Freunde[21]in Bamberg haben. Einmal mehr scheint damit die Welt zwischen England, Deutschland, Österreich und Italien auf jenen Fleck zusammengeschrumpft, auf dem Alice von Platen sich gerade befindet.

Das Jahr bis zum Ende ihrer zweijährigen Volontärzeit vergeht für sie wie im Flug. 1949 nimmt auch Viktor von Gebsattel gelegentlich an Fallbesprechungen in St. Getreu teil. Der in Bamberg familiär verwurzelte Mediziner, Psychotherapeut und Philosoph, der schon 1911 im Weimar gemeinsam mit Freud und Jung am dritten Kongress der psychoanalytischen Vereinigung teilgenommen hatte, mit Rainer Maria Rilke befreundet war und während der NS-Zeit dem »Kreisauer Kreis« nahestand, soll ab 1950 – möglicherweise gemeinsam mit Georg Zillig – die Fachbereiche Psychiatrie, Nervenheilkunde, medizinische Psychologie und Psychotherapie an der Würzburger Universität aufbauen. Die Patientenbesuche und Fallbesprechungen an der Seite der beiden Professoren vermitteln Alice von Platen neue Einsichten hinsichtlich Fragestellung und Diagnostik. Ab dem Frühsommer 1949 fügt sich für die Buchautorin zur ärztlichen erstmals eine publizistische Tätigkeit. Clemens Münster – vormaliger Mitherausgeber der *Frankfurter Hefte*, in deren Verlag Alice von Platens Buch erschien, und nunmehr Hauptabteilungsleiter »Kultur und Erziehung« beim Bayerischen Rundfunk – hatte Alice von Platen dazu eingeladen, medizinische Themen für den Hörfunk aufzubereiten, und so wird am Montag, dem 11. Juli 1949, um 19.45 Uhr im BR Alice von Platens erste viertelstündige Radiosendung ausgestrahlt. Die Originalansage lautet: »In unserer Sendereihe ›Der Hörsaal‹ bringen wir heute einen Vortrag von Dr. Alice Platen-Hallermund über das Thema: ›Anlage und Umwelt‹.« In den Text hat Alice von Platen ihre jüngsten Erfahrungen und Erkenntnisse einfließen lassen:

»In letzter Zeit sind einige sehr aufschlussreiche Arbeiten von Anna Freud erschienen, die ihre Beobachtungen an Kleinkindern zusammenfassen, die sie während des Krieges als Leiterin eines großen Kindergartens machen konnte. Diese Arbeiten zeigen die

Entwicklung der frühkindlichen Persönlichkeit [...] zu einem Menschen, der sich in die Gemeinschaft einordnet und in Liebe und Hass auf seine Umwelt zu reagiert.«[22]

Ihr privates Leben ist indessen nach wie vor vom Rückzug Ernst Homann-Wedekings aus ihrem und vor allem Georgs Leben überschattet. »Ich will Dich wirklich nicht zwingen, Georg zu sehen«, schreibt sie dem Vater ihres Sohnes im einzigen Brief des Jahres 1949. Darin hält sie ihm »jederzeit« die Gelegenheit offen, ihn zu sehen, falls er dazu »ein Bedürfnis verspüren« sollte. Dass Georg mit Wissen und unter Mithilfe des St. Getreuer Gärtners sechs Wochen lang der Domschule fernblieb, ohne dass sie oder jemand anderer dies merkte, zeigt ihr einmal mehr, dass das vaterlose Heranwachsen dem inzwischen Achtjährigen nicht bekommt. Obwohl sie mit ihrem Sohn an jedem Nachmittag für die Schule gelernt und mit ihm angebliche »Aufgaben« aus den Schulbüchern gelöst hatte, war ihr nicht aufgefallen, dass Georg sie an der Nase herumführte. Ungeachtet ihres unlösbaren Dilemmas als »allein erziehender«, in Vollzeit arbeitender Mutter, wirft sie sich vor, ihrem Sohn zu wenig Aufmerksamkeit zu schenken. Daneben leidet sie unter Homann-Wedekings kategorischem Rückzug: »Immer wieder versuche ich, die Tatsache Deines plötzlichen Eintritts in mein Leben und Deines ebenso plötzlichen Verschwindens mir verständlich zu machen«, zeigt sie sich in ihrem 1949er Brief an EW ratlos.

Am 1. Oktober 1949 endet Alice von Platens Arbeitsverhältnis in Bamberg, ohne dass sich inzwischen die Aussicht auf einen Arbeits- oder Ausbildungsplatz, geschweige denn ein Stipendium in England ergeben hätte. Im September hat sie ein weiteres Sendemanuskript nach München geschickt – Titel: »Gruppenpsychotherapie«. Am 14. Oktober 1949 strahlt der Bayerische Rundfunk Alice von Platens Beitrag im Rahmen seiner Hörfunk-»Sprechstunde« ab 17.45 Uhr aus. Da es sich hierbei wahrscheinlich um die *erste* deutschsprachige Darstellung nach 1945 dieser in Deutschland erst ab dem Ende der 1960er Jahre bedeutsamen, neuen Fachrichtung handelt, sei der allgemeinverständliche Wortlaut hier auszugsweise wiedergegeben:

»Seit der Entdeckung unbewusster Seelenregungen durch Freud vor ungefähr 50 Jahren ist die Psychoanalyse von ihm und seinen Schülern systematisch ausgebaut worden und hat vielen Menschen geholfen, die an schweren Angstzuständen und seelischen Erkrankungen, die man jetzt Neurosen nennt, leiden. Aber es hat sich gezeigt, dass die Zahl der Hilfesuchenden ständig wächst, und dass neue Methoden ausgearbeitet werden müssen, um die Kosten und den Zeitaufwand für eine Einzelbehandlung, die meist über ein Jahr dauert, zu verringern. Ich möchte Ihnen jetzt von den neueren Bestrebungen der Gruppenpsychotherapie und Gruppenanalyse berichten, wie sie in den letzten Jahren in England und Amerika ausgebaut wurden und die man nun als den jüngsten Zweig der Psychotherapie bezeichnen könnte. Die Lehre Freuds von der Wirksamkeit ins Unbewusste verdrängter Triebe und seelischer Konflikte hat unsere Vorstellung von Menschen bedeutend erweitert, wir verstehen jetzt manche Handlungen, die uns unbegreiflich erschienen, als das Unbewusste unbekannt war […] Aber auch auf anderen Gebieten, besonders auf dem der Soziologie, spüren wir neuerdings den Einfluss der Gedankengänge Freuds, während die Psychoanalyse viele Anregungen von der Soziologie empfangen hat […] Theoretisch ist viel von soziologischer und psychologischer Seite über Gruppenbildungen und ihre Wirkungen auf den Menschen geschrieben worden, es war aber ein gewisses Wagnis, diese verschiedenen Theorien in die Praxis umzusetzen. Und wie so oft, hatte die Praxis, aus ganz anderen Bedürfnissen und Voraussetzungen, den Versuch in aller Stille längst unternommen. Im Jahr 1905 hatte ein überlasteter Lungenspezialist in Boston, Dr. Pratt, seine Patienten zusammengerufen, um ihnen gemeinsam Verhaltensweisen in ihrer Krankheit zu geben und Fragen zu beantworten. Es stellte sich heraus, dass diese Besprechungen einen außerordentlich günstigen Einfluss auf die Kranken hatten […] da sich jeder in seiner Krankheit weniger allein fühlte. Schließlich wurden diese gemeinsamen Besprechungen ein fester Bestandteil in der Behandlung der Patienten […] An einer Bostoner Klinik wurden alle Magenkranken mit der gleichen Diät und den gleichen Medikamenten behandelt, ein Teil traf sich aber zusätzlich zur ›Gruppentherapie‹, wo psychologische Fragen im Zusammenhang mit der Krankheit besprochen wurden. Und tatsächlich ließ es sich statistisch nachweisen, dass die Magenkrankheit der therapeutisch behandelten Kranken schneller heilte […] als bei den nur körperlich behandelten Patienten […] Die Massenpsychologie hat seit den Theorien Gustave Le Bons 1895 besonders im Verlauf von zwei Kriegen Beobachtungen genug gemacht, ohne auf diesem sehr schwierigen Gebiet viel weiterzukommen. Für die Medizin genügt es zu wissen, dass etwas sehr wesentliches geschieht, sobald ein Kranker mit seinesgleichen zusammenkommt, und dass von der Gemeinschaft, die sich bildet, eine heilende Wirkung ausgeht […] Die ersten Versuche der Psychiater, die Gruppentherapie bei seelischen Krankeiten und Geisteskrankheiten an psychiatrischen Kliniken einzuführen, fingen erst nach dem ersten Weltkrieg an und waren zwar erfolgreich, aber nicht sehr glücklich vom wissenschaftlichen Standpunkt. In zwei psychiatrischen Kliniken Amerikas wurde versucht, mit psychologischen und bildenden Vorträgen, Vorführungen, aber auch durch Unterhaltungen und ähnlichem auf Patienten einzuwirken […] Auch diese Bestrebungen beruhen letzten Endes darauf, dass der Mensch ein Wesen der Gemeinschaft ist, sind aber nicht zu verwechseln mit der eigentlichen Gruppentherapie, da sie sich an einen großen, zufällig versammelten Kreis von Menschen richten und eher mit der psychologischen Wirkung irgendeines […] Vereines zu vergleichen sind. Die eigentliche Gruppentherapie seelischer Erkrankungen fing erst in den Jahren nach 1930 zaghaft an, als Psychoanalytiker kleine Gruppen von Menschen, die nach einem bestimmten Gesichtspunkt ausgewählt wurden, beobachteten. Wieder ließ sich feststellen, dass nervöse Leiden oft überraschend schnell schwanden, wenn sie nicht zu tief in der Seele des Kranken festgewurzelt waren, und dass die Gruppe die Tendenz hat, alle hysterischen Reaktionen abzulehnen. Als im Kriege viele Soldaten durch nervöse Erschöpfungszustände kampfunfähig wurden [...] wurde zuerst versuchsweise, dann weitgehend ausgebaut die Gruppenpsychotherapie in den Lazaretten eingeführt [...] Vorläufig beruht (allerdings) alles auf der Kriegserfahrung und es ist noch nicht erwiesen, ob das Heer der Neurotiker im Zivilleben, außerhalb der Lazarette und Kliniken, durch die Gruppentherapie gebessert werden kann oder ob sich die Wirkung nur in einer geschlossenen Gemeinschaft [...] beschränkt. Die Erfahrungen sprechen aber dafür, dass tatsächlich für gewisse Neurosen die Gruppenbehandlung nicht nur hilft, sondern sogar besser hilft als die langwierige Aufdeckung des Unbewussten in einer schulgerechten Analyse. Es scheinen sich manche Komplexe, wie sie der Psychotherapeut nennt, in Gemeinschaft besonders leicht zu lösen, ohne dass der Verstand und das Bewusstsein daran beteiligt sind. [...] Die heutige Gruppentherapie findet nur in kleinen Gruppen von ungefähr 10 statt, und es wird wie bei einer Analyse erstrebt, dass der Patient seine Gedanken, wie sie ihm in den Kopf kommen, ausspricht, ohne sich zu überlegen, ob sie nun sinnvoll oder klug sind [...] Die Aufgabe des Therapeuten ist, ähnlich wie bei einer Einzelanalyse die Reaktionen der Patienten zu beobachten, darüber hinaus muss er aber die Gruppe unmerklich führen und zugleich durch seine Interpretation zur Lösung der Konflikte des einzelnen beitragen [...] Gruppentherapie ist sicher kein Allheilmittel für seelisch erkrankte [...] Menschen, es ist aber eine Methode, die in Verbindung mit anderen helfen kann, die seelische Not unserer Zeit zu lindern. [...] Wenn es tatsächlich gelingt, Menschen aus ihrer Vereinsamung und Angst zu befreien [...] sollten wir als Ärzte auch diese neue Methode begrüßen.«[23]

Ihre Möbel stellt Alice von Platen bis zu ihrer Rückkehr nach Bamberg in einem Abstellraum ein. Neben der nötigsten persönlichen Habe sollen nur wenige Dinge sie und Georg nach England begleiten: darunter ihr Silberbesteck und jene kleine etruskische Frauenstatuette, die sie bei ihrem Weggang 1940 aus Rom EW überlassen hatte, und die sich seit 1946 wieder bei ihr befindet. Im Mai 1949 hatte der Parlamentarische Rat Bonn zum Regierungssitz der künftigen Bundesrepublik Deutschland gewählt. Im September konstituierte sich der Deutsche Bundestag – Theodor Heuss wurde zum Bundespräsidenten und Konrad Adenauer zum Bundeskanzler gewählt. Am 7. Oktober beginnt sich mit Gründung der »DDR« der »eiserne Vorhang« zu schließen. Als Alice von Platen eine Woche später mit ihrem Sohn Deutschland verlässt, weiß sie noch nicht, dass ihrem Buch, ähnlich wie der Mitscherlich/Mielke-Dokumentation, der Weg in den Buchhandel großteils verwehrt wurde. Was die 39-Jährige ebenfalls nicht weiß: Sie wird nie wieder in Deutschland leben und arbeiten.

Augusto

Ähnlich wie schon 1936 in Florenz ist Alice von Platen auch in London binnen kurzem in eine bunte internationale Szene von Künstlern, Kunsthistorikern und Geisteswissenschaftlern eingebunden. Neben Kolja Rubinstein, Susi Swoboda und dem Ehepaar Gronau trifft sie hier auch Cloclo Brewster-Hildebrand wieder. Die Malerin und Tochter ihrer Vermieterin in der Casa Hildebrand hatte im November 1939 in Athen den schottischen Kunsthändler Willy Peploe geheiratet und war via Cypern, Kenia und Florenz 1948 in London angekommen. Anders Cloclos polnische Malerkollegin Katja Wilschinski. Sie hatte Italien – ebenso wie Wolfgang von Leyden und Nicolai Rubinstein – nach dem Erlass der *Provvedimenti nei confronti degli ebrei stranieri* (Gesetze gegen in Italen lebende ausländische Juden) sofort in Richtung England verlassen. Inzwischen ist Katja Wilschinski in London als Malerin und Kunstlehrerin etabliert und gibt in ihrem Atelier im Londoner Stadtteil Kensington Cocktailempfänge für die multinationale Londoner Kunstszene. Zu ihren Gästen zählt seit Anfang 1950 auch Alice von Platen. Deren berufliche Situation befindet sich einmal mehr in der Schwebe. Zwar hatte Lady Monn ihr wie versprochen eine Arbeitsbewilligung vermittelt, nicht aber das für die Fortsetzung der psychoanalytischen Ausbildung nötige Stipendium – stattdessen eine Interimsstellung im Shenley Hospital[24]. Seit Ende 1949 arbeitet Alice von Platen dort als Stationsärztin. Obwohl sie sich gemeinsam mit Georg auf einen Wohnungsanteil[25] beschränkt, sieht sie für sich keine Chance, aus eigener Kraft eine psychoanalytische Ausbildung zu bezahlen. Im Februar 1950 wechselt sie in das 1948 gegründete *Family discussion bureau* in der Park Square West im Londoner Stadtteil Regent's Park. Mitgründerin und Direktorin der Eheberatungsstelle ist die 47-jährige Engländerin Enid Eichholtz-Albu – Supervisor der als Psychoanalytiker in der Londoner *Tavistock Clinic* tätige Exilungar Michael Balint. Beide sind von dem neuen »Member of our team« angetan, geben Alice von Platen aber frühzeitig zu verstehen, dass die Tätigkeit im *Family discussion bureau* sie in ihrer psychoanalytischen Ausbildung nur bedingt weiterbringen wird.

Bis spätnachmittags ist Georg in einer zwischen ihrer Wohnung und Alice von Platens Arbeitsplatz gelegenen Tagesschule untergebracht, sodass Alice von Platen ihren Sohn nach Dienstschluss abholen kann. Während er die neue Sprache im Handumdrehen lernt, leidet der Neunjährige unter den antideutschen Ressentiments vieler Mitschüler. Ende 1949 haben Georgs Eltern ihren unterbrochenen Dialog wieder aufgenommen, ohne dass sich der Begriff »Vater« in der Vorstellung des Knaben bislang mit der Gegenwart einer männlichen Bezugsperson hätte verknüpfen können. Am Freitag, dem 21. April 1950 – sieben Tage vor ihrem 40. Geburtstag – ist Alice von Platen einmal mehr bei Katja Wilschinski eingeladen. Unter den Gästen fällt ihr ein dunkelhaariger, »extrem gutaussehender« mittelgroßer Mann auf, der sich auf Befragen als freier Mitarbeiter des *Corriere della Sera* sowie der *BBC*-Auslandsabteilung vorstellt. Der 35-Jährige ist Italiener, Baron, von neapolitanischer Herkunft und heißt Augusto Ricciardi. In ihren späten Interviews wird Alice von Platen den Augenblick ihres Kennenlernens als »Liebe auf den ersten Blick« bezeichnen. Im Hier und Jetzt ihrer ersten Londoner Begegnung lässt sich vermutlich eher von »gegenseitiger Faszination« sprechen. Hier der blendend aussehende, gebildete, in perfektem Englisch ebenso charmant wie vielseitig plaudernde Kosmopolit – dort die nicht minder gebildete, humorbegabte Ärztin und angehende Psychoanalytikerin mit ihrem ebenfalls aristokratischen und nicht minder internationalen Hintergrund. Ein weiterer Anknüpfungspunkt ist Italien: 1941 war Augusto Ricciardi im *Castello di Vincigliata* nordöstlich Florenz den dort inhaftierten britischen Offizieren als wachhabender Leutnant zugeteilt und traf nahe der Festung per Zufall auf jenen selben US-amerikanischen Kunstsammler Bernard Berenson,[26] dem Alice von Platen zwei Jahre zuvor im Umfeld des kunsthistorischen Instituts in Florenz begegnet war. Nur wenige Monate später – genau gesagt Silvester 1941 – fiel Augusto Ricciardi bei seinen militärischen Vorgesetzten in Ungnade, weil er mit seinen Gefangenen in Neujahrslaune auf »His majesty the king« anstieß. Als man den 26-Jährigen daraufhin nach Nordwestitalien versetzte, nutzte Augusto Ricciardi die unmittelbare Nähe zur Schweiz, um sich über einen unbewachten Gebirgspass ins Nachbarland abzusetzen. Dort berief er sich auf die Bekanntschaft mit den englischen Offizieren und kam schließlich auf abenteuerlichen Wegen 1942 in London an, wo er wenig später seine Arbeit bei der *BBC* aufnahm. Eine Biographie »neben der Spur« also – so ganz nach Alice von Platens Geschmack. Schon bei ihrer zweiten Begegnung kann sie sich ein gemeinsames Leben mit Augusto Ricciardi vorstellen, wie sie später gesteht. Augusto seinerseits zeigt sich hingegen von Begegnung zu Begegnung zurückhaltender. So scheint ihn Alice von Platen zunächst mehr als Seelenärztin denn als Frau zu faszinieren: »One day – years ago – I perceived suddenly that a form of suffering would never be taken away from me« – »Vor Jahren begriff ich eines Tages plötzlich, dass ein gewisses Leiden nie von mir genommen würde«, gesteht er ihr am 23. Juni – acht Wochen nach ihrem Kennenlernen. Drei Tage später – nach einem neuerlichen Treffen – schreibt er auf Deutsch, »dass Ihre Geduld und Verständnis unglaublich sind«. Er hat diese Sprache nie gelernt und hofft, »dass auf dieser schiefe Wörter Sie werden nur meine Dankbarkeit abnehmen«. Im August 1950 bekennt Augusto Ricciardi – nun wieder auf Englisch – »a sense of guilt«, weil seine inneren Konflikte gar zu offensichtlich im Zentrum ihrer jungen Beziehung stehen. Wieder betont er:

»Your tolerance + understanding were […] beyond what is imaginable or even possible.« – »Ihre Toleranz und Ihr Verständnis waren jenseits des Vorstellbaren oder gar Möglichen.«.

Erneut kommt er am 6. September auf die lebenslange »schwere Last« zu sprechen, die ihn entgegen seinem Wunsch dazu nötige, mehr Distanz zu wahren, als es seinem Wunsch entspricht:

»I shall no longer allow myself to get so near to one to cause sorrow or pain.« – »Ich darf mir nicht länger gestatten, jemandem so nahe zu kommen, dass ich ihm Sorgen oder Schmerzen bereite.«

Säuberlich listet er seine »Schulden« bei ihr auf (»the financial ones«), um sich mit der Bitte um ihre Kontonummer und mit »much love« von ihr zu verabschieden. Im Oktober beantwortet er ihre briefliche Annäherung samt Buchgeschenk knapp:

»I don't think I shall come to see you today. I am trying to be alone. If I see people, I escape from myself […] It's nothing else but work for one self. Hope you are alright.«[27]

Am 7. Dezember 1950 schreibt Alice nach mehrwöchiger Briefpause an Ernst Homann-Wedeking, mit dem sie nach einem langem Ablösungsprozess allmählich zu einem Verhältnis gegenseitiger Freundschaft findet:[28]

»Die psychoanalytische Arbeit hat mich gelehrt, das Leben leichter zu nehmen, und von dieser größeren Ruhe und Harmonie profitiert auch Georg.«

Dabei steht ihre berufliche Zukunft erneut in Frage. Im August erreichte sie die Nachricht vom Unfalltod Georg Zilligs. Damit hat sich ihre Rückkehr nach Deutschland auf lange Sicht erledigt. Die Ablehnung und Reserve, mit der ihr die deutschen Delegationskollegen während des »Mental Health«-Kongresses 1948 begegneten, hatte ihr eine Ahnung davon gegeben, was sie als »Nestbeschmutzerin« in ihrer Heimat zu vergegenwärtigen hätte. Daneben gibt es inzwischen einen weiteren Grund, der sie in England hält: »Ja, ich werde wohl nachstudieren und hier bleiben«, fährt sie in ihrem Brief an EW fort:

»Nicht nur weil ich London sehr liebe, sondern auch, weil jemand hier ist, der mich braucht. Ich habe es nie für möglich gehalten und weiß auch nicht, wie lange es noch gehen kann. Es fällt mir nicht leicht, eine rein platonische Beziehung zu einem Manne aufrecht zu erhalten. Aber in allen anderen Beziehungen ist es für Georg und mich sehr schön und wir erleben etwas, das wir beide nicht kannten: Schutz und Wärme […] Ich bin immer wieder froh und dankbar, dass ich die Jahre mit Dir verlebte und dass ich Georg haben durfte.«

Es erscheint fast als eine »Ironie des Schicksals«, dass sie, die das glühende Interesse an den »Anderen« einst zu ihrer Berufswahl motivierte, sich zu Beginn ihres fünften Lebensjahrzehnts in jemanden verliebt hat, den das vorherrschende Denken dieser Zeit ebenfalls jenen »Anderen« zuordnet. So sehr Augustos Aufmerksamkeit und Zuwendungswilligkeit sie glücklich macht, so umstandslos Georg Augusto als den neuen Partner seiner Mutter annimmt, so »ebenbürtig« Alice von Platen und Augusto Ricciardi einander in Herkunft, Kultur und Bildung sind, und so sehr beide einander mögen und brauchen, ist es nicht allein der »platonische« Akzent ihrer Beziehung, der besonders Augusto Ricciardi zu schaffen macht, sondern vor allem die Angst, von ihr »dominiert zu werden«. So sucht er eins ums andere Mal Abstand. »Für das neue Jahr gehe ich vielleicht nach Capri«, meldet er sich Ende Dezember aus seiner Heimatstadt Neapel in deutlich verbessertem Deutsch. Indessen sieht er sich nun erstmals in der Lage, zu seinem »Anderssein« – sprich: zu seiner Homosexualität – zu stehen:

»Viele Sachen sind klarer und was jetzt besonders ist, dass ich meiner Mutter und Bruder viele Sachen erklären kann!«

»What a loss for the profession!«, fügt er launig hinzu, bevor er unsicher nachfragt: »Schreibst Du mir noch?« Man könnte die sich über insgesamt mehr als sechs Jahre hinziehende, durch periodische Rückzüge Augustos gekennzeichnete Annäherung zwischen Alice von Platen und Augusto Ricciardi als wechselseitigen »Anpassungsprozess« bezeichnen. Tatsächlich jedoch ist es nicht mehr und nicht weniger als eine – wenngleich ungewöhnliche – Liebesgeschichte. Sie schreibt ihm »noch« – wenn auch mit Verzögerung. »Thank you for your letter, warm and good as always.« – »Danke Dir für Deinen Brief, warm und gut wie immer«, antwortet er erleichtert. Den Grund für sein Fernbleiben – »My rebellion to you«, sein Ringen um Augenhöhe mit der als »domineering« empfundenen Frau – erlebt er selbst als »most terrible«, zumal gegenüber Georg. »Don't let Georgie hate me too much«, bittet er. Unterdessen beginnen beide aus ihren Trennungen und Begegnungen zu lernen. »I have not quite yet understood how you can bear the idea of a man crying, who belongs to your life.« – »Ich habe noch nicht ganz verstanden, wie Du die Vorstellung erträgst, dass ein Mann, der zu Deinem Leben gehört, weint«, wundert sich Augusto Ricciardi und bekennt:

»Gerade in diesem Augenblick spürte ich den Drang, Dich zu bitten, das Gute und mehr noch Fehlerhafte in mir zu teilen – als ob Du der Schlüssel zu meinem Leben wärst. Welches Gefühl der Erleichterung, dies jetzt gesagt zu haben.«.

Mit ihrer psychoanalytischen Ausbildung kommt Alice von Platen unterdessen kaum voran. Zwar können sich ihre beruflichen Referenzen in den Bereichen Psychosomatik, Psychiatrie und Psychotherapie inzwischen sehen lassen, doch setzt ihr angestrebtes Ziel »Psychoanalytikerin« eine komplette »Lehranalyse« voraus. Im *Institute of Psychoanalysis* der 1913 gegründeten *London Psychoanalytical Society* hat man ihr zwar inzwischen einen Ausbildungsplatz angeboten, doch kann sie sich die Kosten hierfür nicht leisten. Die an ein eventuelles Stipendium geknüpfte Bedingung – die Rückkehr in ihre Heimat nach Abschluss der Ausbildung – ist für Alice von Platen mangels beruflicher Perspektive in Deutschland nicht annehmbar. An anderen Instituten – wie etwa jenem von Anna Freud – ist indes auf lange Sicht kein Ausbildungsplatz frei. So bleibt Alice von Platen kaum anderes übrig, als die Fortsetzung ihrer psychoanalytischen Ausbildung solange zu verschieben, bis sich entweder die Voraussetzungen für ein Stipendium lockern oder bis sie das notwendige Geld zusammengespart hat. Im Juli 1951 verlässt sie Michael Balints *Family Discussion Bureau* in Regent's Park zugunsten einer besser bezahlten Stelle als Stationsärztin im Bexley Hospital,[29] einer psychiatrischen Klinik im Norden Londons. 48 Stunden muss sie dort wöchentlich arbeiten, dazu kommt die nun deutlich längere Fahrt zum Arbeitsplatz und zurück. Zwar ist die in 750 Hektar Parkanlage gebettete Klinik mit 18 Abteilungen je 60 Patienten deutlich größer als etwa St. Getreu, dennoch erinnern Anlage, Athmosphäre und Therapieformen in manchem an jenen Ort, den sie vor zwei Jahren in der Hoffnung auf eine Fortsetzung ihrer Ausbildung verlassen hat. Auch ihre ärztliche Tätigkeit unterscheidet sich nur unwesentlich von jener in St. Getreu. Um zusätzliches Geld zu verdienen, schickt sie weiterhin Sendemanuskripte an Clemens Münster. *Ashridge Colleges. Eine Stätte der politischen Erziehung* ist eine ihrer im Bayerischen Rundfunk ausgestrahlten Hörfunksendungen betitelt. Über das 1928 gegründete, nordwestlich von London gelegene Ausbildungsinstitut, dessen Grund und Gemäuer einst Heinrich VIII. gehörten, heißt es da:

»Eines der Hauptziele von Ashridge ist es, die Bildung einer aufgeklärten und aktiven öffentlichen Meinung zu fördern. Die Schulung stützt sich auf die Überzeugung, dass der einzelne Bürger seine Pflichten sowohl wie seine Rechte verstehen müsse, aber dass ein Verständnis nur durch die Kenntnis der Tatsachen erweckt werden kann.«[30]

Neben derartigen Features, die nach dem Willen Clemens Münsters das demokratische Bewusstsein einer obrigkeitlich erzogenen Hörerschaft zu bilden helfen sollen, verfasst Alice von Platen zunehmend auch andere Beiträge. Durch Augusto Ricciardis Verbindung zur *BBC* hat sie nun die Möglichkeit, Sendungen im Studio vorzuproduzieren, sodass 1951 erstmals auch Alice von Platens Kurzbeiträge über Londoner Kultur-Events über den Münchner Sender gehen. Im Februar 1952 wird sie im Bexley Hospital zum *Senior House Officer* (etwa: Oberarzt) befördert. Etwa zeitgleich erhält sie von Michael Balint die Nachricht, dass am *Tavistock Institute of Human Relations*, einem der Tavistock Clinic zugeordneten psychoanalytisch-psychotherapeutischen Institut, erstmals gruppenpsychotherapeutische Ausbildungsseminare stattfinden. Die Ausbildung fußt im Wesentlichen auf den von S.H. Foulkes und Wilfred Bion theoretisch fundierten und von Melanie Klein mitentwickelten gruppenanalytischen Konzepten.[31] »What is Group-Analytic Psychotherapy?« fragt S.H. Foulkes in einem seiner Standardwerke,[32] und sagt darin zunächst, was Gruppenanalyse *nicht* ist: »It is not a psychoanalysis of individuals in a group. Nor is it a psychological treatment of a group by a psychoanalyst.« – »Sie ist weder eine Psychoanalyse von Individuen innerhalb einer Gruppe, noch eine psychologische Behandlungsfporm einer Gruppe durch einen Psychoanalytiker« – sondern »eine Form von Psychotherapie der Gruppe durch die Gruppe einschließlich ihres Leiters«. Über die Anwendungspraxis heißt es:

»Wie man sehen wird, können die in […] therapeutischen gruppenanalytischen Gruppen gewonnenen und weiterentwickelten Prinzipien auf sämtliche Formen menschlicher – auch nicht-therapeutischer – Gruppen angewandt werden.«

So bietet sich Alice von Platen unversehens die Gelegenheit, in jenem Zweig der Psychoanalyse, über den sie 1949 in einer Hörfunksendung berichtete, eine fundierte Ausbildung zu erhalten. Ihr Entschluss, sich gleich in das erste Seminar einzuschreiben, wird neben der Möglichkeit, in absehbarer Zeit zum ersehnten psychoanalytischen Abschluss zu kommen, durch die deutlich geringeren Kosten sowie den Umstand begünstigt, dass sich die Kurse mit ihrer psychiatrischen Tätigkeit am Bexley Hospital zeitlich koordinieren lassen. Allein für ihre Radio-Features bleibt ab 1952 keine Zeit mehr.

Am Ende des weltpolitisch ereignisreichen Jahres 1953[33] schließlich Alice von Platens ihre gruppenpsychoanalytische Ausbildung am *Tavistock Institute of Human Relations* mit dem Zertifikat als »very competent psychotherapist« und dem Prädikat »eminently suitable for psychotherapeutic work« (»hervorragend geeignet für psychotherapeutische Arbeit«) ab. Einen Monat später kündigt die inzwischen 43-Jährige ihre Oberarzt-Stelle am Bexley Hospital und geht das Wagnis ein, sich in der Londoner »Ärztestraße« Harley Street[34] im Stadtteil Westminster in der Nachbarschaft von weiteren 1.500 Arztpraxen als Psychotherapeutin niederzulassen. Privat wohnt sie nun in »Roland Gardens«, einer schmalen Anliegerstraße südlich des Hyde Park. Längst hat sie ihre Möbel aus St. Getreu nachkommen lassen, scheint doch ihre Zukunft in England nunmehr festgeschrieben. Georg entpuppte sich als junges Gesangstalent und ist seit Ende 1950 Stipendiat der renommierten *Westminster Cathedrale Chour School* (Leitung: Gorge Malcolm), wo er sich ähnlich integriert und angenommen fühlt wie seine Mutter 30 Jahre zuvor in Salem.

Unterdessen hat Alice von Platens Beziehung zu Ernst Homann-Wedeking einer Freundschaft Platz gemacht, in die zunehmend auch dessen Ehefrau und Sohn einbezogen sind. Der Briefton zwischen ihnen klingt geläufig vertraut. »Schande: seit 8 Tagen denke ich an einen Geburtstagsbrief an Dich und vergesse es dann wieder«, schreibt Alice von Platen anlässlich EW's 45. Geburtstag am 13. Juli 1953:

»Many happy returns. Georgs Ferien: am 31. soll er zum Grindelbach fahren, dann an den Bodensee, und kommt erst in den ersten Septembertagen zurück. Wann und wo möchtest Du ihn sehen? Er ist augenblicklich in besonders guter Verfassung. Wir haben angefangen, zusammen Tennis zu spielen. Rufe mich doch einmal an, morgens Bealymath 6311/6, abends Fremantle 6960 (spät). Vielleicht könnten wir uns wieder zu einer absonderlichen Zeit in einem widerlichen Café treffen – oder diesmal etwas weniger absonderlich?«

Über ihre nach wie vor schwierige Beziehung zu Augusto Ricciardi verliert Alice von Platen dagegen kein Wort. Im Herbst 1952 hatte sich Augusto nach einer resignierten Bilanz ihrer bisherigen Beziehung (»ein Tauziehen, bei dem Du meine Schwäche und ich Deine Stärke teste«) erneut für einige Monate zurückgezogen. Wieder ist im Juli 1953 *sie* diejenige, die nach neun Monaten den Kontakt wiederbelebt. »Again I felt as writing ›leave me alone‹ when I got your letter«, antwortet er: »Yes, why not ›smoke a peace-cigarette‹. I wish that could and will be done.«[35] »Aber«, so seine Einschränkung:

»Was auch immer Du fühlst, und wie gern Du mich auch haben magst, kannst Du mir nicht mehr als mein Freund sein – vielleicht mein bester Freund.«

Neben einer regelmäßigen Sendung im *BBC Home Service* an der Seite des englischen Publizisten John Betjeman nimmt Augusto Ricciardi Anfang 1955 eine Festanstellung in der Londoner Repräsentanz der staatlichen italienischen Tourismusagentur »ENIT Italia« an. Finanziell fühlt Augusto Ricciardi sich mit Alice von Platen endlich auf Augenhöhe. Obwohl Zweifel und Selbstzweifel damit längst nicht ausgeräumt sind, klingen seine Briefe nun entspannter und liebevoller:

»Ich lege diese drei Veilchen bei, die ich gestern für Dich gepflückt habe«.

Zwar verbringen beide die Sommerferien 1955 getrennt – er in Neapel bei seinen Eltern und seinem jüngeren Bruder, sie mit Georg an der kroatischen Adriaküste – doch reißt der Kontakt von jetzt an nicht mehr ab. Im Herbst gesteht er ihr:

»I had the urge of telling you that some other obstacle had fallen.« – »Ich musste Dir unbedingt sagen, dass ein weiteres Hindernis von mir abgefallen ist und dass ich trotz mancher großen und kleinen Ängste nur noch den Wunsch habe, mit Dir untrennbar verbunden zu sein.

Ist das Liebe? Ich glaube, ja. Der Vorhang fiel, und ich fühlte eine Leichtigkeit des Herzens, die ich lange nicht mehr gespürt hatte. Ich kann jetzt tagträumen – etwas, wozu ich vorher nicht imstande war.«

Dass auch sie sich in den Londoner Jahren verändert hat – vor allem lernte, »geduldiger zu sein« –, sieht Alice von Platen gleichfalls als ein Resultat ihrer Annäherung. »I was surprised«, gibt Augusto verblüfft zurück, »when you mentioned your improvement and mine – brought about by each other.« Weltweit betrachtet ist 1956 das Jahr, dessen erste Hälfte von der Hochzeit des monegassischen Fürstenpaares überstrahlt und dessen zweite Hälfte von der Niederschlagung des ungarischen Volksaufstands überschattet ist. Am 17. Juni 1956 gedenkt man in der Bundesrepublik des Ostberliner Arbeiteraufstands vor drei Jahren. Am selben Tag schreibt Augusto Ricciardi an Alice von Platen:

»My attempt to grow out of the world to which you belonged had failed.« – »Mein Versuch, aus Deiner Welt hinauszuwachsen, ist gescheitert. Mein einziger Wunsch ist der, mit Dir zusammen zu sein. Wäre ich nicht noch so unvollkommen, könnte ich Dir sagen: Ich liebe Dich.«

Wenige Tage später hält der 40-Jährige mit seinem neuen VW-Käfer vor dem Haus 23, Brunswick Gardens,[36] wo Alice von Platen seit 1955 eine Vierzimmerwohnung gemietet hat. »Ich habe einen Vorschlag für Dich,[37]« lässt er sie auf Deutsch wissen: »Heirate mich!«

Seit Abschluss des *Traité de Bruxelles*[38] im März 1948 ist die Bedeutung der belgischen Hauptstadt innerhalb Westeuropas kontinuierlich gewachsen. 1954 wandelte sich das Militärbündnis mit dem Beitritt Italiens und der

Bundesrepublik Deutschland zum »Beistandspakt« WEU (Westeuropäische Union), seit 1956 zeichnet sich die Verschmelzung von WEU, Montanunion und Euratom[39] zur Europäischen Wirtschaftsgemeinschaft (EWG) ab. Daneben soll in Brüssel 1958 die bereits für 1955 geplante Weltausstellung »Expo« stattfinden. Wenige Tage bevor er sich im Juni 1956 von seiner Wohnung an der Battersea Bridge in Richtung »Brunswick Gardens« aufmachte, hatte Augusto Ricciardi das Angebot seines römischen Arbeitgebers angenommen, eine Filiale der staatlichen italienischen Tourismusagentur in Brüssel aufzubauen. Die Aussicht auf eine stabile wirtschaftliche Zukunft hatte ihn zu seinem Heiratsantrag ermutigt, und tatsächlich hatte Alice von Platen seinen »Vorschlag« ebenso unvermittelt mit »Ja« beantwortet. Mit 41 Jahren scheint sich Augusto Ricciardis Vorstellung zu erfüllen, eine »Familie zu ernähren«. Als Alice's Sohn sich prompt ein Fahrrad von ihm wünscht, berichtet er Georgs Mutter glücklich: »Du kannst Dir nicht vorstellen, wie sehr ich mich über seinen Wunsch freue. Irgendwie fühle ich mich als Ehemann und Vater.« Als Psychotherapeutin mit eigener Praxis in Harley Street verdient Alice von Platen unter dem Strich einstweilen weniger als am Bexley Hospital, dennoch möchte sie ihren selbständigen Status um keinen Preis wieder aufgeben. Sie liebt ihren Beruf. Über 20 Jahre hat sie dafür kämpfen und immer wieder neu beginnen müssen. Außerdem fühlt sie sich inzwischen in London zu Hause. Die Vorstellung, Augusto Ricciardi nach Brüssel zu folgen und ihren Beruf zugunsten einer wie auch immer definierten Rolle als »Ehefrau« aufzugeben, ist ihr fremd. Als zusätzliches Hindernis empfindet sie die Notwendigkeit, im Falle einer Hochzeit vom protestantischen zum katholischen Glauben zu konvertieren. »Dein Brief bereitete mir großes Vergnügen«, antwortet Augusto Ricciardi auf ihr diesbezüglichen Vorbehalte, »gibt er mir doch die Gelegenheit, Dich wegen Deiner

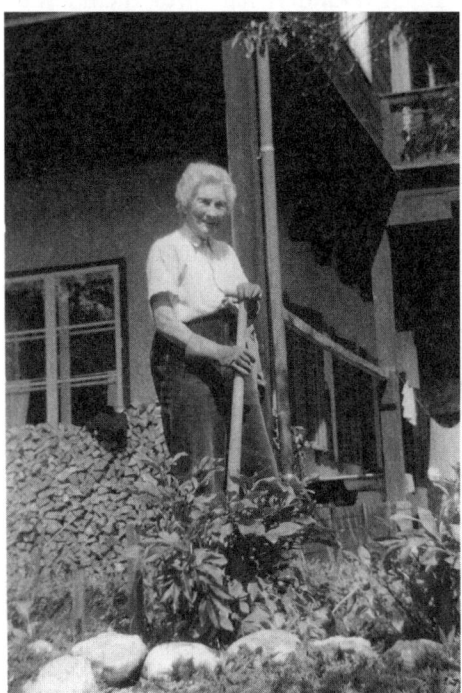

Abb. 20: Elisabeth von Platen in den frühen 1960er Jahren vor ihrem Haus in Altaussee.

›religiösen Probleme‹ auszuschimpfen. Warum betrachtest Du Deine ›Konversion‹ nicht einfach als einen Schritt in jene Welt, deren Architektur Du ohnehin liebst!« Nach dem plötzlichen Tod von Augusto Ricciardis Vater steht die im September geplante Hochzeit vorübergehend in Frage. Als Augustos Mutter dem Paar versichert, dass sie das »Trauerjahr« nicht einhalten müssten, wird ein neuer Termin festgelegt. Am 29. Dezember 1956 soll die Trauung stattfinden – in Altaussee.

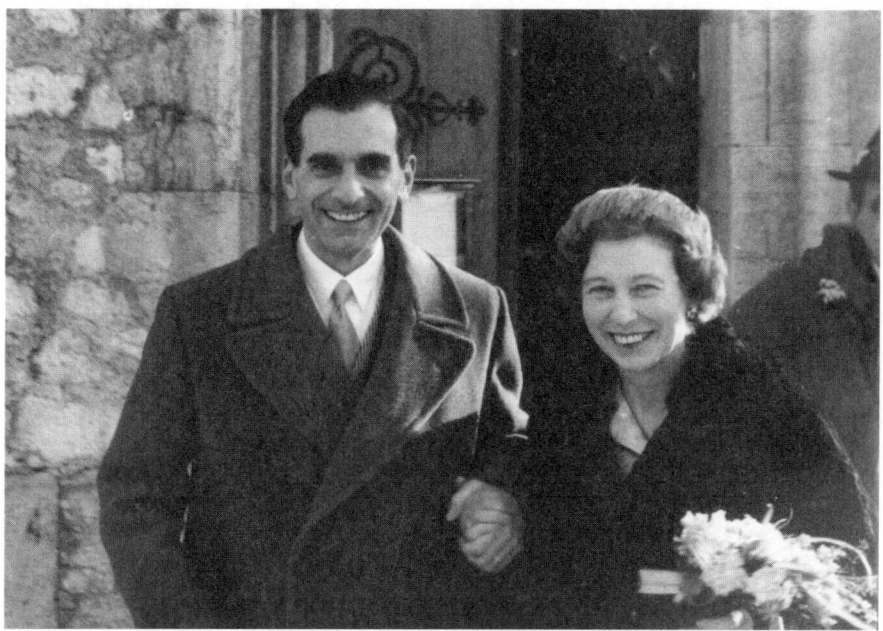

Abb. 21: Alice und Augusto nach der kirchlichen Trauung am 29. Dezember 1956 vor der römisch-katholischen Pfarre Altaussee.

Bereits 1950 hatte Elisabeth von Platen Augusto Ricciardi während eines Englandbesuchs kennengelernt und war von dem formvollendeten »Gentleman« unmittelbar angetan. Umgekehrt schien Alice von Platens ansonsten so Respekt gebietende Mutter damals »die einzige Frau« zu sein, Augusto Ricciardi »keine Angst machte[40]«. Dass davon sechs Jahre später keine Rede mehr sein kann, zeigt Augusto Ricciardis Resümee ihrer über sechs Jahre währenden Annäherung. Am 5. Dezember schreibt er an seine künftige Ehefrau:

»Our last days as ›fiancees‹!« – »Unsere letzten Tage als Verlobte! Wir sagen ›Goodbye‹ zu einem Lebensabschnitt, der ab jetzt der Erinnerung weicht. Unser Kennenlernen, unsere unglücklichen Stunden, unsere glücklichen Stunden, unsere Treffen an ›deinem Platz‹, an ›meinem Platz‹, dein stilles Dulden, meine unausgesprochene, oft

›feindselig‹ verkleidete Liebe, unsere gemeinsamen Touren durch London, die Landschaften und, vor allem, durch uns selbst. Wir sagen ›good-bye‹ zu einer Vergangenheit, die uns auf eine gemeinsame Gegenwart und Zukunft vorbereitete, durch deine Liebe, durch deinen und meinen Schmerz, meine Rückzüge und mein stete Rückkehr gleich einer heimkommenden Taube. Wird jemand je die Art und Weise meiner Sehnsucht und deiner aufopfernden Liebe begreifen? Wäre sie in einem Buch beschrieben, würde es wohl jeder als absurd bezeichnen. Erinnerst du dich, als ich einmal so weit ging zu sagen, ich hätte Angst davor, dass du mich heiraten willst? Und was tat ich? Ich bat Dich, mich zu heiraten. Meine geliebte Alice, es klingt vielleicht dumm so etwas zu schreiben wie ›I kiss you good night‹. Aber das ist es, was ich fühle. Love, love, love, Augusto.«

9. Kein Ende der »Odyssee« – 1957–1967: London – Brüssel – Tripolis

Sechs Wochen, nachdem sie am 29. Dezember 1956 in Altaussee in »Steireranzug« und Dirndl standesamtlich und kirchlich heirateten, rechnet Augusto Ricciardi seiner Ehefrau von Brüssel aus vor, dass sie in sieben Jahren insgesamt wohl nicht mehr als einen Monat miteinander verbrachten. Ähnlich wie er sich beim Kauf der Eheringe vertat – ihr Ring erwies sich bei der Trauung als so eng, dass man ihn eiligst aufschneiden lassen musste –, scheint ihm auch sonst die erstrebte Führungsrolle zu entgleiten. Zwar ist Alice schließlich bereit, ihre Londoner Praxis zugunsten Brüssels aufzugeben. Doch je näher der geplante Umzug rückt, desto mehr wachsen ihre Bedenken. »I have clearly realized how badly you want and need London and Harley Street.« – »Mir ist klar, wie sehr Du London und Harley Street willst und brauchst«, räumt Augusto Anfang 1957 ein. Obwohl er seit Monaten mit der Einrichtung der Brüsseler ENIT-Dépendence befasst ist, wäre Augusto Ricciardi jetzt bereit, auf »Brüssel« zu verzichten, falls seine römischen Vorgesetzten ihm eine gleichwertige Aufgabe in London zuwiesen. Resignierend bekennt er:

»Was mich betrifft, so scheint das neue Lebensmodell gescheitert.«

Wenig später lenkt Alice ein. Nachdem sie Georg in Laxton[1] besuchte, schreibt sie am 19. März 1957 an Ernst Homann-Wedeking:

»Ja, ich sitze noch in Harley Street, für die letzten 3 Tage, dann vermiete ich es möglichst. Nur weniges kommt nach Brüssel, da ich denke, dass wir früher oder später hierher zurückkommen. Die winzige Dachwohnung in Brüssel geht zu Dritt für kurzen Aufenthalt, es ist alles ein Provisorium. Drum ist es auch besser, dass Georg hier die Schule beendet; wenn nötig, kann er immer in sechs Monaten das deutsche Abitur machen – und bis zum Studium haben wir noch ca. drei Jahre Zeit. Es wäre gut, wenn wir das einmal in Brüssel besprechen könnten.«

Einmal mehr sollte Alice Ricciardi-von Platen sich bei einer die eigene Zukunft betreffenden Prognose irren. Drei Jahre später ist London Vergangenheit, hat sich das Brüsseler »Provisorium« in einen Zustand verwandelt, den der damals 30-jährige promovierte Patent- und Markenrechtsanwalt und spätere schleswigholsteinische Minister[2] Franz Froschmaier so beschreibt:

»Alice und Augusto waren vollkommen integriert, ihre kleine Wohnung in der Avenue Bel-Air ein gesuchter Treffpunkt für eine Mischung junger Menschen – vor allem Künstler, die zu jener Zeit in Brüssel lebten.«[3]

Zwei »hinreißende Gastgeber«, die einander abwechselnd beim Kochen assistieren und deren manchmal betont »formeller« Umgang miteinander die Gäste beeindruckt. »Ich ging zu einem Abend mit Marie-Louise Kaschnitz in der Deutschen Bibliothek[4] in Brüssel«, erinnert sich Franz Froschmaier an die Umstände, unter denen er die damals 50-Jährige kennenlernte:

»Da saß eine sehr nette ältere (!) Dame, die mich ansprach und fragte: ›Was tun Sie denn hier?‹ Sie hat mich dann sofort der Marie-Luise Kaschnitz vorstellt, die sie aus Rom kannte.«

Marie-Luise Kaschnitz, der US-amerikanische Dirigent Jonathan Sternberg, daneben ungezählte namenlose Künstler und Literaten – einmal mehr scheint nun auch in Brüssel die Welt auf jenen Ort zusammengeschrumpft, an dem Alice Ricciardi von Platen sich gerade befindet. Hemmungen und Selbstzweifel, wie sie sie während der Kriegsjahre bis hin zum Nürnberger Ärzteprozess begleiteten, scheinen nun endgültig verflogen. Sie kommuniziert unermüdlich, bringt Menschen zusammen, schließt neue und pflegt alte Freundschaften. In Augusto Ricciardi hat sie ihren Lebenspartner gefunden, der ebenso kosmopolitisch denkt und fühlt wie sie, der gerne gut isst und trinkt, noch besser zeichnet und malt, und der offenbar ähnlich wie sie in der Lage ist, sich finanziell einzuschränken. Trotz der wohnlichen Enge scheint beiden die neue Zweisamkeit wohl zu bekommen. Während sie ihm unmerklich über manche Angst und Unsicherheit hinweg hilft, mildert er ihre Strenge – vor allem sich selbst gegenüber. Selbstbeobachtung und Selbstverbesserung sind integraler Bestandteil ihres Lebens, seit sie im Dezember 1939 damit begann, Tagebuch zu schreiben und ihr eigenes Verhalten kritisch zu befragen. Sie ist eine ebenso aufmerksame wie einfühlsame Zuhörerin, verfügt über eine gepflegte Sprechkultur und bereitet sich als Gast auf Gastgeber, Gäste und deren Themen vor. In Brüssel schreibt Alice Ricciardi-von Platen wieder Features für den Bayerischen Rundfunk und ist erstmals auch gruppenpsychotherapeutisch tätig. Durch Vermittlung von Anita Warburgs älterem Bruder, dem Hamburger Bankier Erich Warburg (*1900) hat sie die Möglichkeit erhalten, im »Service médicale« der Brüsseler *Banque Lambert* gruppenpsychotherapeutische Treffen und gruppenanalytische Workshops zu organisieren, in denen sie die von

Sigmund H. Foulkes, Wilfred Bion und Melanie Klein erarbeiteten Konzepte erstmals in leitender Funktion erprobt. Am 7. Juni 1957 wurde Augusto Ricciardi vom italienischen Staatspräsidenten Giovanni Gronchi zum »Cavaliere« ernannt. So sehr ihn die Würdigung mit Stolz erfüllt, so wenig ändert dies daran, dass er seinem eigenen Anspruch als »Familienoberhaupt und Ernährer« kaum gerecht wird, zumal seine berufliche Zukunft alles andere als gewiss ist. »Rom – Brüssel – alte Arbeit – neue Arbeit: alles ist möglich«, lässt Alice Ricciardi-von Platen Ernst Homann-Wedeking wissen.

»Hier breiten sich Marché Commun und Kohlenkrise immer mehr aus. Die Streiks sind recht heftig, und leiden tun nur die Ärmsten. Aber der Marché Commun bringt auch interessante Menschen hierher und man lebt wieder einmal viel zu gesellig. Tagsüber arbeite ich: Patienten, Radio […] Ich hoffe ja immer noch, früher oder später nach Italien zu ziehen.«

Nicht Italien, sondern die libysche Hauptstadt Tripoli[5] rückt ab 1961 ins Visier. Wieder soll Augusto Ricciardi eine neue Repräsentanz der staatlichen italienischen Tourismusagentur aufzubauen helfen, und wieder einmal ist absehbar, dass die angebotene Bezahlung nicht ausreichen wird, um den gemeinsamen Haushalt allein zu bestreiten. Eine höhere Vergütung auszuhan-

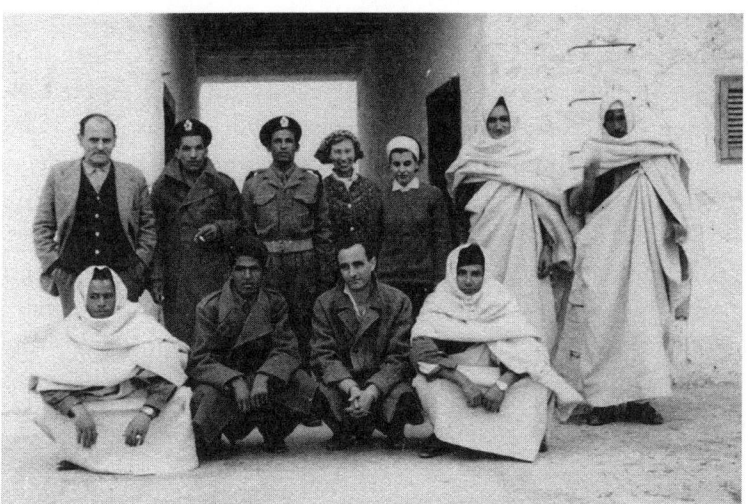

Abb. 22: Alice (hinten Mitte) und Augusto (davor) in Tripoli (vermutlich 1964).

deln scheint Augusto ebenso wenig möglich wie es Alice schwer fällt, ihre Ansprüche gegenüber anderen zu behaupten. Auch hierin sind beide einander ähnlich. 1959 wechselte Ernst Homann-Wedeking als Professor für Klassische

Archäologie an die Münchner Ludwig-Maximilians-Universität. Seit Alice's Weg-
zug von London haben Georgs Eltern es sich zur Gewohnheit gemacht, einander
ihre Wohnungen zu überlassen, wenn die jeweiligen Reisepläne dies erlauben. Im
Juni 1961 begleitet Alice Ricciardi-von Platen ihren Mann auf dessen Italienreise
bis München und verbringt ein paar Tage in Homann-Wedekings Wohnung im
Münchner Vorort Krailling. Nach Brüssel zurückgekehrt berichtet sie ihm:

»Hier bin ich also wieder, sehr dankbar für alles Schöne in München und Umgebung.
Ich habe die Ruhe von Krailling sehr genossen. Augusto hat inzwischen vieles erlebt,
etwas davon wird uns wohl gelegentlich von hier fortbringen.«

Trotz ihrer seit 1957 chronisch angespannten wirtschaftlichen Situation hält
Alice Ricciardi-von Platen Georgs Vater nach wie vor von finanziellen Verpflichtungen frei. Ausgenommen bleibt EW's Beteiligung an Sonderausgaben
für besondere Anschaffungen oder Reisen. Obwohl Georgs schulische Leistungen dem Durchschnitt entsprechen, betrachtet Alice die Entwicklung ihres Sohnes nicht ohne Sorge. Mit 18 misslingt ihm die »Oxford-Sholarship«-
Aufnahmeprüfung, drei Monate später will Georg nach München ziehen, um
dort Gesang zu studieren, 1961 schließlich schreibt er sich in Köln im Fach
Betriebswirtschaft ein. Seit Pettenbach hat Alice EW gegenüber immer wieder ihre Besorgnis geäußert, dass die dauernde Abwesenheit eines »Vaters«
sich ungünstig auf die Entwicklung des Knaben auswirken könne, dennoch
rechnet sie Georgs Fehlschläge in erster Linie sich selbst zu. Ihre Hoffnung,
Laxton möge einen ähnlich fördenden Einfluss auf ihren Sohn haben wie
einst Salem auf sie, sieht sie nur ansatzweise erfüllt. Umso mehr bemüht sie
sich nun um Hilfestellung für ihren fast erwachsenen Sohn. Sie wendet sich
mit der Bitte um einen Praktikumsplatz an den Hamburger Freund und Bankier Eric Warburg, ebenso an den zum Fernsehdirektor des Bayerischen Fern-
sehens aufgestiegenen Clemens Münster, und reist mit Mann und Sohn in die
Champagne zu Moët & Chandon, wo eine Londoner Freundin die »Public
Relations«-Abteilung leitet. Auch hinsichtlich ihrer eigenen Zukunft werden
nun vermehrt alte Ängste wach, doch wie schon 20 Jahre zuvor relativiert sie:

»Die Arbeit hält mir die Depression fern – es geht so vielen Menschen so verzweifelt
schlecht.«

Ende 1962 kommt Bewegung in das »Projekt Libyen«. Im November meldet
sich Augusto Ricciardi mit einem Stimmungsbericht aus Tripoli:

»Carts, pedestrians, donkeys, Camels and a few cars … Karren, Fußgänger, Esel, Ka-
mele und ein paar Autos. Alle weichen sie den riesigen Pfützen aus, die sich nach dem
letzten schweren Regenfällen gebildet haben. Die Athmosphäre ist bezaubernd – keine

Spur von europäischer Hektik. Ein paar Händlerstände, siedenheißer Tee in kleinen Gläsern und gekochte Bohnensprossen. Das einzige Störende ist der Lärm der Flugzeuge.«

Am 12. Dezember lautet der Stand der Quartiersuche:

»Bei der Haussuche besteht wenig Hoffnung, ein ›Traumhaus‹ zu finden«.

Indessen steht der Stichtag für den Arbeitsbeginn fest:

»Wir haben einen Messepavillon. Die Tripoli-Messe beginnt am 2. Februar.«

»I think of you so much«, heißt es am Ende: »This life without you is more than idiotic, yet it seems to be necessary.« – »Ich denke so viel an Dich. Dieses Leben ohne Dich ist mehr als idiotisch, jedoch scheinbar notwendig.« Mitte Februar hat Augusto endlich das passende Domizil gefunden. Am 24. Februar landet Alice in Tripoli. Einen Tag später berichtet sie EW:

»Hier ist das Land sehr sauber, der Seewind und der Sand putzen alles. Nächste Woche ziehen wir in unser neues Haus mit sehr großem Garten in einem arabischen Dorf etwas außerhalb der Stadt.«

Libyen ist fast sechsmal so groß wie Italien. Die meisten der knapp 1,5 Millionen Einwohner leben in den beiden Küstenregionen um die Metropolen Tripoli im Westen und Bengasi im Osten. So wechselvoll wie die Landschaft zwischen Großer Syrte und Sahara ist auch die Geschichte des gegenüber Sizilien und Griechenland gelegenen Mittelmeer-Anrainerlandes. Von Karthago (ab dem 6. vorchristlichen Jahrhundert) über Rom (ab 106 v. Chr.) und Byzanz bis zu den Arabern (ab dem 7. Jhdt) und Osmanen (ab dem 16. Jhdt.) spannt sich die Liste der Usurpatoren, die sich den weit gespannten Küstenbogen aus »geostrategischen« Gründen einverleibten und jeweils mehrere Jahrhunderte lang behaupteten. Im 20. Jahrhundert erhöhte sich die Frequenz der Machtwechsel. Im Krieg gegen das Osmanische Reich riss Italien 1911/12 die Herrschaft an sich, um sie während des Ersten Weltkriegs wieder an die aufständische muslimische Senussi-Bruderschaft zu verlieren. Zwischen 1922 und 1932 gelang es Mussolinis Truppen, die italienische Herrschaft in der Kolonie »Libia« erneut zu installieren, um sie 1943 – Seite an Seite mit den deutschen Truppen – endgültig preisgeben zu müssen. England und Frankreich hießen die neuen Herren am Ende des Zweiten Weltkriegs. Indes hielten beide Siegermächte ihre Militärstützpunkte auch nach der Unabhängigkeitserklärung Libyens 1951 weiterhin aufrecht. Im Einvernehmen mit dem geistigem Oberhaupt der in und um Begasi beheimateten Senussi – König Idris I. – richteten ab 1952 daneben auch die USA eine Airbase nahe Tripoli ein. Nachdem Libyen 1955 UN-Vollmitglied wurde, kündigte sich 1958 die nächste Zäsur in der Landesgeschichte an, als man in der »Großen Syrte« zwischen Tripolitanien und der Cyrenaika riesige Erdölvorkommen entdeckte. Der folgende Aufschwung brachte einerseits Hotels, ausländische Firmen und Tourismus ins Land – andererseits Korruption, Kapitaltransfers auf Schweizer Banken und soziales Ungleichgewicht. Im Verbund mit der außenpolitischen Entwicklung – Stichworte: Algerienkrieg, Militärputsche in Irak und Syrien, Gründung der gegen Israel gerichteten Vereinigten Arabischen Republik – sammelte sich politischer und sozialer Sprengstoff an, der sich ab 1963 zu entzünden begann. Mitte Januar 1963 hatten libysche Sicherheitskräfte Studentendemonstrationen mit Waffengewalt niedergeschlagen. Auf etwa 20.000 ist die Zahl der Geheimpolizisten in Libyen zu diesem Zeitpunkt angewachsen, etwa ebenso viele Menschen arbeiten in der Erdölindustrie. Nahe Tobruk sind nach wie vor etwa 3.000 britische Soldaten stationiert,[6] um den USAF-Stützpunkt Wheelus nahe Tripoli leben mehr als 10.000 amerikanische Soldaten, teils mit ihren Familien. Auch der Großteil der in Libyen verbliebenen 40.000 Italiener lebt in und um Tripoli, das am 27. April 1963 libysche Hauptstadt wird.

Anfang März 1963 haben Alice und Augusto Ricciardi die »Villa Anita« in der Soiara Lahuana Nr. 41, am Nordrand von Tripoli, bezogen. Im Erdgeschoss des im osmanischen Stil errichteten, von Orangen-, Mandarinen- und Zitronenbäumen umsäumten Einfamilienhauses will Alice eine psychotherapeutische Praxis einrichten, um hier möglichst vollzeit zu praktizieren. Das freundliche Ambiente scheint ideal, die Anbindung zur Hauptstadt und die Nähe zur US-Community lassen auf ausreichend viele Patienten hoffen. Nachdem sie die erforderlichen Anträge – bis hin zu einer libyschen Fahrlizenz – bei den Behörden eingereicht hat, reist Alice nach Altaussee, um sich um ihre Mutter und die »Villa Platen« zu kümmern. Nach dem Tod Herbert von Hindenburgs im Jahr 1956 hatte Elisabeth von Platen einen Anbau zur Villa Platen errichten lassen, um mit Hilfe einer dort einquartierten Hausmeisterfamilie Zimmer zu vermieten. Manches scheint der 88-Jährigen dabei aus der Hand gelaufen zu sein, sodass Elisabeth von Platens Töchter sich darauf verständigten, Alice als die Jüngste unter ihnen mit der Sorge um das Altausseer Haus zu betrauen. Wenige Wochen nach Alice trifft auch Augusto in Altaussee ein. Als beide im Oktober 1963 wieder nach Tripoli zurückkehren, ist in Libyen soeben das Frauenwahlrecht in Kraft getreten. Allein die behördlichen Lizenzen für Alice Ricciardi-von Platens psychotherapeutische Praxis lassen auf sich warten. Die 53-Jährige nutzt die Zeit, um Arabisch zu lernen, die libysche Hauptstadt zu erforschen, die immer zahlreicheren aus-

ländischen Kulturinstitute zu besuchen und mit einigen der von Ernst Homann-Wedeking empfohlenen deutschen Archäologen Kontakt aufzunehmen. Als Alice Anfang 1964 endlich ihre Praxis eröffnet, sind sie und Augusto
erneut in der neuen Umgebung integriert, haben sie Freunde sowohl unter
den Arabern wie in der jüdischen Community, unter Amerikanern wie unter
Italienern. Vor allem aber hat Alice Ricciardi-von Platen den wohl einzigen
gruppenanlytisch ausgebildeten Menschen weit und breit aufgestöbert. Es ist
ein junger Pfarrer, der sich um jene amerikanischen Jugendlichen kümmert,
denen außerhalb der Highschool nur wenige Beschäftigungsmöglichkeiten
geboten sind. Gemeinsam organisieren sie nun gruppentherapeutische Treffen und Diskussionsrunden, die von den Jugendlichen dankbar angenommen
werden. Vergleichsweise schleppend geht dagegen der Aufbau der psychotherapeutischen Einzelpraxis voran. Da sich auch Augusto infolge eines schwelenden Kompetenzkonflikts an der Spitze der libyschen ENIT-Dépendance
zunehmend Sorgen um seine berufliche Zukunft macht, diskutieren die Ehe-
leute im Sommer 1964 eine vorzeitige Rückkehr nach Europa. »Langsam
wird man alt und muss seine Knochen dort hinbetten, wo man hingehört«,
signalisiert Alice Ricciardi-von Platen in einem Brief an EW Reisemüdigkeit,
ohne sich über Details zu äußern. Dass sich mittlerweile sogar eine Araberin
in ihre Behandlung begeben hat, wiegt in ihren Augen jene fehlenden Patienten auf, durch die sich ihre finanzielle Situation verbessern könnte. »Meine
Probleme sind wieder einmal die Einrichtung eines Sprechzimmers und der
Aufbau einer Praxis«, berichtet sie im September, »aber es macht mir Spaß.
Ich genieße das Haus und das Land doch sehr.« Drei Monate später schreibt
sie fast wortgleich an Aurikel, ihre seit 1952 in Kanada lebende, jüngere
Freundin[7]:

»Die Praxis baut sich langsam auf, zu langsam für unsere völlig leeren Kassen! Aber im
Ganzen ist es eine sehr schöne Zeit, wir sind beide gesund, wir haben das Land gern,
einige gute Bekannte, Haus, Garten und Hund, und hoffentlich bald eine Katze.
Man könnte endlos schreiben, ich hoffe, dass ich bald die Zukunft etwas übersehen
kann, wir planen immer auf drei Monate.«

Anfang 1965 scheint sich die Situation aufzuhellen:

»Meine Sprechzimmer sind recht hübsch. Ich arbeite wieder mit großer Freude.«

Mehr als von den weltpolitischen Ereignissen ist Libyen ab 1965 von den re-
gionalpolitischen Veränderungen in Nordafrika und Vorderasien betroffen.
So wirkt sich etwa der Kriegseintritt der USA in Vietnam am 8. März auf das
Alltagsleben zwischen Tripoli und Bengasi ungleich geringer aus als etwa der

Sturz des algerischen Staatsoberhaupts Ahmad Ben Bella durch Oberst Boumedienne am 19. Juni. In dessen Folge nehmen besonders die repressiven Maßnahmen gegen die oppositionellen Gewerkschaften und die sozialistische Ba'ath-Partei zu. Daneben wirkt sich der Konflikt zwischen Israel und seinen arabischen Nachbarstaaten Ägypten, Jordanien und Syrien zunehmend auch auf das binnenpolitische Klima in Libyen aus. Seit 1964 gilt zwischen Alice und Augusto für den Fall eines Abbruchs ihres Libyen-Aufenthaltes die Übersiedelung nach Italien als ausgemacht. Zunächst galt Neapel als Zielort. Nach einigen gemeinsamen Kurzbesuchen in der Stadt seiner Vorfahren weiß Augusto jedoch, dass seine Frau sich dort niemals heimisch fühlen würde. So beginnt sich die Waage 1965 zugunsten Roms zu neigen. Lange Zeit hatte Alice eine Rückkehr in die Stadt ihrer »großen Liebe« ausgeschlossen, doch nun glaubt auch sie, dass Rom die geeignete Stadt ist, um auf Dauer gemeinsam »sesshaft zu werden« und sich eine stabile Existenz aufzubauen. Augusto ist 50, Alice 55 Jahre alt. Wenngleich im persönlichen Umgang nach wie vor leicht kränkbar, ist Augusto Ricciardi doch ein glänzender Kommunikator, sieht blendend aus, ist universell gebildet, bewegt sich in jeder Gesellschaft sicher und spricht neben Italienisch, Englisch und Französisch nun auch fließend Deutsch. Zudem hat er bei der Einrichtung der ENIT-Dépendencen in Brüssel und Tripoli das zum Aufbau einer eigenen Firma erforderliche Know How erworben. Während Alice sich in Rom als Einzel- und Gruppenpsychotherapeutin niederlassen will, denkt Augusto an die Gründung einer Beratungsagentur für mittelständische Firmen und Konzerne. Gegenstand des Unternehmens soll die Analyse personeller und struktureller Probleme samt gruppenpsychologischem Coaching sein. Idee und Konzept basieren auf Alice's beruflichem Hintergrund und beziehen somit ihre Mitwirkung ein. In Rom soll sich nun endlich Augustos Hoffnung erfüllen, die er am 12. Dezember 1962 angesichts der Anfangsschwierigkeiten in Tripoli so äußerte:

»I am longing for the day when we shall be able to start all this together« – »Ich sehne mich nach dem Tag, an dem wir all das gemeinsam aufbauen können.«

Wie schon 1957 die Übersiedelung nach Belgien, zieht sich die Übersiedelung nach Italien länger als geplant hin. Einmal mehr ist Alice diejenige, die den Absprung verzögert. Nach zwei Jahren Anlaufzeit hat ihre Praxis inzwischen so regen Zulauf, dass sich erstmals seit zehn Jahren wieder finanzielle Rücklagen bilden. Einmal mehr bedarf es daher zur Veränderung eines Impulses »von außen«. Am 5. Juni 1967 geben israelische Luftangriffe auf ägyptische Luftwaffenstützpunkte den Auftakt zum Sechstagekrieg. Obwohl die USA erklären, sich aus dem Konflikt heraushalten zu wollen, wendet sich in

Libyen wie in den übrigen nordafrikanischen und arabischen Ländern der Volkszorn besonders gegen US-amerikanische Einrichtungen. Ab dem 6. Juni 1967 evakuieren die USA in der »Operation Creek Haven« tausende US-amerikanische Bürger aus der Umgebung von Tripoli. Alice und Augusto Ricciardi bleiben zwar unbehelligt, folgen aber schließlich dem Rat ihrer Auslandsvertretungen und kehren im Herbst 1967 – zwei Jahre vor dem Militärputsch Oberst Muammar Al-Gaddafis – Libyen den Rücken.

10. Wegbereiterin der Gruppenpsychoanalyse

Angekommen in Rom

Seit der »Zensur« ihres Buchmanuskripts im Spätherbst 1947 herrschte zwischen Alice von Platen und Alexander Mitscherlich weitgehend Schweigen. Ende 1959 bat Mitscherlich sie um ein Exemplar ihres Buches *Die Tötung Geisteskranker in Deutschland,* nachdem weder im Buchhandel noch zunächst in einer Bibliothek eines aufzufinden war. Acht Jahre später, am 5. Dezember 1967, ist nun *sie* es, die sich bei dem Ex-Kollegen meldet:

»So schreibe ich heute recht beschämt, Ihnen Arbeit zu machen; da ich aber wieder in der Kulturwelt bin und Rom wirklich wunderschön ist, freut es Sie vielleicht doch, einen guten Fremdenführer in Rom zu haben, und als solchen biete ich mich hiermit gerne an, sollten Sie einmal nach Rom kommen! Um zu der Bitte zu kommen: Wir haben nach dem Blitzkrieg langsam unsere Zelte in Tripoli abgebrochen und ich habe die Praxis aufgegeben, um hierher überzusiedeln. Es bereitet keine Schwierigkeit unter dem Kulturabkommen, die Zulassung zu bekommen, nur muss die Außenstelle der Bundesärztekammer in Stuttgart meinen Fall prüfen und möchte die Namen dreier deutscher Referenten haben. Darf ich Sie nennen und könnten Sie so liebenswürdig sein, mir ganz kurz zu bestätigen, dass ich Ihnen als früherer Assistent von Weizsäcker bekannt bin? […] Die Adresse wäre: Auslandsamt der Bundesärztekammer, Stuttgart, Jahnstraße. Mit herzlichstem Dank im voraus […] Ihre Alice Ricciardi (Alice Platen-Ricciardi).«[1]

Noch im selben Monat erfolgt Mitscherlichs Antwort:

»Liebe Frau Ricciardi, Ihren Brief habe ich postwendend beantwortet und lege Ihnen eine Kopie bei. Ich beneide Sie um die Möglichkeit, in Rom leben zu können. Im Herbst habe ich das Grab Ihres Ahnen August im verwilderten Garten in Syrakus besucht. Mit herzlichen Grüßen, Ihr Alexander Mitscherlich«.[2]

Beigelegt findet sich der Brief Alexander Mitscherlichs vom 15.12.1967 an das Auslandsamt der Bundesärztekammer. Der Textauszug zeigt, mit welch kollegialem Geschick Mitscherlich die für Alice Ricciardi-von Platen möglicherweise kompromittierende Buchveröffentlichung »Die Tötung Geisteskranker …« umschifft:

»Sehr geehrter Herr Dr. Röke, heute erhielt ich einen Brief von Frau Dr. Alice Ricciardi, in dem sie mich fragt, ob sie mich als Referenz angeben dürfte. Ich bin damit durchaus einverstanden. Frau Dr. Platen-Ricciardi kannte ich unmittelbar nach dem Krieg als Assistentin der Nervenabteilung der Ludolf-Krehl-Klinik, die damals unter der Leitung meines Lehrers Dr. Viktor von Weizsäcker stand. Frau Dr. Platen-Ricciardi war dann auch eine Zeitlang mit mir in Nürnberg in der Gruppe der Beobachter dieses Prozesses, die die westdeutschen Ärztekammern dorthin entsandt hatten. Frau Dr. Platen-Ricciardi hat damals auch, wenn ich mich recht erinnere (!), eine Studie über das Euthanasie-Programm verfasst und veröffentlicht. Leider kann ich im Augenblick nicht an den Teil meiner Bibliothek, in dem sich diese Studie befindet, sodass ich sie nur aus dem Gedächtnis zitieren kann. In jedem Fall kann ich also bestätigen, dass Frau Dr. Platen-Ricciardi damals […] als Assistentin der Neurologischen Klinik nach dem Krieg tätig war. Wie lange dies der Fall war, kann ich natürlich jetzt nicht mehr erinnern. Frau Dr. Platen-Ricciardi war seinerzeit in unserem Kreis eine sehr geschätzte Mitarbeiterin. Sollten Sie noch weitere Auskünfte von mir benötigen, so bin ich – soweit ich dazu in der Lage bin, jederzeit bereit. Mit kollegialen Empfehlungen, Ihr sehr ergebener (AM).«[3]

Mit der Berufung zum ordentlichen Professor ist Alexander Mitscherlich 1967 auf dem vorläufigen Höhepunkt eines von Rückschlägen und Brüchen gezeichneten Berufs- und Lebensweges angekommen. Nach Beilegung des Rechtsstreits zwischen Mitscherlich, Mielke und dem Verlag Lambert Schneider einerseits und den Medizinprofessoren Heubner und Sauerbruch andererseits[4] hatte die Kontroverse ihre Fortsetzung in einem heftigen Disput in der Göttinger Universitätszeitung gefunden. Dieser wurde 1948 nach abschließenden Stellungnahmen der Kontrahenten beendet. Im August 1948 bat die Arbeitsgemeinschaft der westdeutschen Ärztekammern Fred Mielke um eine »Stellungnahme« zum Gesamtausmaß der NS-Medizinverbrechen. Der 26-Jährige referierte dabei das erwünschte Ergebnis, dass man die Zahl der verbrecherischen Ärzte – gemessen an der Gesamtzahl aller deutschen Ärzte – »mit gutem Gewissen als verschwindend gering bezeichnen« könne. Nachdem sich die deutschen Ärztekammern im Vorwort der Mitscherlich/Mielke-Dokumentation *Wissenschaft ohne Menschlichkeit, medizinische und eugenische Irrwege unter Diktatur, Bürokratie und Krieg* zu den »Forderungen des Hippokratischen Eides« bekannt hatten, gab der Deutsche Ärztetag im Oktober 1948 diese Schlussdokumentation des Nürnberger Ärzteprozesses zur Drucklegung frei. 1951 schließlich wurde Deutschland wie erhofft in den Weltärztebund aufgenommen. Im selben Jahr kam mit dem Filmdrama »Dr. Holl« einer jener Spielfilme in die deutschen Kinos, die – Seite an Seite mit den »Ärzteromanen« – das Bild vom aufopfernden »Halbgott in Weiß« im kollektiven Nachkriegsbewusstsein zu verankern begannen.[5] Für Alexander

Mitscherlich dagegen ging der Kampf um Professur und Reputation auch nach Beilegung der oben beschriebenen Konflikte weiter. Zwar waren Mitscherlichs Bemühungen um die Errichtung eines eigenen Instituts an der Universität Heidelberg am Ende erfolgreich,[6] dennoch wurde er, wie er später schreibt,[7] von der medizinischen Fakultät weiter »auf kleiner Flamme« gehalten, »so gut es ging«. Dafür erhielt er nun nach und nach machtvolle Unterstützung von außen. So zeigten sich nicht nur die 1949 aus dem Exil nach Frankfurt zurückgekehrten Soziologen Max Horkheimer[8] und Theodor W. Adorno Mitscherlichs Konzept einer »politisch-psychoanalytischen Pädagogik«[9] gegenüber aufgeschlossen, sondern auch Politiker wie der hessische Ministerpräsident Georg August Zinn sowie Bundespräsident Theodor Heuss. Sie alle waren sich darin einig, dass ein Zurückdrängen der »alten Eliten« und eine nachhaltige Demokratisierung des jungen Staates nur durch die Aufklärung der nachwachsenden Generation zu erreichen sei. Unterdessen hatte Mitscherlich[10] Horkheimers Angebot einer »leitenden Stellung« im Frankfurter »Institut für Sozialforschung« 1952 zunächst abgelehnt. So vergingen weitere vier Jahre, bis sich schließlich im »Freud-Jahr« 1956 für Alexander Mitscherlich die Wende hin zur Sozialpsychologie abzeichnete. Zu dem von Horkheimer und Mitscherlich gemeinsam vorbereiteten Festakt in Frankfurt am Main zu Sigmund Freuds 100. Geburtstag fügte sich ein Vorlesungs- und Vortragszyklus zur Freud'schen Lehre an den Universitäten Heidelberg und Frankfurt. Vortragende waren mehrheitlich Psychiater, Psychotherapeuten und Psychoanalytiker, die nach 1933 aus dem NS-Machtbereich emigriert waren, darunter Gustav Bally, René Spitz sowie – aus London kommend – Michael Balint. Daneben gab Mitscherlich einen Sammelband[11] heraus, in dem er unter anderem die Bedeutung einer »gründlicheren Seelenkunde für die Pädagogik« betonte. Als Georg August Zinn beim Festakt am 6. Mai 1956 der Frankfurter Universität einen »Lehrstuhl für Psychoanalyse und psychosomatische Medizin« stiftete, war dieser ganz offensichtlich auf Mitscherlich zugeschnitten. Allein die medizinische Fakultät der Frankfurter Universität wehrte sich dagegen, und als im selben Jahr auch die Ford-Stiftung ihre Zusage für die Finanzierung einer gleichfalls in Frankfurt geplanten psychosomatischen Instituts und Ausbildungszentrums zurückzog, schienen Mitscherlichs Frankfurter Pläne und Hoffnungen gescheitert. Doch Mitscherlich gab einmal mehr nicht auf. So gelang es ihm bereits 1957, gemeinsam mit dem Psychosomatiker Thure von Uexküll den hessischen Forschungsrat von der Notwendigkeit eines solchen Instituts überzeugen. Nachdem schließlich der hessische Landtag die Finanzierung des Instituts aus dem Etat genehmigt hatte, konnte das *Institut und Ausbildungszentrum für Psychoanalyse und Psy-*

chosomatische Medizin im April 1960 unter seinem Direktor Alexander Mitscherlich eröffnet werden. Im selben Monat wurde die 1949 komplett vom Markt »verschwundene« Mitscherlich-/Mielke-Dokumentation unter dem Titel *Medizin ohne Menschlichkeit*[12] neu aufgelegt und damit erstmals einer breiten Öffentlichkeit zugänglich. 1964 wurde Mitscherlichs Institut in *Sigmund Freud-Institut* umbenannt, 1967 schließlich wurde Alexander Mitscherlich als ordentlicher Professor für Psychologie an die Universität Frankfurt berufen. Dass sein Lehrstuhl nicht der medizinischen, sondern der philosophischen Fakultät zugeordnet war, zeigte, dass das »Kriegsbeil« der Medizinprofessoren gegen den »Nestbeschmutzer« keineswegs begraben war. Unterdessen hatte Mitscherlich sich mehr und mehr von der Medizin ab- und der soziologischen Verknüpfung der Freud'schen Lehre zugewandt. 1963 hatte er seine »Ideen zur Sozialpsychologie« unter dem Titel *Auf dem Weg zur vaterlosen Gesellschaft* publiziert, und 1967 – dem Jahr, in dem Alice Ricciardi-von Platen ihn um eine Referenz zur Vorlage bei der Bundesärztekammer bat – hatte Alexander Mitscherlich gemeinsam mit seiner Frau, der Ärztin und Psychoanalytikerin Margarete Mitscherlich-Nielsen, das Buch *Die Unfähigkeit zu trauern* herausgegeben.

Von einem Mitscherlichs Karriere auch nur annähernd vergleichbaren Weg kann bei Alice Ricciardi-von Platen in den Jahren 1949 bis 1967 keine Rede sein. Mit ihrem Weggang aus Heidelberg hatte sie den akademischen Pfad nicht ganz freiwillig verlassen. Georg Zillig, der sie – anders als Viktor von Weizsäcker – keineswegs nur als »Praktikerin« sah, sondern ihr akademisches Potenzial wohl erkannt hatte, war 1950 tragisch ums Leben gekommen. Ohne einen »Mentor«, wie sie Mitscherlich an den Bruchstellen seiner Karriere jeweils in den machtvollen Gestalten Viktor von Weizsäckers und Max Horkheimers zur Seite standen, war für die Buchautorin der *Tötung Geisteskranker in Deutschland* der Weg zu einem gesicherten Arbeitsplatz in Wissenschaft und Forschung ab 1950 abgeschnitten. Dass sie »wenig ehrgeizig« sei, wie sie später gelegentlich betonen wird, stimmt insofern, als ihr »Karriere«-Denken lebenslang fremd bleibt. Nicht zum ersten Mal hatte sie in Nürnberg ohne Rücksicht auf die zu erwartenden Konsequenzen ihren medizinethischen Standpunkt behauptet. Und nicht zum letzten Mal in ihrem Leben hatte Alice von Platen 1947 in der Heidelberger Klinik ihren Platz zugunsten anderer geräumt, ohne dazu explizit gezwungen gewesen zu sein. So scheint sie auch das Schicksal ihres Buches nur wenig zu interessieren. Dass die Auflage bereits früh »vergriffen« war, hat sie nie zu der Frage veranlasst, warum der *Verlag der Frankfurter Hefte* dann nicht umgehend eine zweite Auflage drucken ließ. Seit ihrem Weggang aus Deutschland sind der Ärzteprozess und ihr Buch weitgehend aus ihrem Leben ausgeblendet, während umgekehrt das kollektive »Nicht-Wissen-Wollen« spätestens seit dem Ende der Adenauer-Ära und dem Beginn der Frankfurter Auschwitz-Prozesse im Jahr 1963 einem wachsenden Bedürfnis nach Aufklärung und Aufarbeitung der jüngeren Geschichte Platz zu machen begann. So ist es kein Zufall, dass auch Alice von Platens Buch im Frühjahr 1967 erstmals in einer deutschsprachigen Publikation gewürdigt wird.[13]

Gründungs- und Aufbaujahre

Am 23. Januar 1968 schreibt Alice von Platen aus der »Via di Monserrato«, einem parallel zum Tiber führenden Sträßchen unweit der Villa Borghese, zum zweiten Mal innerhalb von sechs Wochen an Alexander Mitscherlich:

»Lieber Professor Mitscherlich, Ich wollte Ihnen schon lange für Ihre schnelle Erledigung meiner Angelegenheit bei der Ärztekammer Stuttgart danken. In den Weihnachtsferien war ich in Altaussee, wo ich das ›Hotel‹ meiner Mutter habe übernehmen und modernisieren müssen; seit vorigem Jahre überlegte ich mir, was ich Sinnvolles daraus machen könnte und dachte an eine kleine ›Summer School‹ für Gruppendynamik, da ich mich sowohl in der Tavistock Clinic, aber viel intensiver mit amerikanischen Jugendleitern in Tripoli mit der Gruppenausbildung im Sinne des NTL in Bethel, Maine, beschäftigte. Ich hatte in Altaussee Gelegenheit, diese Dinge mit H.E. Frank (zu besprechen), der Lecturer an der Bath University of Science and Technology ist, der aber leider nicht wusste, wer in Deutschland diese Dinge betreibt und wollte Ihnen gerade darüber schreiben, als ich die Einladung zur EIT-Tagung in Sorrento bekam, und bin dabei, mit Dr. Ducceschi Verbindung aufzunehmen; ich würde aber gerne, wenn möglich vorher, über die Aussichten, einige experimentelle Kurse in Altaussee so bald wie möglich anlaufen zu lassen, mit jemandem aus Deutschland sprechen. Ich wäre Ihnen sehr dankbar, wenn Sie mir schreiben könnten, mit wem ich mich in Deutschland in Verbindung setzen könnte; damit Sie sich ein Bild über die Örtlichkeit machen können, schicke ich einen Ortsprospekt und Informationen über mein Haus, das für einen intensiven 14-tägigen Kurs sehr geeignet wäre – still, große Wohnräume, Garten, bequeme Zimmer, schöne Landschaft ohne Ablenkungen! Mit herzlichem Dank für alle Ihre Hilfe, Ihre Alice Ricciardi.«[14]

Entgegen seiner bisherigen Gewohnheit, Alice von Platens Briefe rasch zu beantworten, lässt Alexander Mitscherlich sich diesmal fast zwei Monate Zeit, bevor er am 22. März 1968 – ohne auf ihr eigentliches Anliegen einzugehen – zurückschreibt:

»Liebe, verehrte Frau Ricciardi, diesmal kann ich Ihnen nicht behilflich sein. Ich meine beim Arrangieren der Kurse für Gruppendynamik [...] Ich selbst habe absolut keine Zeit, um diese Kurse, die ich früher sehr gerne übernommen habe, fortzuführen. So ist dieser Teil der Gruppenarbeit bei uns im Augenblick stillgelegt. Leider vermag ich Ihnen auch nicht zu raten, wer sonst solche Kurse in Ihrem ›Hotel‹ abhalten könnte. Verzeihen Sie, dass der Brief solange liegen geblieben ist; es ist [...] wegen einer chronischen Überlastung so gekommen. Mit herzlichen Grüßen, Ihr (Prof.Dr. A.Mitscherlich)«[15]

Zum dritten Mal seit Kriegsende befindet Alice Ricciardi-von Platen sich in einer Situation des »Aufbruchs«. Nachdem sie 1946 in Heidelberg »vielleicht zu optimistisch in die Zukunft« gesehen hatte, als man nach Kriegsende »wieder lesen konnte, was man wollte, neue, abstrakte Malerei, neue Musik, neue Theaterstücke« erlebte, wo man wieder frei diskutieren konnte und »mit einem Mal alles möglich schien« – und nachdem sie Anfang der 1950er Jahre in London die Anfänge der methodischen Gruppenanalyse auch als persönlichen Aufbruch erlebte, ist sie Ende 1967 in einem historischen Moment nach Europa zurückgekehrt, da hier – wie auch anderswo – patriarchalische Herrschaftsverhältnisse in Frage gestellt werden, konservative Strukturen unter Druck geraten und »Bewusstseinsbildung« an die Stelle kollektiven Verdrängens, Schweigens und »Nicht-Wissen-Wollens« zu treten beginnt. Während sich ein großer Teil der Jugend dazu in Gruppen und Massen formiert – von »maoistisch« bis »Flower Power« –, sind Soziologen, Psychologen, Psychoanalytiker und Psychotherapeuten auf unterschiedlichen Wegen damit befasst, »kollektives« Verhalten zu untersuchen, den Menschen als soziales Wesen besser kennenzulernen und teils neue – aus der klassischen »Kernfamilie« herausführende – Modelle familiären Zusammenlebens zu diskutieren. Unter den unterschiedlichen theoretischen Ansätzen finden in Deutschland neben den auf der Freud'schen Lehre basierenden, sozialpsychologischen Theorien Alexander Mitscherlichs[16] besonders jene »gruppendynamischen« Untersuchungen und Modelle Beachtung, die sich etwa mit »Gruppenbildung«, »Rollenverteilung«, »Normen- und Regelbildung«, »Machtverzeilung« und dem Umgang mit Dritten befassen. Unter den zahllosen Arbeitskreisen, Lehrinstituten und Verbänden, die sich Ende der 1960er Jahre neu gründen, wird sich langfristig vor allem der *Deutsche Arbeitskreis für Gruppenpsychotherapie und Gruppendynamik (DAGG)* etablieren, zu dessen ersten Mitgliedern auch Alice Ricciardi-von Platen zählt. Seit ihrer Rückkehr nach Europa ist sie unermüdlich damit befasst, internationale Kontakte zu knüpfen, alte Freundschaften neu zu beleben und Verbündete für ihre Workshop-Pläne in Altaussee zu finden, während sie gleichzeitig in Rom in ihrer gemeinsam mit Augusto bezogenen Wohnung in der Via Margana 19 eine Praxis für Individual- und Gruppenpsychotherapie aufbaut.

Zu dem neuen »Bewusseinswandel« gehört auch, dass sich sowohl die Rolle wie auch das Selbstverständnis der Frau innerhalb der Gesellschaft zu verändern begonnen hat. Hatte man 40 Jahre zuvor noch das vorgedruckte »Er« auf Alice von Platens Reifezeugnis durch ein handschriftliches »Sie« ersetzen müssen, hatte sie vor 20 Jahren ihren Platz in Viktor von Weizsäckers psychosomatischer Abteilung ausdrücklich für die kriegsheimkehrenden »männlichen« Wissenschaftler räumen müssen, und war sie beim »Mental Health«-Kongress in London als einziges weibliches Mitglied der deutschen Ärztedelegation nicht allein wegen ihrer Beobachterrolle beim Nürnberger Ärzteprozess ausgegrenzt worden, so sieht sich Alice Ricciardi Ende der 1960er Jahre als *Ärztin* und Psychotherapeu*tin* – obgleich nach wie vor einer Minderheit zugehörig – von Kollegen wie Patienten meist vorbehaltlos akzeptiert. Zu den ersten Aktivitäten ihrer neuen Selbständigkeit gehört es, nach London zu reisen, um neben Sigmund H. Foulkes auch jenen anderen Mitgliedern der *Group Analytic Society* wiederzubegegnen, die sie in deren Gründungsjahr 1952 am *Tavistock Institute of Human Relations* kennenlernte. In London tritt sie der inzwischen internationalisierten und um Mediziner, Soziologen, Pädagogen, Theologen und Repräsentanten anderer Berufe gewachsenen *Group Analytic Society* bei und nimmt neben zahlreichen weiteren Anregungen den Rat und die Bitte Sigmund H. Foulkes' nach Hause mit, die in England entwickelten Lehrkonzepte zu Hause auszuprobieren und weiterzuentwickeln.

Zwar hatte sie 1952/53 Wilfred Bions Lehrveranstaltungen als eindrucksvoll erlebt, dennoch gab Alice Ricciardi-von Platen bei ihren bisherigen gruppenpsychologischen Aktivitäten – sowohl in Brüssel wie auch in Tripoli – dem »Matrix«-Konzept von S.H. Foulkes den Vorzug, welches die bewussten und unbewussten Beziehungen und Projektionen der Gruppenmitglieder untereinander ebenso berücksichtigt wie die wechselseitigen »Übertragungen« zwischen den einzelnen Gruppenmitgliedern und dem/den Gruppenleiter/n. Wie therapeutische oder Lerngruppen idealerweise strukturiert seien, aus wievielen Mitgliedern sie sich zusammensetzen, auf welche Dauer einzelne Sitzungen, Therapien und Lehrveranstaltungen anzulegen seien, um einen optimalen Lern- oder Therapie-Erfolg zu gewährleisten – darüber gibt es Ende der 1960er/Anfang der 1970er Jahre denkbar unterschiedliche Auffassungen. Fast alles scheint im Fluss, vieles ist in der Probierphase. So schnell, wie sich allerorten Analytiker und Therapeuten zu gemeinsamen Projekten zusammentun, so rasch trennen sich ihre Wege wieder. Auch Alice Ricciardi-von

Platen geht es Anfang der 1970er Jahre nicht anders. Als ihre Mutter Elisabeth von Platen-Hallermund am 4. April 1970 94-jährig stirbt,[17] ist Alice noch immer auf der Suche nach Konzepten und Mitstreitern, mit denen sie ihre gegenüber Alexander Mitscherlich am 23. Januar 1968 angesprochenen Pläne umsetzen kann. So organisiert sie etwa gemeinsam mit dem Nervenarzt Franz Münch und der Psychotherapeutin Elga Dithey Gruppenfahrten, um anschließend über die diesbezüglichen Erfahrungen zu publizieren und die Ergebnisse zur Diskussion zu stellen. Im Frühjahr 1971 schreibt Alice Ricciardi-von Platen darüber in der Zeitschrift Praxis der *Psychotherapie*:

»Wir beschlossen, bei der Fahrt im März 1971 versuchsweise mehrere Gruppen mit ihren Therapeuten zusammenzufassen, so daß bei der Plenumsarbeit eine Therapeutengruppe auf gleicher Basis wie die Patientengruppe mitarbeitete. Der Plan musste leider mehrfach abgeändert werden; wir konnten nur zwei 10tägige Gruppenfahrten mit je 24 Patienten und den oben erwähnten 3 gleichberechtigten Therapeuten durchführen. Im österreichischen College-Haus in Alpbach standen uns geeignete Räume für die Plenumsarbeit, für die Bewegungstherapie mit Frau Dilthey und für die Sitzungen mit den zwei vorher aufgestellten Basis-Gruppen zur Verfügung. Frühstück und Nachmittagskaffee fanden gemeinsam im College-Haus statt, die Hauptmahlzeiten wurden in den Gastwirtschaften des Ortes oder bei Ausflügen in lockeren Gruppen eingenommen [...] Es war uns schon bei den Vorbesprechungen klar, dass diese neue Arbeitsweise uns vor neue Aufgaben stellte; vor allem mussten wir unsere eigenen Rollen und die Abgrenzung unserer Zuständigkeit definieren. Es schien uns wichtig, den Gruppen bewußtzumachen, daß bei dieser Fahrt verschiedene Ebenen der Realität, eine innere und eine äußere, angesprochen wurden. Dadurch, daß wir die äußere jetzt bewusst ins Spiel brachten, wollten wir die innere Welt der Phantasien und Emotionen, die bei den bisherigen Fahrten im Vordergrund stand, nicht vernachlässigen [...] Bei der Arbeit in den Basis-Gruppen waren Frau Dilthey und ich auf die Beobachtung der Entwicklung der Gruppe während der Fahrt angewiesen. Da bekannt war, dass ich gruppen-dynamische Erfahrungen hatte und für die Plenumsarbeit und Übungen verantwortlich war, zog ich die Aggressionen auf mich, die sich mit der organisatorischen Wirklichkeit einstellten. Mir wurden auch die Frustrationen, die die Organisationsarbeit mit sich brachte, zur Last gelegt. Auf dieser Wirklichkeitsebene kam es zu heftigen Rivalitätskämpfen innerhalb der Gruppen und mit der Parallelgruppe, die wichtige Gruppen-Phänomene darstellten und als solche besprochen werden konnten [...] Bei jeder Fahrt stand eine eingearbeitete, beinahe geschlossene Basis-Gruppe [...] jeweils einer neu zusammengestellten Gruppe gegenüber [...] Für die meisten Mitglieder der neuen Gruppen bedeutete die Gruppenfahrt einen Neubeginn, wogegen bei den erfahreneren Gruppen die Widerstände, Rivalitäten und gegenseitigen Übertragungen von Anfang an offener zutage traten [...] So erhebt sich die Frage, ob es zweckmäßiger sei, für solche Fahrten weitgehend neue Gruppen zu bilden oder lieber geschlossene Gruppen mit größerer Erfahrung teilnehmen zu lassen. Doch bleibt noch abzuwarten, wie sich diese Gruppenarbeit auf die Therapie während des übrigen Jahres auswirkt [...] Bei einer Arbeit wie dieser stehen Gruppen-Therapeuten vor neuen Aufgaben, die erst durch größere praktische Erfahrung gelöst werden können.«[18]

Seit 1968 nimmt Alice von Platen regelmäßig an den vom *DAGG* und der *Group Analytic Society* veranstalteten Seminaren und Workshops teil. Daneben sucht sie den Erfahrungsaustausch mit FachkollegInnen wie der Psychoanalytikerin und Gestalttherapeutin Ruth Cohn[19] sowie besonders dem Göttinger Psychoanalytiker-Ehepaar Franz Seraph Heigl und Annelise Heigl-Evers. Diese sind Anfang der 1970er Jahre gemeinsam damit befasst, ein Modell zu erarbeiten, in dem tiefenpsychologisch fundierte Konzepte mit gruppendynamischen Therapien Hand in Hand gehen. 1974 schließlich beginnt Alice Ricciardi-von Platen, ihr sechs Jahre zuvor entworfenes Workshop-Konzept in Altaussee zu realisieren. Mit Sigmund S. Foulkes, Jim Hume und Lionel Kreeger lädt sie drei Lehrer ein, die zu den didaktisch erfahrendsten Gruppenanalytikern der internationalen Szene zählen. Neben den von der *Group Analytic Society* veranstalteten Workshops haben sich in London um die Neujahrszeit herum zusätzliche, von den ausländischen Teilnehmern in Eigenregie veranstaltete Workshops etabliert, an denen Alice Ricciardi-von Platen ebenfalls regelmäßig teilnimmt. So gelingt es der nunmehr 64-Jährigen, zu dem ersten von ihr organisierten Workshop im Frühjahr 1974[20] eine respektable Zahl von Teilnehmern in die »Villa Platen« zu locken. Einer von ihnen ist der 37-jährige Michael Lukas Möller, ein in der Initiierung von Selbsthilfegruppen erfahrener Arzt und

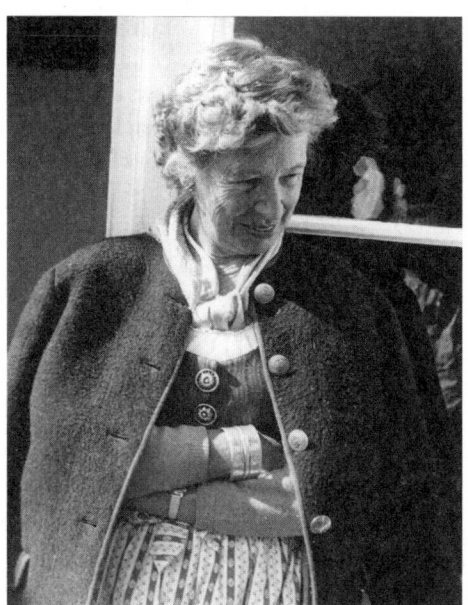

Abb. 23: Alice Ricciardi-von Platen-Hallermund Anfang der 1980er Jahre während einer IAG-Workshop-Woche in Altaussee.

Psychoanalytiker. Möller schlägt Alice Ricciardi-von Platen vor, eine gemeinsame gruppenanalytische Gesellschaft zu gründen, doch wird rasch klar, dass ihre jeweiligen Ausgangspunkte dafür zu unterschiedlich sind: Während Möller ein Modell bevorzugt, in dem fixe Gruppen sich über mehrere Jahre hinweg mit stets denselben Gruppenleitern treffen, gibt Alice Ricciardi-von Platen einem elastischeren Ansatz mit wechselnden Gruppenzusammensetzungen den Vorzug.[21]

Trotz des exquisiten Lehr- und Leitungspersonals erweist sich gerade die englische Akzentuierung des Ausseer Workshops als hemmend. Soll die Veranstaltung eine Zukunft haben, gilt es – ungeachtet der internationalen Ausrichtung – deutschsprachige Gruppenleiter und Lehrer zu rekrutieren, deren Anreise-, Unterbringungsspesen und Honorare möglichst aus den Kursgebühren finanzierbar sind. Für ein derart modifiziertes Konzept findet Alice Ricciardi-von Platen zwei Mitstreiterinnen in der Münchner Psychotherapeutin Ursula Heim und deren Münsteraner Kollegin Mathilde Trappe. Start für das »Internationaler Arbeitskreis für Gruppenanalyse« benannte Projekt soll im Jahr 1975 sein, wenn Foulkes, Kreeger und Hume zum zweiten Mal nach Altaussee kommen.

Doch schon in der Anfangsphase werden Auffassungsunterschiede deutlich..[22] So fragt Alice Ricciardi-von Platen noch im selben Jahr den israelisch-österreichischen Arzt und Psychoanalytiker Josef Shaked, ob er dem Altausseer »Arbeitskreis« beitreten möchte. Nachdem Shaked zugesagt hat, holen beide während des folgenden Londoner Neujahrs-Workshops den angehenden Psychoanalytiker Michael Hayne ins Team. Als sich Ursula Heim und Mathilde Trappe wenig später aus dem »Arbeitskreis« verabschieden, benennen ihn die drei verbliebenen Mitglieder in »Internationale Arbeitsgemeinschaft für Gruppenanalyse« um.

Veranstaltungsort bleibt die Villa Platen in Altaussee. Wie fast alle Kolleginnen und Kollegen, mit denen Alice Ricciardi-von Platen seit 1967 zusammenarbeitet, sind auch Josef Shaked (*1929) und Michael Hayne (*1937) deutlich jünger als sie. Was indes den Zugang zur Gruppenanalyse und die methodische Ausrichtung betrifft, gibt es zwischen ihnen kaum Unterschiede.[23] Alle drei sind über die Lehre Freuds von der Einzelanalyse zur Gruppenanalyse gekommen, alle drei fasziniert und begeistert die Aussicht, mit ihrem Ausbildungsinstitut unter anderem zum Verständnis und zur Verbesserung menschlicher Interaktion beizutragen, und alle drei fühlen sich dem Ansatz von S.H. Foulkes verbunden. Im Frühjahr 1976 findet in Altaussee der erste Workshop der neu gegründeten *IAG* statt. Analog den in England gemachten Erfahrungen teilt sich das Veranstaltungskonzept in Selbsterfahrungsgruppen, Theorieseminare und Supervision. Auch die analytische »Großgruppe« ist von Anfang an in das Konzept einbezogen, wenngleich sich diese zunächst vergleichsweise »klein« ausnimmt. Neben Psychotherapeuten und Ärzten sind die Seminare von Beginn an auch für interessierte Laien und

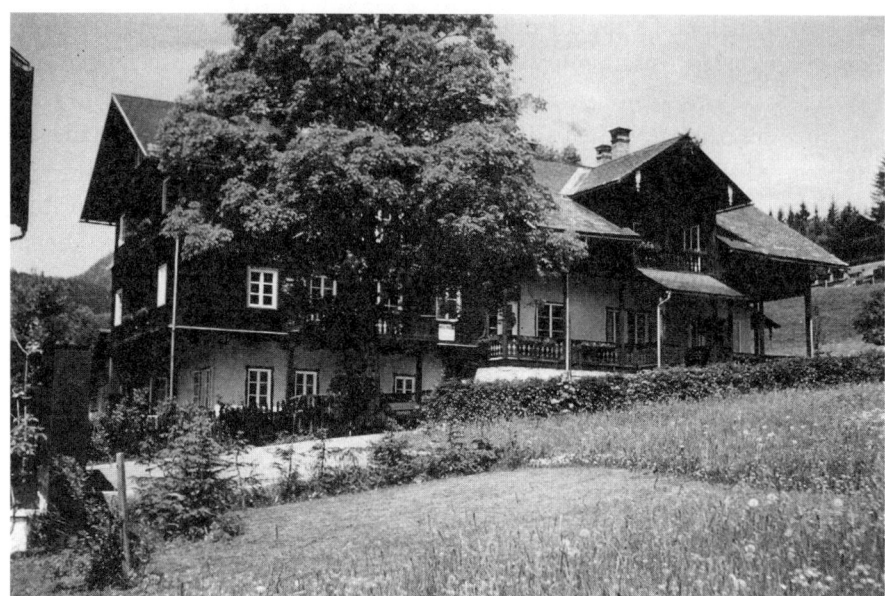

Abb. 24: Die Villa Platen in den 1960er Jahren.

Angehörige anderer Berufe geöffnet – wie etwa Pflegemitarbeiter in Kliniken, aber auch Juristen, Soziologen und Sozialarbeiter. Eine klare Aufgabenteilung gibt es anfangs nicht: jeder der drei gibt Theorieunterricht, zu dritt leitet man die Großgruppe, zu zweit jeweils die Kleingruppen. Schon bald nach Beginn kommt dabei jene Eigenart Alice Ricciardis zum Tragen, die sie 1971 in der Zeitschrift *Praxis der Psychotherapie* erwähnte und die Michael Hayne[24] so beschreibt:

»Sie hatte eine große Bereitschaft, die Teilnehmer durch ihre Erscheinung, ihre Art sich zu geben – auch durch ihr Äußeres – zu verwirren, zu belasten, und darüber dann Erinnerungen zu wecken an frühe negative Erfahrungen mit Bezugspersonen. Das fand ich immer sehr eindrucksvoll: diese große Offenheit, dieses großzügige Angebot, sich mit ihr auseinanderzusetzen.«

Indessen sollte diese Eigenart Alice Ricciardi-von Platens bald zum »typischen Interventionsstil in Altaussee« werden, wie Michael Hayne betont:

»Dass wir uns [als Leiter] nicht auf die Spur der ›göttlichen‹ Überlegenheit setzen, sondern eine Bereitschaft haben zu sehen: Wir sind ja immer, in allem was vor sich geht, mit verwickelt als Personen.«

Gerade bei jungen Workshop-Teilnehmern erzeugt Alice Ricciardi von Platen damit die erwünschten Widerstände. Wie souverän sie mit den Reaktionen

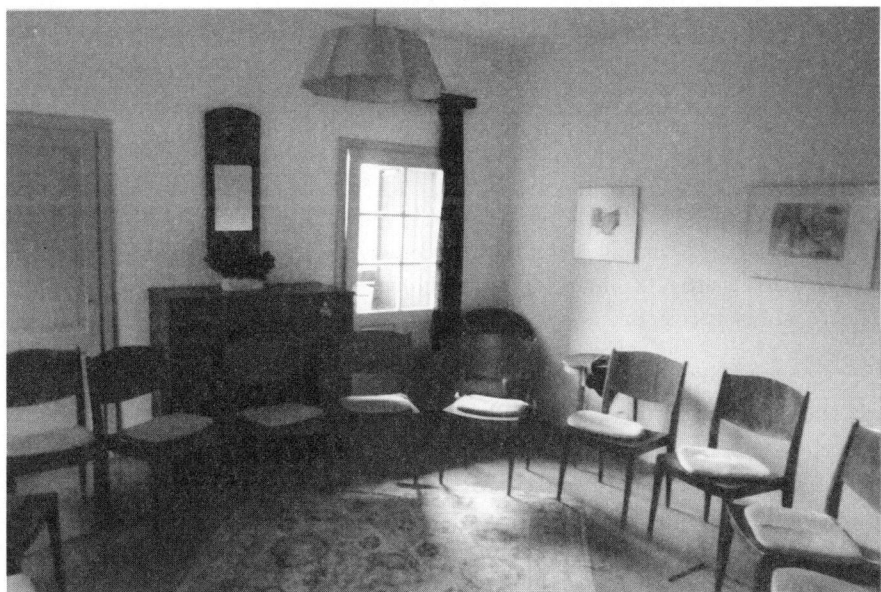

Abb. 25: Selbsterfahrungsgruppen-Stuhlanordnung in der Villa Platen.

umgeht, schildert Margarethe Seidl, eine der ersten jungen Workshop-Teilnehmerinnen in Altaussee, 34 Jahre später so:

»Ich war damals frecher und habe sie kritisiert. Darauf ist sie auf mich zugegangen und hat das sehr gut gefunden.«[25]

Leiter wie Workshopteilnehmer erleben Alice Ricciardi von Platen als »großzügig«, »unkonventionell« und »liberal«, »vorurteilslos«, »nie selbstgerecht«, aber »diszipliniert«, bewundern ihr »wunderbar breites« Spektrum und nehmen ihr »Interesse an anderen Menschen«, ihre »Einfühlsamkeit bei der Supervision« und den Grundsatz, »niemals jemanden zu kränken«, zum Vorbild für ihr eigenes Wirken. Daneben macht eine weitere Eigenschaft Alice Ricciardi-von Platens Schule, so Margarethe Seidl:

»Ihre Suche nach den Ressourcen eines Menschen. Wir Psychoanalytiker neigen ja dazu, so ein bisschen nur das Problematische an einem Menschen zu sehen. Sie hat da nie den Blick verloren für die Ressourcen, die sich jemand schon erarbeitet hat, und hat so etwas immer positiv konnotiert und dadurch auch Mut gemacht. Das ist etwas, das ich auch von ihr mitgenommen habe.«[26]

Die Workshops, die Alice Ricciardi seit 1968 besucht oder selber leitet, verteilen sich mehrheitlich auf die Ferienzeiten um Ostern, im Sommer, Herbst oder zum Jahreswechsel. Die übrige Zeit des Jahres verbringt sie in Italien. In

Rom wohnen sie und Augusto in ihrer gemeinsamen Praxiswohnung an der Piazza Margana, einem winzigen, von erdfarbenen, zwei- bis dreigeschossigen alten Wohnhäusern eingerahmten Platz in unmittelbarer Nähe des *Forum Romanum*. Das Entree durch den efeuumrahmten Rundbogeneingang wird von Patienten und Besuchern so erlebt:

»Man tritt in einen Hof, wo die Sonne nur sehr zaghaft hereinscheint. Die Praxis liegt im Rückgebäude. Man folgt der Treppe in den ersten Stock und kommt dann in einige kemenatenartige Zimmer, die mit schönen alten Möbeln und vielen kleinen Bildern ausgestattet sind.«[27]

Die »sehr seriöse«, »fast aristokratische« und dabei »sehr geschmackvolle« Einrichtung kontrastiert dabei »auf erstaunliche Weise« (Dieter Janz) mit Alice Ricciardi-von Platens »unbürgerlichem Lebensstil« und ihrer unkonventionellen Geisteshaltung. Kaum einem Besucher verschließt sich der »gewisse Zauber« dieses Ambientes. Einzig der größte Raum der Wohnung steht nur den Patienten zur Verfügung und ist somit für Gäste tabu. Seit mehr als acht Jahren wohnen Alice und Augusto nun schon hier. Nie zuvor in ihrem Leben hat Alice Ricciardi-von Platen auch nur annähernd so lange an ein und demselben Ort gewohnt. Selbst in Salem brachte sie nur fünf Jahre zu. An der Piazza Margana empfängt sie Patienten in Einzel- oder Gruppentherapie. Hier organisiert sie nun erstmals auch in Italien Ausbildungs-Workshops für angehende Gruppenanalytiker. Und hier stellen sich nach und nach auch vertraute Besucher ein, darunter Hilde und Wolfgang Lotz,[28] Ernst und Betty Homann-Wedeking sowie viele andere Freunde und Wegbegleiter, zu denen die Verbindung seit den 1940er, 1950er oder 1960er Jahren nie abriss.

Daneben ist seit 1967 auch das »römische« Netzwerk gewachsen. Neben dem Conte Umberto Mora di Lavriano, der mit dem italienischen Königshaus verwandten Familie Passerini, dem Brüsseler EWG-Kommissar Guido Colonna di Paliano und anderen aristokratischen Freunden Augusto Ricciardis sind es vor allem italienische Psychiater und Psychoanalytiker, zu denen Alice den Kontakt seit 1969, als der Kongress der *Internationalen Psychoanalytischen Vereinigung* in Rom tagte, intensiviert hat. Mit dem Neurologen und Psychiater Franco Basaglia, dessen 1961 begonnene Neuerungen bei der Unterbringung und Behandlung von Anstaltspatienten sich schließlich 1978 in einer Gesetzesreform der italienischen Psychiatrie niederschlagen sollten, steht Alice Ricciardi-von Platen seit Anfang der 1970er Jahre in Kontakt, mit Basaglias in der Schweiz psychoanalytisch ausgebildetem Assistenten Michele Risso ist sie befreundet. Daneben hat sie in Italien begonnen, Vorträge zu halten. So spricht sie etwa am 24. Oktober 1975 in Varese vor der *Assozione*

Italiana Formatori – dem Verband italienischer Ausbildungsberufe – über die gruppendynamischen Prozesse zwischen Ausbildern und Lernenden sowie den Lernenden untereinander. Hinsichtlich der gruppenanalytischen Ausbildung ist Italiens Landkarte indessen einstweilen überwiegend »weiß«.

Neben den Brüdern Fabrizio und Diego Napolitani[29] zählt nun auch Alice Ricciardi-von Platen zu denjenigen, welche die diesbezügliche Entwicklung in Italien vorantreiben. So ist es nur logisch, dass Mitte der 1970er Jahre, als italienische Universitäten sich für das neue Lehrgebiet zu interessieren beginnen, auch Alice Ricciardi-von Platens Name ins Spiel kommt. Im Frühjahr 1976 beantwortet sie die Frage des Professors für Klinische Psychiatrie an der Universität Bari, Giovanni Dello Russo, ob sie an seinem Lehrstuhl ein Gruppenanalyse-Seminar abhalten wolle, mit »ja«.

Mit 66 Jahren ist sie in einem Alter, in dem ihre gleichaltrigen Freunde und Weggefährten den Höhepunkt ihrer Karriere entweder überschritten oder sich aufs »Altenteil« zurückgezogen haben. 1973 wurde Ernst Homann-Wedeking in München emeritiert, 1976 Alexander Mitscherlich in Frankfurt. Von den Freunden aus der Zeit vor 1945 sind außer Wolfgang Lotz (Direktor der Bibliotheca Hertziana in Rom), Marion Gräfin Dönhoff[30] (Mitherausgeberin der *Zeit* seit 1973), Wolfgang von Leyden (Professor für Philosophie an der Durham University) und Nikolai Rubinstein (Professor für Geschichte am Westfield College der Londoner Universität) nur mehr wenige in ihren Ämtern. Während etwa Golo Mann bereits 1965 seine Lehrtätigkeit an der Stuttgarter Technischen Hochschule beendete und seither als freischaffender Historiker und Publizist in seinem Elternhaus am Zürichsee lebt, hat für Alice Ricciardi-von Platen die Aufholjagd nach dem so lange Verwehrten und Versäumten eben erst begonnen.

11. Im Unruhestand

Erneut allein

Unter jenen Menschen, denen Alice Ricciardi-von Platen entscheidende Impulse und Wegweisungen verdankt, ist besonders ihre neun Jahre jüngere Freundin Aurikel von Raumer zu nennen. Fast alle ihre Begegnungen markieren jeweils wichtige Stationen in beider Leben. 1935 lernten sie einander nach Alice's »praktischem Jahr« in Berlin kennen. Nach ihrem Abitur 1938 besuchte Aurikel Alice auf dem *Torre dei Ramaglianti*. Am 1. September 1939 wurden beide in Altaussee vom Kriegsbeginn überrascht. Im Herbst 1940 war Aurikel die erste, die Alice an ihrem Kitzbüheler Arbeitsplatz besuchte. 1944 machte sie Alice in Pettenbach auf den in Breslau hungernden Viktor von Weizsäcker aufmerksam. Anfang 1946 vermittelte sie die Volontärassistentenstelle in Heidelberg bei eben diesem. Mit Aurikel verbinden sie gemeinsame Bekanntschaften, mit Karl Jaspers und Ludwig Curtius, ebenso gemeinsame Freunde – darunter Hellmut Becker, Greda Picht und Ernst Homann-Wedeking. Auch nachdem Aurikel im Januar 1952 nach Kanada emigrierte und dort den Pädagogen Hans von Haimberger heiratete, hielt die Verbindung. Alice wurde Patentante von Aurikels Sohn Benedict, jeder nahm am Leben der anderen Anteil. Am 22. Februar 1982 bedankt Alice sich bei Aurikel für das Weihnachtspaket, welches einmal mehr Buchgeschenke enthält:

»Vielen, vielen Dank – Augusto hat sich sofort darauf gestürzt. Wir verbringen jetzt viele Abende zu Hause, ich komme erst spät aus meiner Praxis, und da verlockt nur noch die ›Kultur‹, die man an der Hand hat. Auch wir ziehen bald aufs Land – durch Euch und viel jüngere Freunde angeregt. Der Anstoß kam durch eine verrückte Idee, ein Haus in der Toskana zu kaufen. Es ist ein langgestrecktes Bauernhaus mit sechs Räumen, zwei sehr groß, inmitten von Feldern, die wir leider nicht selbst bestellen können.«

Schon bald nach ihrer Ankunft in Rom 1967 hatte Augusto Ricciardi seine beruflichen Pläne fallen lassen und sich zunehmend auf ein Leben als der

»Mann an *ihrer* Seite« eingestellt. Er knüpft für seine Frau in Italien Kontakte, chauffiert sie zu Tagungen und Events, begleitet sie im Trachtenanzug – seinem »Männer-Dirndl«, wie er es nennt – durch Altaussee. Meist ist er derjenige, der kocht. Daneben malt und zeichnet er mit Talent und Hingabe. Sie stimmen sich ab, sind aufeinander eingespielt, brauchen einander. Ihre Beziehungskrisen gehören der Vergangenheit an. 1974 erwerben sie ein kleines Ferienhaus in Chiessi auf der Insel Elba: drei Zimmer, offener Außenkamin, ein paar Feigenbäume, Zugang zum Meer auf steinigem Grund. Während der Hochsommermonate treffen sie sich hier mit Freunden wie Ane und Franz Froschmaier oder Augustos neapolitanischem Landsmann, dem vormaligen EG-Industriekommissar Guido Colonna di Paliano. Am 27. Januar 1982 stirbt Paliano im Alter von 73 Jahren. Ende Juni 1982 geht die Nachricht vom Tod Alexander Mitscherlichs durch die Medien. Auch er wurde nur 73 Jahre alt. Bereits im Oktober 1981 war Wolfgang Lotz in Rom 69-jährig einem Herzanfall erlegen. Am 10. Juli 1982 nimmt Alice Ricciardi-von Platen in einem Brief an Aurikel von Haimberger auf »die vielen Abschiede um uns herum« Bezug und geht schließlich auf die im Januar angedeutete Veränderung in ihrem Leben ein:

»Wir haben unser Haus auf Elba verkauft, und fahren nächste Woche hin, um es anzusehen und die neuen Besitzer, die sehr nett sind, zu begrüßen. Das Einpacken vor 14 Tagen war sehr schlimm, umso erfreulicher das teilweise Auspacken in einer kleinen, primitiven Mietwohnung ganz nahe unserem neuen Haus bei Cortona, von wo aus wir den Umbau und die Bepflanzung des Gartens beaufsichtigen können und viel Arbeit selber tun werden. Aber unsere Hauptadresse bleibt Piazza Margana. Wir wollen hier die halbe Wohnung behalten, denn der Verdienst ist ja immer noch in Rom. Ich hoffe natürlich sehr, dass sich auch in Cortona Verdienstmöglichkeiten ergeben werden.«

Anfang August plant sie eine Reise nach Finnland, wo sie inzwischen gemeinsam mit dem englisch-irischen Gruppenanalytiker Tom Hamroke ebenfalls gruppenanalytische Workshops initiiert hat:

»[Anschließend] über Weissenhaus und Hamburg zurück; Clemens[1] ist gerade 80 geworden, aber es geht ihm gut. Ich genieße es sehr, alle alten Freunde zu sehen, die tätigen und die pensionierten; ich habe darin großes Glück, so viele Freundschaften über die Jahre erhalten zu haben, die aus einer glücklichen Zeit stammen.«

Und *noch* eine Veränderung erwähnt sie: »Im September bin ich wieder in Altaussee, das aber nicht mehr mir gehört, sondern Georg.«

Seit dem Ende der Siebziger Jahre reichten die Räumlichkeiten der Villa Platen nicht mehr aus, um dem wachsenden Andrang zu den jeweils achttägi-

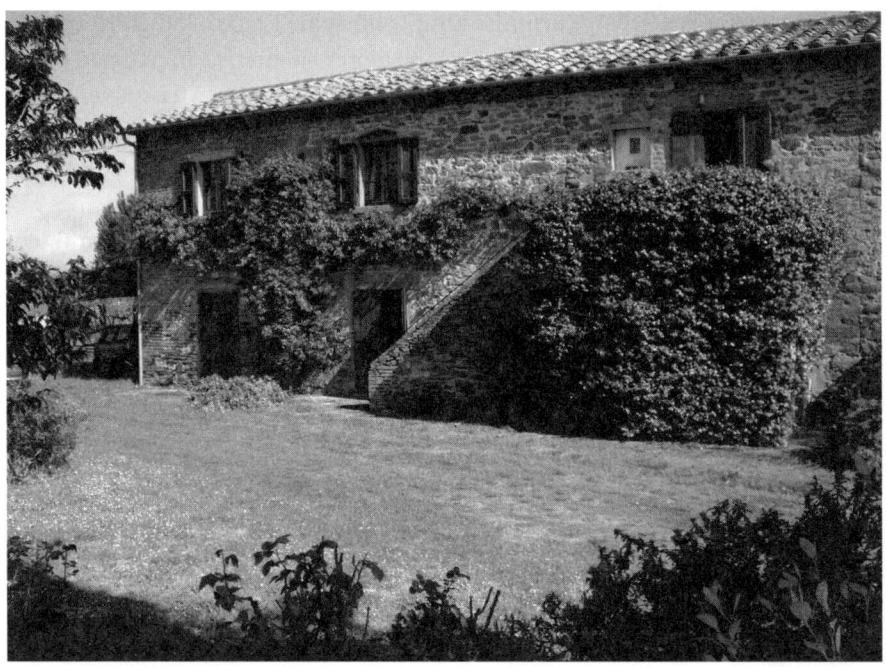

Abb. 26: Alice Ricciardi-von Platens Haus in Cortona. Die Außentreppe führt direkt zu den von der Hausherrin genutzten Räumen.

gen, kurz vor Ostern sowie Anfang Oktober veranstalteten Workshops gerecht zu werden. Konnte man zunächst allenfalls fünf Kleingruppen mit jeweils etwa zehn Teilnehmern einteilen, so zählte man um das Jahr 1980 herum bereits insgesamt mehr als 80 Teilnehmer. Lehr- und Stundenpläne des in Selbsterfahrungsgruppen, Großgruppe, Theorieseminare und Supervision gegliederten Lehrangebots folgen seither im Wesentlichen dem Muster: Morgens und am frühen Abend jeweils eineinhalbstündige Selbsterfahrungs-Kleingruppen mit Leiter(in), Co-Leiter(in) und rund zehn Teilnehmern. Am späten Vormittag treffen sich alle Teilnehmer zur so genannten »Großgruppe«, die Josef Shaked[2] inzwischen allein leitet. Nachmittags dann Theorieseminare, daneben Supervision. Dabei berichten Workshop-Teilnehmer, die teils in Kliniken, niedergelassenen Praxen oder in anderer Weise psychotherapeutisch arbeiten, aus ihrer Tätigkeit und stellen dabei auftauchende Schwierigkeiten zur Diskussion, um diese im Kreis der übrigen Teilnehmer hinsichtlich einer günstigeren Lösung zu diskutieren.[3] Anfang der 1980er Jahre wechselte der *IAG*-Betrieb aus den inzwischen zu engen Räumlichkeiten der Villa Platen in das unmittelbar am Altausseer See gelegene »Seehotel«. Für Alice Ricciardi-von Platen schien dies ein geeigneter Moment, um ihren inzwischen 40-jährigen Sohn – dessen Ge-

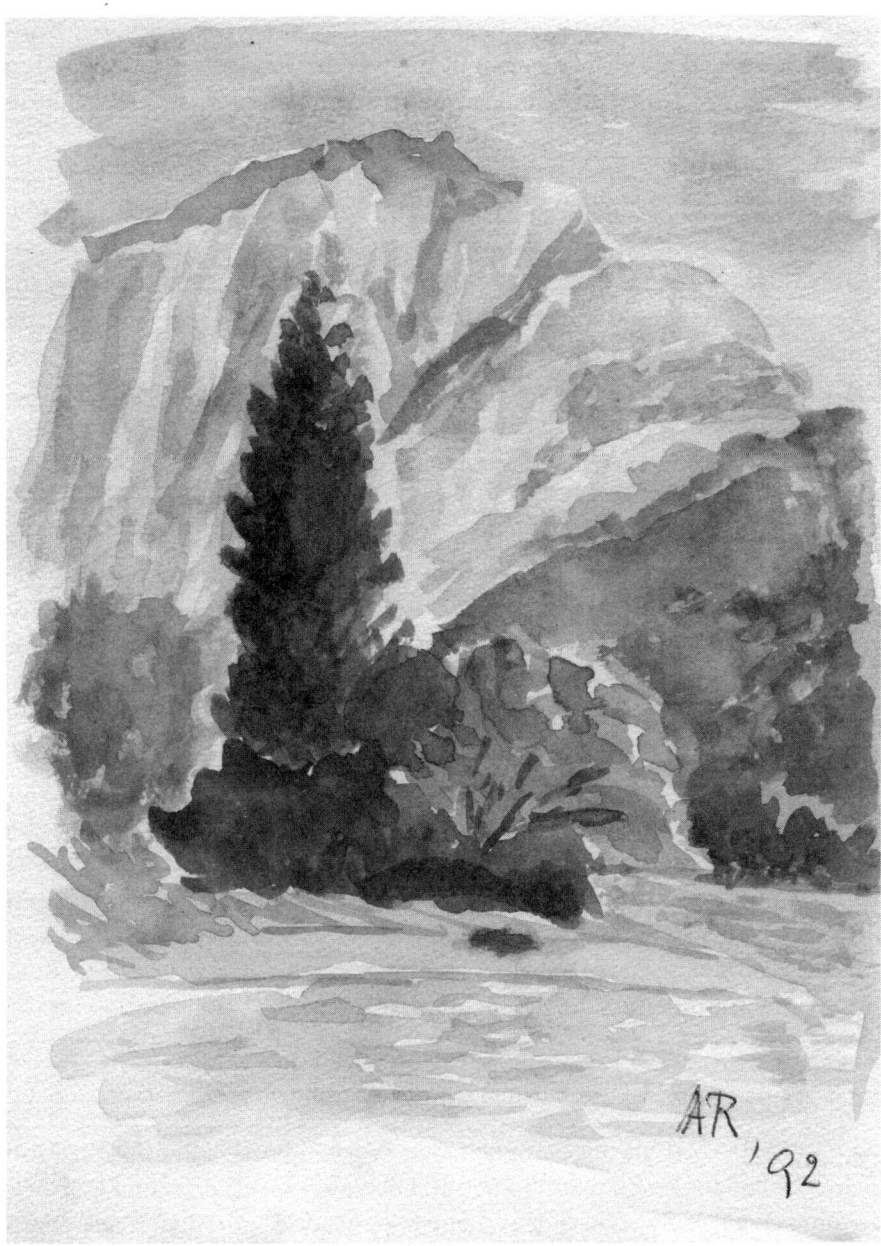

Abb. 27: Aquarell Alice Ricciardi-von Platens aus dem Jahr 1992: Im Vordergrund der Altausseer See, im Hintergrund die Trisselwand (1755 m über N.N.)

sundheit,[4] persönliche Entwicklung und beruflichen Werdegang sie seit Brüssel mit Sorge und nie nachlassendem Schuldgefühl verfolgt – für das, was ihm in seinen jungen Jahren an »Familie« fehlte, so gut sie kann zu entschädigen. So hat sie ihm nun das Altausseer Anwesen überschrieben.

Obwohl Alice Ricciardi-von Platen 1981 von der Weiterbildungskommission des DAGG unter dem Vorsitz Professor Werner Greves die »Befähigung zum Lehrgruppenleiter für tiefenpsychologisch fundierte / analytisch orientierte Gruppentherapie und zum Lehrgruppenleiter für Balint-Gruppen«[5] zuerkannt wird, ist ihre Zukunft denkbar ungesichert – haben sie und Augusto »nicht einmal eine unzulängliche Pension«, wie sie Aurikel von Haimberger am 10. Juli 1982 gesteht. Dennoch sind beide von der Aussicht ungebundener Zweisamkeit im eigenen Haus mit riesigem Grund inmitten weitläufiger Felder und Olivenplantagen am Südrand von Cortona derart erfüllt, dass die offenen Zukunftsfragen dagegen nur wenig wiegen. Seit 14 Jahren steht Alice Ricciardi-von Platen in Italien fest in ihrem Beruf. Seit sechs Jahren hält sie Gruppenanalyse-Seminare an der Universität Bari. Daneben initiierte sie Ende der 1970er Jahre gemeinsam mit Romano Fiumara, dem Lehrstuhlinhaber für »Igiene Mentale« (»Psychische Gesundheit«) an der römischen Universität »Tor Vergata«, einen an Zweck und Ausrichtung der Altausseer »Arbeitsgemeinschaft« und der Lehre S.H. Foulkes orientierten »Cerchio« (=Kreis, Arbeitskreis). Im Frühjahr 1982 konstituierte sich aus dem informellen »Cerchio« offiziell das *Centro Italiano di Gruppo Analisi* (C.I.G.A.). Zur ersten Präsidentin wählen die Mitglieder Alice Ricciardi von Platen. Auf das zwischen Arezzo und Perugia oberhalb des Lago Trasimeno gelegene Cortona hatte sie Lindl Passerini gestoßen, die Frau des Grafen Passerini, dessen Familie neben anderen Residenzen einen Palazzone in Cortona besitzt. Ob sich Alice Ricciardi-von Platen dabei an jene Zugfahrt am 3. Juli 1940 von Rom nach Florenz erinnerte, über die sie in ihrem Tagebuch berichtete?

»In Wellen drang die Toskana auf mich ein, ich wachte bei Cortona aus meinem tiefen Schlaf im fast leeren Zuge auf, und sah, wie das Land immer vielfältiger wurde.«

Nun ist sie in Cortona angekommen. Seit Wochen befasst Augusto Ricciardi sich mit Umbauplänen, teilt Räume auf, konzipiert Installation und Elektrifizierung. Wenige Tage nachdem Italien in Madrid mit 3:1 Toren gegen Deutschland Fußball-Weltmeister wurde, fahren beide Mitte Juli wie geplant nach Elba, um die neuen Besitzer ihres alten Ferienhauses zu begrüßen, aber auch, um Freunde wie Franz und Ane Froschmaier zu treffen. Am 27. Juli 1982, um 17 Uhr, sackt Augusto, auf einer Steinbank zwischen Ane Froschmaier und ihrer Tochter sitzend, zusammen und stirbt. Zwei Tage später wird er auf dem

Friedhof in Poggio – wie dort üblich zunächst hinter einer Steinwand – beigesetzt. Als die Sargträger mit Augustos Sarg auf sich warten lassen, sagt Alice:

»Das ist das erste Mal, das er jemanden warten lässt.«[6]

Ähnlich wie sie im September 1919 dem Trauerzug ihres Vaters durch das geschlossene Fenster hinterherblicken musste, ohne ihre Trauer mit jemandem teilen zu können, findet Alice nun inmitten ihrer Freunde keinen Weg aus ihrer inneren Einsamkeit. Auch als sie drei Tage nach Augustos Tod einen Brief Aurikel von Haimbergers beantwortet, geht sie zunächst auf die Sorgen der Freundin ein:

»Dein langer Brief erwartete mich hier, und ich bin erschüttert davon, wieviel Schweres Du und auch Hans und die Kinder in letzter Zeit durchgemacht hast und vor welchen Problemen Du stehst.«

Erst danach kommt sie auf das zu sprechen, was sie selbst bewegt:

»Wir haben mit Freunden 10 herrliche Ferientage auf Elba erlebt. Da wir unser Haus verkauft hatten, war es ein Abschied, es sollte aber auch ein neuer Anfang werden: Cortona mit Besuchen auf der Insel. Allzu schöne Pläne: am Abend unseres letzten, glücklichen Tages fiel Augusto tot um: Gehirnblutung. Er ist auf einem hübschen Friedhof im Walde unter Nachbarn die er kannte begraben. Du kannst Dir vorstellen, dass mein Leben in einem gewissen Sinne vorbei ist, leer, des Inhaltes beraubt. Wir waren so eng verbunden, und ohne viel zu sprechen, waren wir so gerne zusammen. Im Moment bin ich ratlos und lebe in einer entsetzlichen Unordnung von gestapelten Dingen, Papieren, Büchern. Es war ja als Moment des Überganges in ein neues Leben gedacht, mit Fetzen des alten Lebens zum Abschließen, mit neu Angefangenem zum Ausbauen, aber nichts, das ich allein tun wollte.«

Die »Wiederentdeckung« des Buches und seiner Autorin

Nie hat Alice Ricciardi-von Platen über Rückschläge, Niederlagen oder Abschiede geklagt, sie wird es auch weiterhin nicht tun. Nur wenn in Gegenwart von Freunden die Sprache auf Augusto kommt und sie ihre Tränen nicht beherrschen kann, ahnen Außenstehende, wie sehr die 72-Jährige unter dem Verlust ihres Lebenspartners leidet. Beruf und Behördengänge lassen ihr kaum Zeit, um über ihre neue Lebenssituation nachzudenken. Ende August geht der Praxisbetrieb an der Piazza Margana weiter, im Frühherbst folgen die Herbstworkshops des C.O.I.R.A.G. und der IAG. Daneben muss das Haus in Cortona bewohnbar gemacht werden. Beim Umbau will Alice den Plänen ihres Mannes folgen. Für die Fahrten in ihrem kleinen Fiat zwischen Rom und Cortona muss die unsichere Autofahrerin, die sich schon als 33-Jährige in Pettenbach lieber chauffieren ließ, nun nolens volens selbst ans Steuer. Am 23. Oktober 1982 wird in Rom ihre Fahrtüchtigkeit bestätigt: Sehschärfe 70 Prozent. Zwei Tage später erhält Alice Ricciardi-von Platen-Hallermund nach fast 15 Jahren als »Residentin« die italienische Staatsbürgerschaft. Nachdem alle Zeugnisse, Dokumente, beruflichen und Fortbildungsnachweise ins Italienische übersetzt und beglaubigt sind, tritt sie am 3. Februar 1983 in die Italienische Ärztekammer ein.

1984 endlich bezieht sie ihr im Cortonaer Ortsteil San Lorenzo gelegenes Haus. Mit den Nachbarn – Olivenbauern namens Caterini – hatten sie und Augusto sich bereits bei ihrem Kennenlernen angefreundet. Nun steht der »Dottoressa Platen« in Marina Caterini eine Vertrauensperson zur Seite, der sie während der beiden wöchentlichen Praxistage in Rom gerne ihr Haus anvertraut. Den Rest der Woche praktiziert Alice Ricciardi-von Platen in Cortona. Wie geplant hat sie hier 1984 eine zweite Praxis eröffnet, behandelt Patienten sowohl einzeltherapeutisch als auch gruppentherapeutisch und startet noch im selben Jahr mit gruppenpsychotherapeutischen Ausbildungsseminaren. Letztere in Zusammenarbeit mit der *Unità Sanitaria Locale (USL)* Camucìa[7] wie auch mit dem *Servizio per il Trattamento (Ser. T.)* der umbrischen Gemeinde Folignano. Zwei Jahre später nimmt Alice Ricciardi-von Platen ihre 1982 unterbrochene akademische Lehrtätigkeit wieder auf. Mit 76 Jahren folgt sie der Einladung des Psychiatrie-Professors Piero Borri, an der Universität Perugia ein gruppenanalytisches Theorie- und Praxisseminar zu leiten. Am 22. September 1986 desselben Jahres wird in Bad Aussee die *Internationale Arbeitsgemeinschaft für Gruppenanalyse* vertraglich in die »Form einer Gesellschaft Bürgerlichen Rechts mit Sitz in Bonn« gegossen. In dem Gesellschaftsvertrag zwischen »Frau Dr. med. Alice Ricciardi«, »Herrn Dr. med. Josef Shaked« und »Herrn Dr. phil. Michael Hayne« steht unter 2. (»Zweck der Gesellschaft«):

»Die Gesellschaft veranstaltet Workshops zur Selbsterfahrung und/oder Fortbildung in Gruppenanalyse. Zu diesem Zwecke kommen die Partner überein, die derzeit zwei Mal im Jahr jeweils für 8 Tage stattfindenden Workshops gemeinsam zu planen und die Veranstaltungen gemeinsam auszuführen«.

Unter 6. (»Gewinn- und Verlustverteilung, Entnahmen«) heißt es zwischen der 76-Jährigen, dem 57-Jährigen und dem 49-Jährigen unter anderem: »Ist einem der Partner aus welchen Gründen auch immer, also auch im Falle der Erkrankung, die Teilnahme an einem Workshop nicht möglich, entfällt insoweit sein Anspruch auf Gewinnbeteiligung«. Und unter 8. (»Ausscheiden, Abfindung«): »Bei Kündigung oder Ausscheiden aus der Gesellschaft stehen dem Partner oder dessen Erben lediglich Ansprüche unter Ziff. 6 dieses Vertrages zu«. Gemeint sind die Gewinnansprüche aus jenen Workshops, an denen der ausscheidende Partner aktiv mitwirkte. Dass Alice Ricciardi-von Platen diesen Vertrag ohne eine Abfindungsklausel für die von ihr während der Jahre 1968–75 erbrachten Vorleistungen einschließlich ihrer Gründungsinitiative akzeptiert – wissend, dass sie nach menschlichem Ermessen die erste sein wird, die aus dem Workshop-Betrieb – freiwillig oder unfreiwillig – ausscheiden wird, zeigt einmal mehr ihre mangelnde Fähigkeit, neben dem »Geben« auch dem »Nehmen« einen adäquaten Platz einzuräumen.

Währenddessen deutet sich Mitte der 1980er Jahre in Alice Ricciardi-von Platens Leben eine Veränderung von besonderer Tragweite an. 1983 erschien im Verlag S.Fischer das Buch »Euthanasie« im NS-Staat: die »Vernichtung lebensunwerten Lebens«, in dem der 1942 geborene Publizist Ernst Klee den Gesamtkomplex der NS-»Euthanasie« entsprechend dem aktuellen Forschungsstand der 1980er Jahre umfassend darstellt. Neben Staatsanwaltschaften, Prozessakten, Zeitzeugen und Archivmaterial stand Klee dabei die Fülle der seit 1948 erschienenen Publikationen zur Verfügung, darunter die von Klaus Dörner mit herausgegebene Dokumentation *Der Krieg gegen die psychisch Kranken* (1980), Friedrich Karl Kauls Buch *Die Psychiatrie im Strudel der Euthanasie* (1979) sowie *Euthanasie und Sterilisierung im »Dritten Reich«* von Kurt Nowak. Wie die meisten Autoren der seit den 1970er Jahren erschienenen Publikationen griff auch Ernst Klee auf Alice von Platen-Hallermunds Buch *Die Tötung Geisteskranker in Deutschland* zurück, ohne dabei zu erwähnen, dass es sich bei dem Buch um die *erst*publizierte Würdigung des Gesamtkomplexes handelt – erschienen in einer Zeit, als »Aufarbeitung« noch zu den Fremdworten der deutschen Sprache zählte. Diesem Versäumnis half Ernst Klee kurz nach Erscheinen seines Werkes ab, als er seinen am 21. Dezember 1984 in der Wochenzeitung *Die Zeit* erscheinenden Artikel zum Thema »Euthanasie« so einleitete:

»Die Heilerziehungsanstalt Kalmenhof im Taunusstädtchen Idstein, unweit von Wiesbaden, schickte 1941 über zweihundert eigene Pfleglinge in die Gaskammer von Hadamar. Zudem verwahrte sie Kranke anderer Anstalten – zum Beispiel aus Hamburg – bis zur letzten ›Verlegung‹. Von 1942 an wurde im Kalmenhof selbst gemordet, mit Medikamenten und Spritzen. Nach Kriegsende gab es einen Prozeß, den eine Mitarbeiterin Mitscherlichs, Alice Platen Hallermund in ihrer Publikation ›Die Tötung Geisteskranker in Deutschland‹ (1948) auswertete.«

Der Titel des Ernst-Klee-Artikels – »40 Jahre Schweigen. Ein Wandel bahnt sich an« – liest sich wie eine Ankündigung dessen, was sich ab jetzt auf Alice Ricciardi-von Platen zubewegt. Schon unmittelbar nach Erscheinen des *Zeit*-Artikels erreichen sie erste Anfragen nach ihrem Buch. Dass 36 Jahre nach Erscheinen kaum eines der 3.000 gedruckten Exemplare in einem deutschsprachigen Antiquariat erhältlich ist, beweist endgültig, dass der Großteil der Buchauflage niemals regulär an den Buchhandel ausgeliefert wurde. Auch Bibliotheken verfügen nur in Einzelfällen über ein Exemplar. So befriedigt die Autorin die plötzliche Nachfrage zunächst persönlich, indem sie von ihrem einzig verbliebenen Buchexemplar Fotokopien fertigt und diese – meist auf eigene Kosten – an Interessenten verschickt. Obwohl nun allmählich auch ihr bewusst wird, dass ihr mit 38 Jahren offenbar ein medizinhistorisch bedeutsames Werk gelungen ist, das auch nach Jahrzehnten der kritischen Würdigung standhält, bedarf es eines weiteren Impulses von außen, um ihrem Buch die längst fällige Neuauflage zu bescheren.

Während die Öffnung vormaliger »Ostblock«-Archive ab 1990 eine Neujustierung der NS-Geschichtsaufarbeitung nötig macht, erreichen Alice Ricciardi-von Platen Einladungen von medizinischen oder psychoanalytisch ausgerichteten Vereinen und Organisationen, die sich zunehmend für den Gesamtkomplex der NS-»Euthanasie« interessieren. So auch im Herbst 1992. Ein Jahr, nachdem Alice Ricciardi-von Platen die analytische »Großgruppe« nach dem Altausseer Muster in das Lehrkonzept der italienischen C.O.I.R.A.G. einführte, erhält sie eine Einladung der Psychoanalytikerin Barbara Seuster zur Jahresversammlung des *Psychoanalytischen Vereins Zürich-Kreuzlingen* am 12. November, um dort vor den Mitarbeitern und Ausbildungskandidaten des von dem Psychoanalytiker Norman Elrod geleiteten Lehr- und Ausbildungsinstituts den Jahresvortrag zum Thema »NS-Euthanasie« zu halten und aus ihrem Buch zu lesen.

Schon einmal in ihrem Leben war Alice von Platen von Italien aus an den Bodensee gereist. Damals, im Mai 1941, stand sie kurz vor der Entbindung ihres Sohnes. 51 Jahre später soll die gleiche Reise eine erneute Wende in ihrem Leben einleiten. Unter den Teilnehmern der Jahresversammlung interessiert sich besonders der 36-jährige Bernd Lehle, Diplom-Psychologe und Leiter der Depressionsstation am *Psychiatrischen Landeskrankenhaus Reichenau* bei Konstanz für Alice Ricciardi-von Platens Buch. Als sich die Autorin im Anschluss an ihren Vortrag beiläufig über das Schicksal ihres Buches äußert, bittet Bernd Lehle die 82-Jährige um ihre Anschrift sowie die Erlaubnis, sich um eine eventuelle Neuauflage des Buches zu bemühen. Im Frühjahr 1993 erhält Alice Ricciardi-von Platen eine schriftliche Anfrage aus Bonn. Absender ist der Psychiatrie-Verlag, dessen Mitgründer Klaus Dörner 1967 in den *Vierteljahres-*

heften für Zeitgeschichte als einer der ersten auf Alice von Platens Buch hingewiesen hatte. Der Brief aus Bonn enthält die Bitte an die Copyright-Inhaberin,
die Neuauflage ihres Buches zu erlauben. Nach einem ersten vergeblichen Versuch, das Buch an einen Wissenschaftsverlag zu bringen, hatte sich Bernd
Lehle zuerst an den Psychiatrie-Verlag und dann an Klaus Dörner persönlich
gewandt, der das Buch schließlich für seinen Verlag befürwortete.

Als sie postwendend ihre Zustimmung für die Neuauflage gibt, ist Alice
Ricciardi-von Platen derart von Dankbarkeit und Genugtuung darüber erfüllt, dass ihr Werk nach 45 Jahren nun doch noch die Leser erreicht, dass sie
keinen Gedanken darauf verwendet, für den Fall weiterer Buchauflagen und
etwaiger Lizenzverkäufe Autorentantiemen zu vereinbaren. Tatsächlich bleiben die Reaktionen auf ihr Buch auch diesmal verhalten, folgen der Neuauflage 1993 zunächst nur wenige Rezensionen – die Mehrzahl davon in Fach-
blättern. Trotzdem bleiben die Weichen für die nachhaltige öffentliche
Wahrnehmung von Werk und Autorin dieses Mal gestellt.

Am 10. März 1995 folgt sie der Einladung Lorenzo Toresini's, eines ehemaligen Schülers und Mitarbeiters des 1980 verstorbenen italienischen Psy-
chiatriereformers Franco Basaglia, zu einem Konvent nach Bozen, auf dem
die Verschleppung geistig Behinderter aus Südtirol nach Deutschland und
deren Ermordung im Rahmen der NS- »Euthanasie« gewürdigt werden soll.
Eingeladen sind neben Alice Ricciardi unter anderem der Psychiater Ermanno
Arreghini aus Trient, der Bozener Arzt und Abteilungsdirektor für das Gesundheitswesen Giuseppe Pantozzi, der Kaufbeurener Klinikdirektor Michael
von Cranach und Alice Ricciardi-von Platens Verleger Klaus Dörner. Es ist
das erste Mal, dass beide einander begegnen, und so ist der inzwischen zum
Universitätsprofessor berufene 42-jährige Sozialpsychiater denkbar erstaunt,
als sich die 85-Jährige im Anschluss an seinen Vortrag über den Stand der
»Euthanasie«-Aufarbeitung innerhalb der deutschen Kliniken erhebt, um ihren Kongressbeitrag »La creazione dell'uomo perfetto. Il tentativo nazionalso-
cialistica di sterminio ›dei minorati psichici‹« (»Die Erschaffung des perfekten
Menschen. Der nationalsozialistische Auslöschungsversuch der ›psychisch
Minderwertigen‹«) in fließendem Italienisch vorzutragen. Am Ende warnt sie:

»Angesichts der enormen Kosten des Gesundheitssystems tritt der wirtschaftliche Aspekt erneut auf gefährliche Weise in den Vordergrund. Die Fortschritte der Gentech-
nik tragen die Gefahr einer neuen Hybris in sich. Wie vielleicht nur wenige werden
die Ärzte dieser Gefahr bereits im Ansatz begegnen können; werden sie aber der Versuchung widerstehen können, die Eliminierung von Erbkrankheiten bis zur Erschaffung eines neuen, ›makellosen‹ Menschen weiterzutreiben? Und wer wird schließlich
darüber bestimmen, wer am Ende als ›makellos‹ und ›gesund‹ zu gelten hat?«

In seinem Geleitwort zur Neuauflage ihres Buches hatte Klaus Dörner 1993 besonders auf den medizinethischen Aspekt von Alice Ricciardi-von Platens Buch hingewiesen:

»So beschreibt die Autorin schon 1948 die wichtige Täter-Fraktion der ›Idealisten‹, die aus einem Gemisch aus revolutionärer Begeisterung, die Gesellschaft heilen zu können, und ›tödlichem Mitleid‹ gehandelt und gemordet haben. Sie beschreibt den ›biologischen Utilitarismus‹, als ob ihr die heutige Singer-Debatte schon geläufig wäre. Sie beschreibt, dass die ›Freigabe‹ auch nur eines Menschen an den ›Gnadentod‹ alle Grenzen sprengt und ›das Verhältnis zwischen Arzt und Kranken auf der ganzen Welt in Frage stellt‹«.

Nun zeigt sich, dass die Frau, die da soeben gesprochen hat, nicht nur dieselbe kompromisslose Grundposition vertritt wie 1948, sondern dass sie diese mit 85 Jahren unverändert kämpferisch zu artikulieren vermag.

»Alice lebt« lässt Dörner unmittelbar nach dem Konvent in den ihm nahestehenden Kreisen verbreiten. Seine Nachricht erreicht unter anderem auch die Nürnberger Sektion der *International Physicians for the Prevention of Nuclear* (Internationale Ärzte zur Verhütung des Atomkriegs), IPPNW, jener weltweiten Friedensorganisation, deren Geschichte 1980 mit einem Briefwechsel zwischen dem russischen Kardiologen Jewgenij Tschasow und seinem amerikanischen Kollegen Bernard Lown begann, mit der Gründung als Internationale Ärzteorganisation in Genf ihre Fortsetzung fand und deren Ziel es seither ist, durch Konfliktforschung und Aufklärung »jede Bedrohung für Leben und Gesundheit abzuwenden«. 1982 gründeten der Psychoanalytiker Horst-Eberhard Richter und 13 weitere Ärzte in Frankfurt am Main die deutsche Sektion der *IPPNW*. 1984 wurde der Organisation der *UNESCO-Preis für Friedenserziehung* und 1985 schließlich der *Friedensnobelpreis* zuerkannt. Im selben Jahr schloss sich die 1981 von 15 Ärztinnen und Ärzten in Nürnberg gegründete *Friedensinitiative Gesundheitswesen – gegen die Militarisierung der Medizin* der Frankfurter *IPPNW*-Sektion an.

Seit 1992 bereitet man in Nürnberg einen Kongress vor, der einen »Bogen spannen soll von einer kritischen Auseinandersetzung mit den Verstrickungen der deutschen Medizin in das nationalsozialistische Unrechtssystem bis hin zu den ethischen Herausforderungen der gegenwärtigen Medizin und Humanforschung«.[8] Anlass ist der 50. Jahrestag des Nürnberger Ärzteprozesses. Durch die Neuauflage 1993 wurden die Nürnberger Organisatoren auf das Buch *Die Tötung Geisteskranker in Deutschland* aufmerksam. Unmittelbar nachdem Klaus Dörner die Nachricht vom Bozener »Lebenszeichen«[9] der Autorin nach Nürnberg sendet, beschließt der Nürnberger IPPNW-Vorstand, dem letzten lebenden Mitglied der deutschen »Ärztekommission« die Präsidentschaft des Kongresses »Medizin und Gewissen« anzutragen. Ebenso unvermittelt sagt Alice Ricciardi-von Platen zu.

Am 25. Oktober 1996 wird der Nürnberger Kongress unter der Schirmherrschaft der Deutschen Bundestagspräsidentin Rita Süßmuth vor 1.600 internationalen Besuchern, 150 Referenten und 100 Medienvertretern eröffnet. In seinem Grußwort an den Kongress betont der Vorsitzende der Nürnberger IPPNW-Regionalgruppe und Mitorganisator des Kongresses, der Neurologe und Psychiater Helmut Sörgel:

»Als Bürger und Ärzte Nürnbergs konnte es uns nicht unberührt lassen, was vor 50 Jahren vor dem US-amerikanischen Militärgericht im Rahmen des Ärzteprozesses im Schwurgerichtssaal 600 des Justizpalastes innerhalb der Mauern unserer Stadt verhandelt wurde.«

Ähnlich wie Alice Ricciardi beim Bozener Konvent schlägt auch Helmut Sörgel in seiner Eröffnungsrede eine gedankliche Brücke von den Medizinverbrechen der Vergangenheit zu den Bedrohungen der Gegenwart:

»Die neuen Biowissenschaften und in deren Gefolge die Bioethik sind gegenwärtig dabei, an entscheidenden Stellen den Boden der Menschenrechte zu verlassen. Dringender denn ja mahnt uns der ›Nürnberger Kodex‹, den *Menschen* mit seinen individuellen Grundrechten in den Mittelpunkt der Medizin zu stellen, nicht die medizinische Forschung, nicht den wissenschaftlichen Fortschritt und nicht den gesellschaftlichen Nutzen.«

Auch jetzt, da ihr Mut und Fleiß eine späte Würdigung erfahren, spricht aus Alice Ricciardi-von Platens Worten als Kongresspräsidentin nicht Genugtuung, sondern vor allem Dankbarkeit:

»Es ist für mich eine Ehre, Sie hier in Nürnberg begrüßen zu können, an der Stelle, wo mir der Ärzte-Prozess vor 50 Jahren das Grauen der Nazi-Medizin enthüllte. Damals war Deutschland noch nicht bereit, die Botschaft des Prozesses aufzunehmen; besonders Alexander Mitscherlich, der Leiter der Kommission, hat als erster trotz vieler Anfeindungen mit seinen Berichten die Öffentlichkeit erschüttert. Ich gedenke seiner mit Dankbarkeit und wünschte, dass er heute an meiner Stelle stünde.«

Bereits am 30. August hatte sie an Bernd Lehle geschrieben, dessen Initiative sie die unverhoffte öffentliche Wahrnehmung in erster Linie verdankt:

»Lieber Herr Lehle, wir müssen sehen, dass wir uns in Nürnberg nicht verpassen. Schließlich verdanke ich Ihnen, dass ich nach Nürnberg eingeladen wurde. Sie haben die Neuauflage meines Buches betrieben und die Verbindung zu Klaus Dörner hergestellt.«

Zum ersten Mal seit 50 Jahren drängen sich die Prozesseindrücke und die Umstände, unter denen sie und Fred Mielke in Nürnberg arbeiten mussten, wieder in Alice Ricciardi-von Platens Bewusstsein, wird die Erinnerung an jene zwölf Monate vom Prozessbeginn am 9. Dezember 1946 bis zum Abschluss ihres Buchmanuskripts in der Bamberger Klinik St. Getreu Zug um Zug lebendig.

Als sie im Geleitwort zur Kongressdokumentation[10] ihre Genugtuung darüber äußert, »an der Stelle, wo mir vor 50 Jahren der Ärzteprozess das Grauen der Nazi-Medizin enthüllte, einer jungen und aufgeschlossenen Ärztegeneration« begegnet zu sein, sind Alice Ricciardi-von Platen mit der Ehrenmitgliedschaft in der Nürnberger IPPNW-Sektion und der Verleihung des »Verdienstkreuzes am Bande des Verdienstordens der Bundesrepublik Deutschland« bereits die nächsten Ehrungen zuteil geworden. 24 Gäste folgten am 17. Januar 1997 der Einladung des deutschen Botschafters Dieter Kastrup und seiner Frau in die römische Villa Almono an der Via Cristoforo Colombo zur Überreichung der von Bundespräsident Roman Herzog unterzeichneten Urkunde – unter ihnen Margarethe Seidl, *Spiegel*-Korrespondentin Valeska von Roques, Alice's Sohn Georg von Platen, das Professoren-Ehepaar Garms sowie der auf »Bioethik« spezialisierte Rechtsprofessor Cosimo Marco Mazzoni. Daneben wächst nun auch die Zahl der Interviewanfragen. Schon im Vorfeld des Nürnberger Kongresses war die junge *IAG*-Absolventin und Psychotherapeutin Angela Hanke aus Köln nach Cortona gereist, um Alice Ricciardi für ihr geplantes *WDR*-Feature in der Reihe »Am Abend vorgestellt«[11] zu befragen. Erneut nutzte Alice Ricciardi die öffentliche Aufmerksamkeit, um einen Bogen von den Medizinverbrechen der Vergangenheit zu den ethischen Gegenwarts- und Zukunftsfragen zu spannen:

»Im heutigen Europa ist ja die Idee der ›ethnischen Reinheit‹ in schrecklicher Weise wieder aktuell und dabei werden auch die Ängste und Projektionen deutlich, die bei der Beurteilung und beim Umgang mit sogenannten Geisteskranken und Abnormalen mitschwingen. Auch die ökonomische Frage stellt sich aufs neue: unverblümt bei den Vertriebenen und Flüchtlingen, aber ich denke auch bei unseren Alten, Andersartigen und Kranken […] Auch fürchte ich, dass die Gentechniken ausgesprochen ausarten können, um den sogenannten idealen Menschen hervorzubringen […] Da schleicht sich die Nähe zum alten Nazi-Ideal wieder ein. Es wird ein Ideal vertreten, zu dessen Erreichung ausgemerzt und ausgeschaltet werden muss, was andersartig ist.«

Das Feature bildet den Auftakt zu einer wachsenden Zahl von Interviews und Gesprächen, in denen Alice Ricciardi-von Platen – meist vor dem akustischen Hintergrund eines aus Lorbeersträuchern und Olivenbäumen tönenden Vogelgezwitschers – geduldig eins ums andere Mal ihre Geschichte der NS-Medizinverbrechen und des Nürnberger Ärzteprozesses erzählen wird:

»Die Zeit in Nürnberg war für mich eine sehr schlimme Zeit. Wir kamen aus Heidelberg, wo wir eingebettet waren in eine Forschungs- und Therapiearbeit, die dem Einzelnen galt, und nun sollten wir Bericht erstatten über diese schrecklichen Geschehnisse der Menschenversuche und der ›Euthanasie‹ …«

12. 1997–2008: Wettlauf mit der Zeit

Im August 1997 lässt sich als einer der nächsten Besucher der Professor für Medizingeschichte an der *Brookes University Oxford*, Paul Julian Weindling, vom Bahnhof Cortona-Camucia zu Alice Ricciardis rustikalem Anwesen chauffieren,[1] um die inzwischen 87-Jährige zu »Nürnberg« zu befragen. Dabei wird dem Medizinhistoriker rasch klar, dass ihm in Alice Ricciardi-von Platen nicht allein eine Ärzteprozess-Zeitzeugin, sondern eine Jahrhundertzeitzeugin gegenübersitzt. Das für die Dauer von maximal zwei bis drei Stunden geplante Interview zieht sich über den ganzen Tag. Von ihrer Kindheit berichtet sie:

»I was born in April 1910 in Weissenhaus in Holstein, but we left it for England. I was 6 months old, so English is my first language and nursery and all that is in English«.

Über Salem, »which was an International school, very progressive«, berichtet sie ebenso wie über ihre Studienzeit:

»So I studied medicine with the idea of psychiatry. I'm immatriculated in Munich after a certain sort of wanderings about.«

Zum Berufsstart in der Landesanstalt Potsdam bemerkt sie:

»That was mainly epileptic, mongoloid and other not very serious psychiatric problems with an excellent social system of putting boys and girls out on the farm. And then came the 1934-sterilisation, and all that stopped and we were only supposed to fill in all these formulars«

Zu ihrem abrupten Weggang nach Florenz:

»I thought the only way for me was to escape as soon as possible.«

Zu ihrer Landarzttätigkeit in Pettenbach:

»Mauthausen was near. I was very aware of Euthanasia. But I wasn't aware of the organisation. So the families came to me: what shall I do with my sister or cousin? And

I said: Get out as soon as possible! That was very difficult, because administration of the mental hospitals was told to deliver a certain number.«

Zur Arbeit in Viktor von Weizsäckers psychosomatischer Abteilung:

»We did very good and very interesting work there. And Weizsäcker was a wonderful stimulating teacher. And Mitscherlich was around there.«

Zum Ärzteprozess:

»In the morning, at nine o'clock we arrived at the court – sat there taking notes.«

Über ihr Buch:

»I started it during the trial and collected material, then I went on Kogon's invitation to Francfort, and he helped me to study the Hadamar Trial.«

Zu Professor Zillig:

»A psychiatrist who was very interested in all these problems and knew a lot about it. And then, unfortunately, he was killed in a car crash.«

Über ihre Rundfunkarbeit:

»Doing monthly reports on english cultural life which I registered in the BBC.«

Über ihre ärztliche Tätigkeit in London:

»I took a room in a part of Harley Stright.«

Über Brüssel:

»So we lived in Belgium, and I worked in the medical office in the Banque Lambert.«

Und Tripoli:

»I used my book training with a young american clergymen to try to get the teenagers off the roads.«

Schließlich ihr Resümee zum Thema Gruppenanalyse:

»It is fascinating!«[2]

Allein die privaten Aspekte ihres Lebens bleiben ausgeklammert, sind es doch zunächst vor allem Wissenschaftler und FachkollegInnen und keine Journalisten, die Alice Ricciardi-von Platen interviewen. Zu den ersten, die nach dem Nürnberger Kongress *Medizin und Gewissen* den Weg nach Cortona finden, zählt auch der Nürnberger IPPNW-Vorsitzende Helmut Sörgel. Für den 1943 geborenen Neurologen und Psychiater ist die Begegnung mit Alice Ricciardi-von Platen über ihre Kongresspräsidentschaft hinaus bedeutsam. Im *Deutschen Ärzteblatt* schreibt er:

»Bei unserem Nürnberger Kongress ›Medizin und Gewissen‹ waren wir beeindruckt, dass wir nach dem beharrlichen Schweigen unserer Eltern- und Großelterngenerationen über die nationalsozialistische Vergangenheit in Alice Ricciardi-von Platen eine Vertreterin dieser Generation bei uns hatten, die nicht geschwiegen hat und die uns bereitwillig Auskunft gegeben hat über die verbrecherischen Verstrickungen der Medizin. Damit hat sie ein Band geknüpft zwischen den beiden Nachkriegsgenerationen.«[3]

Ein weiteres Band vom »Gestern« zum »Morgen« knüpfte die Nürnberger IPPNW-Sektion am 20. August 1997, indem sie den Nürnberger Kodex von 1947 nach einer von Ärzten offen geführten Diskussion auf die medizinethischen Erfordernisse des Jahres 1997 fortschrieb. Neben den seit dem Ärzteprozess festgeschriebenen Grundvoraussetzungen für Medizinversuche (Stichwort: Freiwillige und informierte Einwilligung des Patienten) erhebt der neue Kodex die »Achtung vor der Würde des Menschen« zum »obersten Gebot jeder medizinischen Forschung« und bezieht Fortpflanzungsmedizin und Pränataldiagnostik dabei ebenso ein wie etwa Gendiagnostik, Gentherapie, Transplantationsmedizin, Sterbebegleitung und sogenannte Sterbehilfe.

Über die in den 1790er Jahren aufblühende Schaffensphase seines Freundes Johann Wolfgang von Goethe hatte Friedrich Schiller einst fast neidvoll vermerkt, »mit welcher Leichtigkeit er jetzt die Früchte eines wohlangewandten Lebens und einer anhaltenden Bildung an sich selber einerntet«. Ähnlich mögen manch Außenstehende 200 Jahre später auch Alice Ricciardis Lebenssituation sehen. Mit rund 90 Jahren wird sie nun auch von jenen Medien wahrgenommen, die sich nicht vorrangig mit Medizin beschäftigen. Um allen Herausforderungen gerecht zu werden und daneben vor allem Zeit für ihre zahlreichen Freunde zu haben, hat sie sich ein Zeitmanagement verordnet. So ist das morgendliche Abfragen von Handy-Mitteilungen ebenso strikt geregelt wie die Beantwortung von Briefen und die wöchentlichen Fahrten zwischen Rom und Cortona. Wenn sie allein ist, versorgt sie sich meist selbst, unterstützt von ihrer Nachbarin Marina Caterini. »Keine Lebenszeit vergeuden!«, lautet ihr Motto auch bei privaten Begegnungen. Wie schon in jüngeren Jahren bereitet sie sich auch im Alter auf Einladungen vor, überlegt, was sie den anderen geben, was zur Unterhaltung beitragen könnte. Ihr Interesse an Menschen ist ungebrochen – beruflich wie privat. Indes nehmen die gesundheitlichen Einschränkungen zu. Ihre Hörfähigkeit ist reduziert, sie braucht herzstützende Medikamente. Daneben häufen sich Phasen, in denen ihre schweren Lider oft mehrere Minuten lang geschlossen bleiben – auch während der gruppenanalytischen Workshops.

Einer, der diese Phasen zunächst als Studierender erlebt, bevor er Ende der 1990er Jahre Alice Ricciardi-von Platens engster Mitarbeiter wird, ist der 1950 geborene, mit drei akademischen Graden ausgezeichnete Historiker, Philosoph, Psychologe, Psychotherapeut und Gruppenanalytiker Dante Pallecchi. An die »Einschlafphasen« erinnert sich Pallecchi wie folgt:

»*Ogni tanto sembrava appisolarsi e, soprattutto nei primi periodi, eravamo incerti su cosa fare* … – Ab und zu schien sie einzunicken, und besonders anfangs waren wir unsicher, wie wir uns verhalten sollten. Bisweilen öffnete sie just in diesem Moment die Augen und gab der Gruppe mit zwei, drei Worten zu verstehen, dass sie die Situation im Griff hatte. In der Folge gewöhnten wir uns an diese kurzen Absenzen und setzten unsere Arbeit fort, ohne uns weiter darum zu kümmern. Gelegentlich jedoch schienen ihren tiefen, regelmäßigen Atemzüge darauf hinzudeuten, dass sie tatsächlich eingeschlafen war. In diesem Fall nahm die Gruppe dies – ähnlich einer Schulklasse – als willkommene Unterbrechung. Wir haben diese offensichtliche Unvollkommenheit unserer analytischen Ausbilderin manchmal mit einer stillen Genugtuung, stets jedoch bereitwilligst akzeptiert.«

Zu bedeutsam ist Alice Ricciardi-von Platens Ruf, zu essenziell sind die in den Lehrveranstaltungen vermittelten Inhalte, als dass jenes »appisolarsi = Einnicken« in Italien ein Thema wäre. Manche Studierende kennen sie bereits von ihren Universitätsseminaren und wurden durch ihren unkonventionellen Vorlesungsstil und die innovativen Inhalte zur Workshop-Teilnahme motiviert. Besonders mit ihrer Fähigkeit, die emotionalen Gruppenprozesse sowie die Prozesse von Übertragung und Gegenübertragung in jeder Phase der Sitzung zu erfassen und dabei die emotionalen Schwankungen jedes einzelnen Gruppenmitglieds zu verfolgen, ist sie den Schülern Vorbild. Hinsichtlich »des tiefen Verständnisses jedem Einzelnen gegenüber bei gleichzeitiger emotionaler Distanz« (Pallecchi) wirkt sie bei den angehenden Kolleginnen und Kollegen stilbildend. Nicht wenige haben am Ende der von Alice Ricciardi-von Platen geleiteten Workshops mehr über sich selbst begriffen als etwa nach einer Einzelanalyse.

Während Alice Ricciardi in Italien uneingeschränkt als Psychotherapeutin, Gruppenleiterin, Lehrerin und Supervisor weiter arbeitet und darüber hinaus als *Presidente onorario* (=Ehrenpräsident) des 1999 aus dem *Centro Italiano di Gruppo-Analisi (C.I.G.A.)* hervorgegangenen gruppenanalytischen Lehrinstituts *Cerchio-Onlus* fungiert, wird das »Einschlafen« in Altaussee ab Mitte der 1990er zum Thema. Es hilft Alice Ricciardi-von Platen nichts, dass unter Lehrern und Kursteilnehmern die scherzhafte Deutung kursiert: »Alice schläft nach zehn Minuten ein, und am Ende der Sitzung wacht sie auf und gibt die perfekte Deutung.«[4] Seitens ihrer beiden Mitgeschäftsführer der *Internationa-*

len Arbeitsgemeinschaft für Gruppenanalyse herrscht die Meinung vor, dass »die Verantwortlichen für das Workshop nicht Kollegen herkommen lassen können, die mit großen Erwartungen hier erscheinen, die sich dann hersetzen und dann mit einer Gruppenleiterin konfrontiert sind, die dann nach wenigen Minuten in ihren Schlaf verfällt.«[5] Man legt ihr nahe, sich zunächst als Gruppenleiterin, schließlich komplett aus der aktiven Lehrtätigkeit zurückzuziehen. Entsprechend Punkt 6 des am 22. September 1986 unterschriebenen Gesellschaftervertrags (»Ist einem der Partner aus welchen Gründen auch immer […] die Teilnahme an einem Workshop nicht möglich, entfällt insoweit sein Anspruch auf Gewinnbeteiligung«) fällt für Alice Ricciardi-von Platen damit schlagartig ein Teil ihres Jahreseinkommens weg. Die Kollegen zeigen sich zwar bereit, ihre Reisen nach Altaussee und an andere Orte zu erstatten und legen eventuellen eigenen Aktivitäten der IAG-Initiatorin in Altaussee nichts in den Weg, dennoch fühlt Alice Ricciardi-von Platen sich zunächst verletzt und ausgegrenzt, bevor sie sich schließlich in das Unabänderliche fügt. Seit dem Beginn ihrer selbständigen gruppenanalytischen Aktivitäten Ende der 1960er Jahre war sie stets und überall die Älteste und Erfahrenste. Mit zunehmendem Alter vergrößerte sich dieser Abstand gegenüber den nachwachsenden Generationen, wies ihr aristokratischer Hintergrund und ihre Lebensgeschichte sie mehr und mehr einer vergangenen Epoche zu, geriet sie – »Einschlafen« hin oder her – gruppenpsychologisch betrachtet in eine Position, die sie nun selbst zunehmend den »Anderen« zuweist.

Dass man ihr in Italien im Alter großzügiger begegnet als in Deutschland und Österreich, mag seine Ursache auch in jenem anderen Distanzverhalten liegen, das sich in Italien traditionell aus größerer familiärer Nähe speist, wo »Mehrgenerationen-Haushalte« keine Ausnahme sind, wo Großeltern in punkto »Jugendlichkeit« weniger mit ihren Kindern und Enkeln wetteifern, wo Alter und Krankheit nicht mit der gleichen Selbstverständlichkeit aus dem Familienverband »ausgelagert« werden, wo sich daher die in den gruppenanalytischen Selbsterfahrungsgruppen gespiegelten »Primärerlebnisse« der Kindheit nicht unbedingt nur auf »Vater, Mutter und Geschwister« beschränkt, wo die Berührungsnähe der »Nonna« (=Großmutter) folglich nicht als »fremd«, sondern als »zugehörig« empfunden wird. In Rom, Bari, Perugia, Sienna und Cortona liebt und braucht man sie. In der *IAG* schätzt und respektiert man sie, im regulären Lehrbetrieb dabeihaben möchte man Alice Ricciardi-von Platen jedoch nicht mehr.

Auch an dem Mitte der 1990er Jahre aus den Reihen der *IAG* gestarteten Gastlehrbetrieb in der Ukraine wollen die Verantwortlichen Alice Ricciardi-von Platen nicht teilnehmen lassen. Bis Anfang der 1990er Jahre war die Psychoanalyse in den Ostblockstaaten allenfalls eine mäßig geduldete Randerscheinung, beschränkt auf die eine oder andere »Diaspora« in der Tschechoslowakei, in Polen oder im sowjetischen Rostow. Die Ukraine, in deren galizischem Westteil zur österreichisch-ungarischen k.k.-Zeit Sigmund Freuds Vater aufwuchs, war bis Anfang der 1990er Jahre ein »weißer Fleck« auf der psychoanalytischen Weltkarte. Schon bald nach dem Mauerfall hatten interessierte Ärzte und Psychiater Kontakt in den Westen aufgenommen. Die *IAG* reagierte darauf, indem sie Interessenten zur kostenlose Teilnahme an gruppenanalytischen Workshops in Altaussee einlud. Ab 1993 schlossen sich neben Josef Shaked auch andere Altausseer Gruppenleiter den zwischenzeitlich von Alfred Pritz, Professor an der Wiener Sigmund Freud-Universität und Generalsekretär des *Österreichischen Arbeitskreises für Gruppentherapie und Gruppendynamik (ÖAGG)*, organisierten Lehrbetrieb im westukrainischen Truskawetz an, einem Kur- und Badeort nahe Lemberg. Allein die Ostukraine mit der Hauptstadt Kiew blieb von dieser Entwicklung unberührt.

Nachdem sie sich schon bald nach ihrem informellen Ausscheiden aus dem regulären *IAG*-Betrieb auf eigene Füße stellte und mit Hilfe ehemaliger *IAG*-Absolventen eigene Supervisions- und Theorieveranstaltungen in Altaussee anzubieten begann, entschloss Alice Ricciardi-von Platen sich 1997, »dann eben mein Kiew« zu machen und – wenngleich mit der *IAG*-Geschäftsführung abgestimmt – der Einladung des Leiters des *Medizinisch-Psychologischen Instituts Sdorvje*, Prof. Alexander Napreyenko, in die ukrainische Metropole zu folgen. Neben der ukrainischen Ärztin Alexandra Khmelevskaja, die in Kiew als Koordinatorin fungieren soll, und der Diplompsychologin Ulrike Crespo – beide wurden in Altaussee gruppenanalytisch ausgebildet – schließen sich dem Team auch der Konstanzer Psychiater und Psychoanalytiker Michael Amann und der London gebürtige, in Berlin und Wien wirkende Psychoanalytiker Felix de Mendelssohn an. Der Letzere bringt bereits fundierte Erfahrungen aus Truskawetz mit. Die »Szene« sei so klein gewesen, erinnert sich Felix de Mendelssohn an die Anfänge in der ehemaligen galizischen Metropole, dass die meisten Teilnehmer – in der Mehrzahl Ärzte, Psychiater und psychiatrisches Personal – sich bereits kannten:

»Oft sind in den Gruppen die Klinikchefs mit ihren Untergebenen gesessen, und die ganzen Hierarchien haben sich dann in der Gruppe reproduziert – manche Leute wollten garnichts sagen, weil der Chef mit ihnen in der Gruppe saß.«

Obwohl man den westlichen Gästen in Kiew ebenso aufgeschlossen und gastfreundlich begegnet, erweist sich die ukrainische Metropole besonders in finanzieller Hinsicht als die größere Herausforderung. So müssen die weit angereisten Lehrer ihre Spesen teils selber tragen, von einer angemessenen Bezahlung ist ohnehin keine Rede, ebenso wenig von etwaigen Stipendien. Die von den Workshop-Teilnehmern zu entrichtenden Gebühren dienen vor allem der Entlohnung der bestens ausgebildeten Dolmetscher. Mit ihrer Hilfe gelingt es, die Sprachbarriere so weit zu senken, dass die für die Gruppenanalyse so essenzielle »freie Assoziation« kaum beeinträchtigt ist. 1998 stößt mit dem in Rom praktizierenden Psychoanalytiker Horst Wirbelauer ein weiterer ehemaliger Schüler und langjähriger Freund und Kollege Alice Ricciardi-von Platens dazu. Trotz mancher weiterhin bestehender Schwierigkeiten schafft es der Großteil des Teams, bis 2003 zweimal jährlich einen sechstägigen Workshop in Selbsterfahrung, Theorie und Supervision für jeweils 20 ukrainische Psychiater und Psychologen durchzuführen und damit die gruppenpsychoanalytische Ausbildung in der Ukraine einen wichtigen Schritt nach vorn zu bringen. »Ich bin froh, dass wir das gemacht haben«, erinnert sich Horst Wirbelauer später: »Das ist eine Erfahrung, die man nicht verlieren kann.«

Wenige Wochen nach dem letzten Kiewer Workshop reist Alice Ricciardi-von Platen nach Istanbul, um auf dem 15. Kongress der *International Association of Group Psychotherapy* (25.–29. August 2003) über die Kiewer Erfahrungen der vergangenen sechs Jahre zu berichten. Klammert man ihr Ausscheiden aus dem regulären *IAG*-Lehrbetrieb aus, so sind Alice-Ricciardi von Platens letzte Lebensjahre von hoher Wertschätzung und internationaler Anerkennung getragen. 2000 erscheint im Verlag *Le Lettere* in Florenz die von Prof. Cosimo Marco Mazzoni herausgegebene italienische Übersetzung ihres Buches – Titel: *Il nazismo e l'eutanasia dei malati di mente*. 2001 legt der Psychiatrie-Verlag die 4. Neuauflage der deutschen Originalausgabe auf. Im selben Jahr wird Alice Ricciardi Ehrenbürgerin von Cortona – es ist die einzige »Cittadinanza Onoraria« während der fünfjährigen Amtszeit des Cortonaer Bürgermeisters Emanuele Rachini. Am 1. März 2002 erscheint in *Le Monde* eine Rezension ihres inzwischen auch in Frankreich aufgelegten Buches *L'extermination des malades mentaux dans l'Allemagne Nazie*. In dem Artikel heißt es:

»*Son rapport (1948) passa inaperçu* ... Ihr Bericht (1948) blieb unbemerkt. Wiederaufgelegt 1993, ist er nun endlich auch auf Französisch erschienen. Sie zeigt, wie das blinde Befolgen scheinbar fortschrittlicher Theorien Ärzte auf den Pfad der Niedertracht führen kann.«

Im Mai 2003 wird im Fernsehsender Franken-TV das 27-minütige Filmporträt *Alice Ricciardi-von Platen* ausgestrahlt (Buch & Regie: Bernd Siegler). Für die Vor-Ort-Aufnahmen in Nürnberg betrat sie letztmals den – großteils original erhaltenen – Schwurgerichtssaal 600. 2004 stirbt nach Hellmut Becker (1993), Golo Mann (1994), Aurikel von Haimberger und Wolfgang Stresemann (beide 1998), Hilde Lotz (1999), Marion Dönhoff, Nikolai Rubinstein und Ernst Homann-Wedeking (alle 2002) mit Wolfgang von Leyden der vorletzte ihrer Freunde und Weggefährten aus der Zeit vor 1945. Er blieb der einzige, mit dem sie nach dem Krieg nicht mehr zusammen fand. Übrig geblieben ist nun nur noch Anita Warburg. Alice von Platens beste Salemer Freundin hatte nach ihrer Emigration aus Deutschland im Jahr 1935 zunächst im Londoner *Jewish Refugee Committee* und für das britische Rote Kreuz gearbeitet, bevor sie 1938 nach New York weiterzog, um sich dort als Bildhauerin und Malerin niederzulassen. Ab 2004 begreifen immer mehr an der jüngeren Geschichte interessierte Publizisten, dass die Zeit nun knapp wird, um die letzte noch lebende Zeitzeugin des Nürnberger Ärzteprozesses nach ihren Erinnerungen zu befragen. Im Herbst 2004 gibt Alice Ricciardi-von Platen ihr schriftliches Einverständnis zur »Übernahme« ihres Buches durch den Frankfurter Mabuse-Verlag,[6] ein Jahr später reist sie an den Main, um die Wiederauflage zu präsentieren. Am Vormittag des 25. November 2005 trifft sie sich im Hessischen Rundfunk mit Conrad Lay zur hr2-Sendereihe »Am Tisch mit«. »Wie darf ich Sie anreden«, lautet die Eingangsfrage: »Gräfin […] Baronessa?« »Dr. Ricciardi«, kommt ihre Antwort freundlich und bestimmt: »Ich arbeite lieber mit dem von mir persönlich erworbenen Titel.«

Auch auf anderen Hörfunkkanälen folgen nun Alice-Ricciardi-von Platen-Interviews und Features. Die Titel: *Il giorno della memoria. Alice Ricciardi-von Platen* (RaiRadioUno), *›Im Namen der Wissenschaft‹. Alice Ricciardi-von Platen und der Nürnberger Ärzteprozess* (WDR3), *Die Tötung Geisteskranker in Deutschland* (DeutschlandRadio Kultur), *Als die Nazis drankamen, fühlte ich mich sehr einsam!* (WDR5) oder *Dem Leben zu seinem Recht verhelfen. Die Psychotherapeutin und Gruppenanalytikerin Alice Ricciardi-von Platen* (BR). Fast immer steht der Nürnberger Ärzteprozess im Vordergrund, seltener ist von ihrer Rolle als Wegbereiterin der Gruppenpsychoanalyse die Rede. Ulrike Winkelmann greift in ihrem *taz*-Porträt vom 27. August 2005 – Titel *Sturmfest und erdverwachsen* – diesen Widerspruch auf:

»Alice Ricciardi hat die Augen beim Reden oft geschlossen […] Vielleicht ist es einfach schwer, sieben Jahrzehnte ›Psychiatrie als Ganzes‹ zu erklären, wenn aus dem Ganzen doch immer der Nürnberger Ärzteprozesses herausbricht und alles, was mit und nach ihm zu Tage trat.«

Im November 2005 geht »Weissenhaus« aus dem jahrhundertelangen Besitz der Grafen Platen-Hallermund in das Eigentum des Internetunternehmers

Jan Henric Buettner[7] über. 1993 hatte sich die Familie von Platen-Hallermund in das nahe Gut Friederikenhof zurückgezogen und das Schloss für Ausstellungen und andere Aktivitäten geöffnet. So wurden hier in den letzten Jahren vor dem Verkauf unter anderem Zeichnungen von Armin Mueller-Stahl und Lithographien von Marc Chagall gezeigt. Bis ins hohe Alter hatte Alice Ricciardi den Ort ihrer Geburt immer wieder besucht, war sie ihrem Vetter Clemens wie auch dessen Sohn und Rechtsnachfolger Erik von Platen ein geschätzter Gast. Nach dem zwischenzeitlich ebenfalls erfolgten Verkauf der »Villa Platen« durch Alice's Sohn Georg ist damit erneut ein Stück Heimat aus Alice Ricciardi-von Platens Leben verschwunden. Am Ende hatte sie auch ihre römische Praxiswohnung an der Piazza Margana aufgeben müssen, nachdem sie die Miete nicht mehr tragen konnte. Entschwunden damit auch jener Ort, an dem sie fast 15 Jahre lang mit Augusto zusammenlebte. Vorbei die gruppentherapeutischen Seminare in Rom, in denen sie auch vielen jungen Geistlichen den gruppenanalytischen Zugang zu den Gläubigen, zu ihresgleichen und zu sich selbst öffnete. Geschichte ihre beinahe rituellen Kirchhof-Rundgänge, wo sie die von Bäumen herabgefallene Orangen aufsammelte, um diese zu Hause zu Marmelade zu verkochen. Vorbei auch die Teilnahme an den Malkursen im toskanischen Kloster Sant' Anna di Camprena. Viermal seit 1999 war sie der Einladung des Organisators und Veranstalters Johann Mayer-Rieckh gefolgt und hatte sich an jenem Ort, an dem Juliette Binoche und Ralph Fiennes wenige Jahre zuvor Szenen des neunfach Oscar-preisgekrönten Film »Der englische Patient« drehten, hingebungsvoll in der Kunst der Aquarellmalerei geübt, in der ihr Augusto einst stets einen Schritt voraus war. Obwohl auch hier einmal mehr die mit Abstand Älteste, hatte sie sich unter Ihresgleichen integriert gefühlt und war den Anleitungen so profilierter Künstler wie Emö Simonyi, Klaus Frank und des Salzburger Malers Richard Hirschbäck engagiert gefolgt. Ab dem Herbst 2006 gehören für sie auch diese »Höhepunkte meines Sommers« der Vergangenheit an.

Was bleibt, was immer blieb in ihrem Leben, sind die Menschen: Schüler, Wegbegleiter, Patienten, Freunde – und immer wieder Künstler. So blieb aus Rom neben vielen anderen die Freundschaft mit Horst Wirbelauer, der sie regelmäßig in Cortona besucht, ebenso die Verbindung mit dem auf Bioethik spezialisierten Juraprofessor und Buchherausgeber Cosimo Marco Mazzoni. Geblieben ist der Austausch mit spirituellen Seelsorgern – sind die sonntäglichen Kirchenbesuche, ist die seit Augustos Tod gewachsene Nähe zur Religion. An vielen Orten hat Alice Ricciardi-von Platen Freunde, die sie in Cortona besuchen, sich gelegentlich um sie kümmern und die sie bei ihren Vortragsreisen bei sich aufnehmen: In Nürnberg sind dies vor allem Helmut und Hanni Sörgel, in Bayern der Psychotherapeut Thomas Thun und seine Frau sowie besonders Margarethe Seidl, die auch in Altaussee[8] nicht von der Seite ihrer Freundin und ehemaligen Lehrerin weicht. In München ist es unter anderem Michael von Cranach, mit dem sie seit dem Bozener Konvent 1995 befreundet ist, in Frankfurt Ulrike Crespo – um nur einige wenige zu nennen. In Cortona hatten Alice und Augusto 1982 in Peter und Liesel Frank Freunde aus Brüssel wiedergetroffen, die hier seit 1975 inmitten eines Olivenhaines wohnten und Alices und Augustos Entscheidung für Cortona zusätzlich motivierten. Seit Peter Frank's Tod im Jahr 2003 ist Liesel Frank – neben Marina Caterini, Alice Ricciardi-von Platens Hausarzt Alessandro Lovari und Dante Pallecchi – zu einer der wichtigsten Bezugspersonen Alice Ricciardi-von Platens in Cortona geworden. Eng sind ihre beruflichen und privaten Kontakte – neben anderen – auch mit dem Professor für Psychiatrie an der Universität Perugia, Roberto Quartesan, mit ihrer Ex-Schülerin und Cerchio-Onlus-Vizepräsidentin Luciana Stocchi, der Psychotherapeutin Katja Heering, mit dem Medizinerkollegen Marco Conti, dem Herzspezialisten Maurizio Mollaioli sowie dem nunmehrigen Ex-Bürgermeister und Arzt Emanuele Rachini.

Seit sie sich im Sommer 2001 bei einem Sturz einen Beckenknochen-Haarriss zuzog, benötigt Alice Ricciardi-von Platen Gehhilfen. Zuerst reichte *ein* Krückstock – jetzt sind es zwei. Sie geht gebeugt. Mit jedem Schritt scheint sie sich gegen die erdwärts ziehenden Kräfte zu stemmen. Wenn sie dagegen ihren Gesprächspartnern gegenübersitzt, erscheint sie von Handicaps unbelastet, strahlt sie Kompetenz, Würde und gleichsam »natürlichen« Adel aus. Sie kleidet sich geschmackvoll, achtet auf eine gepflegte Frisur wie auf stofflich und farblich aufeinander abgestimmte Accessoires, legt vor Interviews dezent Lippenstift und Wimperntusche auf. Auch mit ihrem prall gefüllten Terminkalender trotzt sie der unerbittlich fortschreitenden Zeit: Zu den jeweils drei Praxistagen pro Woche, den *Cerchio-Onlus*-Workshops, den Supervisions- und Lehrveranstaltungen in Altaussee, zahllosen privaten Besuchen, Konzert- und Ausstellungsbesuchen, Interviews und Vorträgen fügen sich ab 2004 drei weitere drei Lehrveranstaltungen in Cortona. 2003 lud sie ihren Freund und Kollegen Dante Pallecchi ein, um mit ihm eine neue Idee zu diskutieren. »Sie war 93 Jahre alt,« erinnert sich der Psychotherapeut und Gruppenanalytiker an jenen Moment, »doch ich kannte sie gut genug um zu wissen, dass es sich um ein ebenso mutiges wie interessantes Projekt handelte.« Alice von Platens innovativer Vorschlag zielte auf gruppenanalytische Trainingsseminare für Gesundheits- und Sozialberufstätige sowie all jene, die im Berufsalltag mit gruppendynamischen Prozessen konfrontiert sind. Dante

Pallechi war sofort bei der Sache, der *Cerchio Onlus* übernahm als Dachverband die Schirmherrschaft, dessen Präsident Mario Deriu stellte sich dem Team als Dozent und Gruppenleiter zur Seite, das italienische Gesundheitsministerium gab dem Projekt die offizielle Anerkennung. So konnten in Cortona bereits ein Jahr später unter dem Label *T.A.G. (Training Analitico di Gruppo)* die ersten Kurse mit jeweils maximal zwölf Teilnehmern stattfinden. Veranstaltungsort dieses letzten von Alice-Ricciardi von Platen initiierten gruppenanalytischen Projekts ist das hoch über der toskanischen Ebene gelegene Cortonaer Kloster Santa Margherita. Als einziges Privileg gönnt sich die nun 94-Jährige den jeweils dreitägigen Klosteraufenthalt in stets demselben Zimmer, mit Blick über den trasimenischen See und jene Ebene, wo Hannibal im Frühjahr des Jahres 217 vor Christus zwei römische Heere vernichtend geschlagen hatte.

Seit dem Jahr 2000 gehört Alice Ricciardi-von Platen auch der Viktor-von Weizsäcker-Gesellschaft an. 2006 verfasst sie einen Buchbeitrag[9] über ihre Erinnerungen an den Mann, den sie im Hungerherbst 1944 in Breslau mit einem Fresspaket überraschte, der sie 1946 nach Heidelberg einlud, der sie in die Beobachterkommission nach Nürnberg befahl, der ihr Buchprojekt schützend begleitete, und dem sie nicht zuletzt für die in Heidelberg empfangenen Impulse dankbar bleibt:

»Bei Weizsäcker lernte ich, dass man nie eine selbstverständliche Antwort auf das Problem eines Patienten geben darf, sondern dass man immer weiter nachfragen muss. An der Universität hatte ich nie gelernt, dass die verschiedenen Lebensphasen des Patienten von großer Wichtigkeit sind. Das hat mich aber besonders interessiert. Es hat meine spätere Arbeit als Psychotherapeutin sehr beeinflusst.«

So sehr sie ihr Beruf begeistert, und so sehr sie sich über das Weltgeschehen und die neuesten Entwicklungen in ihrem Fachbebiet auf dem Laufenden hält, gehört doch ihre besondere Liebe der Literatur, der Kunst und der Kunstgeschichte. So vertieft sie sich 2006 unmittelbar nach Erscheinen in die Lektüre von Rüdiger Safranskis Buch *Romantik. Eine deutsche Affäre*. Wie schon in Florenz, Rom, London und Brüssel sucht sie auch in Cortona den Kontakt zu jungen Künstlern, besucht sie die Konzerte des aus Cortona stammenden jungen Pianisten Franco Attesti, der in Cortona lehrenden Mezzosopranistin Annika Kaschenz und des niederländischen Barock-Oboisten Piet van Bockstaal.

Am 20. Oktober 2006 trifft sie auf dem dritten Nürnberger »Medizin und Gewissen«-Kongress den Oxford-Professor Paul Weindling wieder, beide referieren sie im Historischen Rathaussaal nacheinander über Ärzteprozess und

Patientenmorde. Sechs Wochen später ist Alice Ricciardi Gast im »Erzählcafé« der Technischen Universität Berlin, um dort zur Abwechselung einmal über ihre Erfahrungen in der Weimarer Republik zu referieren. Neben ihren anderen Verpflichtungen trifft sich Alice Ricciardi-von Platen seit 2002 mit der Nürnberger Dokumentarfilmerin Ullabritt Horn[10] in unregelmäßigen Abständen zu Interviews und Filmaufnahmen, sei es in Nürnberg, Florenz, Bamberg, Rom oder an anderen Orten. »Am Abgrund der Seele« lautet der Arbeitstitel des von Hanni und Helmut Sörgel angeregten Langzeitporträts. 2007 sind die Aufnahmen abgeschlossen. In den mehr als hundert Manuskriptseiten füllenden Interviews vor laufender Kamera äußerte Alice Ricciardi-von Platen sich erstmals auch zu solchen Aspekten ihres Lebens, die sie bis dahin allenfalls engsten Freunden anvertraute. So sagt sie etwa über ihren Vater:

»Mein Vater war eigentlich die wesentlich konstantere Gestalt in meinem Leben. Er war ein sehr begabter, intellektueller Mann, was für das Milieu, wo er herkam, nämlich den Großgrundbesitz in Holstein, sehr selten war. Er hatte Schriftstellerfreunde, Architektenfreunde, und von allem vermittelte er mir etwas.«

Dass sie am Begräbnis ihres Vaters nicht teilnehmen durfte, hält sie aus ihrer heutigen Sicht für falsch: »Es war die, meiner Ansicht nach, sehr falsche Idee, dass Kinder geschont werden müssten.« Das Verhältnis zu ihrer Mutter blieb indes lebenslang »eher distanziert«:

»Ich ging meiner eigenen Wege, meinte auch, dass sie sich wenig interessierte und verstand [...] Ich weiß nicht ob Freuds Penisneid auf meine Mutter zutraf, aber ich glaube, sie wäre sehr gerne ein Junge gewesen und wurde auch etwas als Junge erzogen.«

Als einen jener seltenen Momente, in denen sie sich ihrer Mutter nahe fühlte, behielt sie den gemeinsamen Fußweg von der Bahnstation Mimmendorf zum Schloss Salem im Januar 1923 in Erinnerung:

»Das war wohl auch sehr calvinistisch von meiner Mutter, dass sie sich keinen Wagen bestellt oder irgendwas, sondern wir gingen da zu Fuß. Aber das sind die besten Momente, die ich mit meiner Mutter je erlebt habe.«

Über ihren ersten Eindruck von Italien im Frühjahr 1935 sagt sie: »Hier war ein Volk, das viel weniger Ehrgeiz hatte. Und es war eben auch visuell so was Herrliches.« Und über ihre »Florentiner Liebe« und die spätere Liebe in Rom:

»Es war eine sehr dramatische Zeit in vielem, und da lernte ich doch die große Liebe [...] nicht meines Lebens, aber jedenfalls für sehr, sehr viele Jahre kennen. (Später) merkte ich dann, dass die Florentiner Liebe Florenz gegolten hatte – vielleicht mehr als dem Mann. Ja, warum bin ich ihm nicht nach England gefolgt? Er gehörte nach Florenz! Der großen römischen Liebe wäre ich überall hin gefolgt.«

Die NS-Begeisterung ihrer ältesten Schwester Toots, die von niemandem in der Familie geteilt wurde, blieb ihr lebenslang unverständlich:

»Meine ältere Schwester […] das ist eigentlich unbeschreiblich: sie schwärmte für den ›Führer‹, sie war befreundet mit den Ribbentrops, nächste Nachbarn in Berlin. Sie glaubte an den Endsieg, sie wünschte sich, dass ihre Söhne in die ›Leibstandarte Hitler‹ als Privileg eintreten dürften.«

Nach dem Krieg war diesbezüglich »Schweigen« angesagt: »Wir fanden, dass meine Schwester ja mit dem Verlust von zwei Söhnen schwer genug zu tragen hatte und bestraft war. Man redete einfach nicht, weder über Krieg, noch über Politik, und dabei blieb es.«
    Über Augusto verrät sie:

»Meine Mutter billigte Augusto sehr als Menschen und Mann, aber nicht als Mann für mich. Sie verstand natürlich nicht, dass er ein Mann war, der ungeheuer Angst vor Frauen hatte. Bei mir hatte er seine Ängste nach sechs Jahren verloren, und hinter diesen Ängsten war eben doch eine große Verbindung in Freundschaft und Liebe. Er war ein ungeheuer reizvoller, begabter Mensch in so vielen Gebieten.«

Über Georg äußert sie sich nur im Zusammenhang mit seiner Kindheit und Jugend. Dass sie ihm als Mutter nicht das geben konnte, was sie ihm gern gegeben hätte, bleibt ein wunder Punkt in ihrem Leben. Auch nach fast 60 Jahren schmerzt es sie, dass sie ihn 1948 nicht zum »Mental Health«-Kongress mitnehmen konnte: »Da habe ich Georg ziemlich verlassen, und war vier Wochen in London.«
    1982 überschrieb sie ihrem Sohn die »Villa Platen«. 2004 wurde Georg aus dem Nachlass seines Vaters großzügig bedacht. Obwohl es Alice Ricciardi-von Platen zunehmend am Nötigsten fehlt, will sie ihren Sohn nicht um Unterstützung bitten. Mehr noch: Obwohl sie aus dem Verkauf ihres zu groß und unbequem gewordenen toskanischen Anwesens mühelos ihr Auskommen finden könnte, soll »San Lorenzo« nach ihrem Tod möglichst unbelastet in Georgs Eigentum übergehen. Auch ihren Freunden und Wegbegleitern verheimlicht sie das Ausmaß ihrer gesundheitlichen und finanziellen Situation. Ähnlich wie sie sich als 30-Jährige während ihrer Kliniktätigkeit im sechsten Schwangerschaftsmonat selbst aufrichtete (»Ich bin bei dem häufigen Föhn wie zerschlagen, habe Kopfweh und möchte mich nur in einen Winkel verkriechen. Es ist aber ganz gut, dass ich es nicht kann, es erzieht

ungeheuer«), möchte Alice Ricciardi-von Platen auch im hohen Alter die Dinge mit sich selbst ausmachen. Vom Mabuse-Verlag erhielt sie am 19. Juni 2006 die Mitteilung, dass ihr Buch nun auch in spanischer Übersetzung erscheint – Titel: *Exterminio de enfermos mentales en la Alemania nazi.* Der in Buenos Aires ansässige Verlag *Ediciones Nueva Visión* zahlte 800 € Lizenz- und Tantiemenvorschuss. Die Hälfte davon reicht der Mabuseverlag an die Autorin weiter, ohne vertraglich dazu verpflichtet zu sein. Es wird dies der einzige Betrag bleiben, den Alice Ricciardi-von Platen je für ihr Buch erhielt. Während des gruppenanalytischen Herbst-Workshops vom 29. September bis 6. Oktober 2007 nimmt sie Abschied von Altaussee. Dass es ihr letzter Aufenthalt im Ausseerland ist, vertraut sie nur wenigen an. Vom 1. bis 3. November 2007 nimmt sie an der Jahrestagung der *Deutschen Gesellschaft für Soziale Psychiatrie* in München teil. Kurz vor der Veranstaltung stürzt sie. Trotz heftiger Schmerzen stellt sie sich lächelnd den Fotografen. Über ihren Auftritt beim Podiumsgespräch berichtet ein Rezensent in der Januarausgabe 2008 der Zeitschrift *Soziale Psychiatrie*:

»Die unstreitig älteste Teilnehmerin […] war Alice Ricciardi-von Platen, Jahrgang 1910 […] Ihr Zwiegespräch mit Michael von Cranach am Samstagmittag […] war für mich das emotional intensivste Erlebnis der Tagung. Andere müssen ähnlich gefühlt haben – nach zwanzig Minuten atemlosen Zuhörens unterbrach spontaner Beifall den Streifzug der beiden durch ein Jahrhundert Psychiatriegeschichte. Am Ende gab es Standing Ovations. Alice hat uns alle eingeladen zu ihrem Kongress – in Rom, Mai 2008.«

Tatsächlich weisen die in Alice Ricciardi-von Platens Kalender für das Jahr 2008 vorgemerkten Termine bis in den November. Nach Cortona zurückgekehrt, hält sie die vom Sturz in München herrührenden Schmerzen nicht mehr aus. Die röntgenologische Untersuchung weist auf einen Wirbelbruch. Obwohl ihr Hausarzt Alessandro Lovari ihr in Abstimmung mit Cortonas Ex-Bürgermeister Emanuele Rachini eine bescheidene Sozialrente vermittelte und sie seither Krankenversicherungsschutz genießt, möchte sich die 97-Jährige nicht in einer Klinik behandeln lassen. Ende Januar 2008 hält sie in Venedig ihren geplanten Vortrag zum Veranstaltungsmotto »Il giorno della memoria 2008«. Anfang Februar co-leitet Alice Ricciardi-von Platen in Mailand ein Seminar zum Thema: »Psychosoziale Dynamik in der erweiterten Gruppenanalyse«. Seit einem erneuten Hörverlust im Jahr 2007 hat sie begonnen, ihre Aufmerksamkeit besonders auf die non-verbale Kommunikation zu richten. So bleibt den meisten Außenstehenden auch jenes Handicap verborgen. Unmittelbar nach der Rückkehr aus Mailand wohnt Alice Ricciardi-von Platen im Teatro Signorelli in Cortona der italienischen Uraufführung des Hanna Laura-Klar-Films *Die Protokollantin* bei, in dem es einmal mehr vor allem um den Nürnberger Ärzteprozess geht. Indessen lässt sich die Rehabilitation ihres Wirbelbruchs nun nicht länger aufschieben. Freunde bringen sie am 22. Februar zum Altenpflegeheim *Santa Rita* in Terontola Alta in Sichtweite des Trasimenischen Sees. Rund 3.000 Euro Zuzahlung soll die Unterbringung pro Monat kosten. Als sie sich am Morgen des 23. Februar 2008 erhebt und zum Waschbecken schleppt, bricht sie zusammen und stirbt. Ihrem Sohn bleibt noch Zeit, um seine Mutter auf dem Altausseer Friedhof im Familiengrab beisetzen zu lassen und Teile des Nachlasses zu regeln – nicht einmal ein Jahr später stirbt Georg von Platen im 68. Lebensjahr.

Neben den zahllosen Briefen, Tagebüchern, Dokumenten und der »kleinen Etruskerin«, die sie seit Kriegsende bei jedem Umzug begleitete, findet sich In Alice Ricciardi-von Platens Nachlass unter anderem ein Buchbeitrag,[11] den sie erst kurz vor ihrem Tod fertig stellte. Erneut beschwört sie darin die Gefahren eines neuen »Biologismus«:

»Auch in der nationalsozialistischen Medizin dominierte der Kult des starken, biologisch überlegenen Menschen, die Verachtung des Andersartigen und Schwachen.«

Einmal mehr drückt sie darin ihre Sorge aus, dass auch im Hier und Jetzt des 21. Jahrhunderts erneut »der Respekt für die Würde des Einzelnen erlischt« und man ihn – in welcher Form auch immer – »beseitigt, sobald er für die Gesellschaft nicht mehr nützlich ist«. Fast scheint es, als habe sie ihr Vermächtnis bereits im Herbst 1947 in St. Getreu entworfen, als sie in ihr Buchmanuskript schrieb:

»Solange Menschen leben wird nur ein Teil von ihnen der Norm eines Durchschnittsmenschen entsprechen, doch wäre das Leben farblos und wir arm an Kenntnis und Wissen über den Menschen und sein Sein, wenn wir zuließen, dass die Abnormen kurzerhand beseitigt würden.«

Dank

Den an der Entstehung dieser Biographie mittelbar oder unmittelbar Beteiligten sei an dieser Stelle en détail gedankt: Der Initiatorin Bernadine von Platen-Hallermund für das Überlassen biografierelevanter Dokumente, Fotos, Briefe, Tagebücher, Bücher, Audio- und Videodokumente aus dem Nachlass Alice Ricciardi-von Platen-Hallermunds. Johann Mayer-Rieckh für wertvolle biografische Aufschlüsse sowie für sein engagiertes Bemühen um die Schaffung der für ein reibungsloses Arbeiten notwendigen Rahmenbedingungen. Dr. Helmut Sörgel für die begleitende Unterstützung dieses Projekts, die Überlassung biografierelevanter Interviewprotokolle, Publikationen, Audio- und Videodokumente, sowie – gemeinsam mit Hanni Sörgel – für die herzliche Gastfreundschaft samt sachkundiger Führung zu den historischen Stätten in Nürnberg, Pommersfelden und Bamberg. Der Dokumentarfilmerin Ullabritt Horn für das Überlassen von Video-Stills sowie des transkribierten Interviewmaterials ihrer Begegnungen mit Alice Ricciardi-von Platen-Hallermund aus den Jahren 2002 bis 2007. Stephen Roeper vom Archivzentrum der Universitätsbibliothek Frankfurt am Main für die Kopie des kompletten Briefwechsels zwischen Alexander Mitscherlich und Alice (Ricciardi-) von Platen-Hallermund. Prof. Margarete Mitscherlich-Nielsen für die Erlaubnis, aus den vorgenannten Briefen ihres Mannes zu zitieren. Corinna Lotz für die Überlassung des »Torre dei Ramaglianti«-Fotos und der Protokolle ihrer 2006 in Cortona mit Alice Ricciardi-von Platen geführten Interviews. Dott. Dante Pallecchi für die umfassende Darstellung und Bewertung der Wirkungsgeschichte Alice Ricciardi-von Platens in Italien. Prof. Dieter Janz und seiner Frau Gabriele für die detailreiche Schilderung ihrer Begegnungen mit Alice von Platen seit 1948 und für die Übermittlung der zwischen Viktor von Weizsäcker und Anna Freud bezüglich Alice von Platen geführten Korrespondenz. Angela Mauss-Hanke für die Überlassung des Manuskript- und Audiomaterials ihrer 1996 mit Alice Ricciardi-von Platen geführten Interviews sowie der daraus entstandenen Buchpublikationen, Sendemanuskripte und Hörfunksendungen. Dr. Conrad Lay für die Übermittlung der Sendemanuskripte seines hr2-Gesprächs und seines Alice-Ricciardi-von Platen-Rundfunkfeatures. Liesel Frank für ihre in Cortona gewährte Gastfreundschaft und die anekdotische Schilderung ihrer Begegnungen mit Alice Ricciardi-von Platen. Dott. Emmanuele Rachini, Dott. Alessandro Lovari und Dott. Marco Conti für die wertvollen Hinweise auf Lebensdetails, Freunde und Mitarbeiter Alice Ricciardi von Platens. Dr. Horst Wirbelauer für die Schilderung seiner Begegnungen und der Zusammenarbeit mit Alice Ricciardi-von Platen in Rom und in der Ukraine. Dr. Felix de Mendelssohn, Ulrike Crespo und Alexandra Lemche für die Schilderung und Bewertung des gemeinsam mit Alice Ricciardi- von Platen in der Ukraine durchgeführten Gruppenanalyse-Projekts. Margarethe Seidl für wertvolle Einblicke in Alice Ricciardi-von Platens Persönlichkeit, ihre (gruppen-)psychoanalytische Arbeit und Lehrtätigkeit. Dr. Franz und Ane Froschmaier für die detailreichen Schilderungen ihrer Begegnungen mit Alice (Ricciardi-) von Platen in Brüssel, Rom und auf Elba. Helen C. Galizia für den stimmungsvollen Rückblick auf Begegnungen in London und Tripolis. Barbara Hirschbäck für Einblicke in die Malkurse in Sant' Anna di Camprena. Antonia von Gebsattel für Reminiszenen der mit Alice und Georg von Platen im London der späten 1940er Jahre gemeinsam verbrachten Zeit. Prof. Michael Hayne für Einblicke in die Entstehungsgeschichte der Internationalen Arbeitsgemeinschaft für Gruppenanalyse, die langjährige Zusammenarbeit mit Alice Ricciardi-von Platen und die dabei gewonnenen Impulse und Erfahrungen. Prof. Paul J. Weindling für die Erlaubnis, nach Belieben aus seinen 1997 mit Alice Ricciardi-von Platen geführten Gesprächen zu zitieren. Dr. Katja Heering und Dr. Thomas Thun und für die Schilderung ihrer Begegnungen mit Alice Ricciardi-von Platen. Prof. Josef Shaked für die in unserem Gespräch am 31. Dezember 2009 vermittelten Erkenntnisse. Bettina Hasselbring vom Historischen Archiv des Bayerischen Rundfunks für das Aufspüren der Rundfunkmanuskripte Alice von Platens aus den Jahren 1949 bis 1951. Den Universitäten Freiburg und Heidelberg, der Berliner Humboldt-Universität und der Münchner Ludwig Maximilians-Universität für die Übersendung von Studiendaten, Belegnachweisen und Studienwohnadressen. Dem historischen Archiv der Stadt Bamberg für die Lebensdaten Prof. Georg Zilligs, dem Landesamt Schleswig für die Auskünfte zum Stipendium des Stifts Itzehoe und der Amtsverwaltung Gadebusch für die Sterbeurkunde Carl von Platen-Hallermunds. Erik Graf von Platen-Hallermund für seine Beiträge zur Geschichte von Weissenhaus und der Familie von Platen-Hallermund. Oswald Glaser für Informationen und Dokumente zur jüngeren Geschichte Altaussees und zu Elisabeth von Platen-Hallermund. Hartwig von Platen-Hallermund für ergänzende Informationen zur Platen'schen Familiengeschichte. Der Gesamtleiterin der Schule Schloss Salem, Prof. Eva Marie Haberfellner, für die Überlassung des »Farbentragenden«-Fotos. Jan Velterop für für die Überlassung des »Turm«-Fotos mit Wolfgang von Leyden. Prof. Elisabeth Garms für die Schilderung ihrer römischen Begegnungen mit Alice Ricciardi-von Platen, Hilde und Wolfgang Lotz. Benedict von Haimberger für die Übermittlung biographischer Details aus dem Leben Aurikel von Haimbergers (geb. von Raumer) und die Überlassung von wichtigen Teilen der seitens Alice Ricciardi- von Platen geführten Korrespondenz. Michael und Nicolas Becker für die Überlassung der seitens Alice von Platen mit Hellmut Becker zwischen 1938 und 1945 geführten Korrespondenz. Prof. Klaus Dörner für seine Bewertung der Bedeutung Alice Ricciardi-von Platens für die Aufarbeitung der NS-»Euthanasie« nach 1945. Bernd Lehle für die datengenaue Erläuterung des Weges von Alice von Platens Buch bis zur Wiederauflage 1993. Dr. Judith Wilke-Primavesi vom Campus Verlag für ihre ermunternde »Probekapitel«-Lektüre sowie Dr. Tanja Hommen vom Campus Verlag für ihr ebenso aufmerksames wie einfühlendes und textschonendes Lektorat. Dank auch Dr. Johanna Jauker und Walter Höller für ihr begleitendes Interesse und ihren Beitrag zur Schaffung einer optimalen Arbeitsathmosphäre, sowie Maresi für ihre liebevolle Nachsicht gegenüber ihrem viele Monate lang in »biografischen Shären« abwesenden Partner. Posthum gedankt sei Marie-Liliane Groeninx van Zoelen (gest. im Februar 2011) für ihre freundliche Führung durch die ehemals von Alten'sche »Villa am Loser« und die Informationen zur Entstehungsgeschichte der »Villa Platen« in Altaussee.

Im Spätherbst 2011, Reinhard Schlüter

Anmerkungen

Prolog

1 Paul Hoffmann, Dekan der medizinischen Fakultät Freiburg, am 22.11.1946 an Carl Oelemann: »Wir sind hier mit Ihnen der Ansicht, dass allerdings aus diesem schwerwiegenden Prozess unangenehme Folgen für die Ärzteschaft und auch für die Wissenschaftler entstehen können. Dass die Ärzte sich einschalten, ist jedenfalls berechtigt und notwendig. Es muss eben ganz energisch klargelegt werden, dass doch nur eine äußerst beschränkte nat. soz. Clique sich hier die Finger verbrannt hat und dass [...] der deutsche Arzt im allgemeinen ebenso wie der deutsche Wissenschaftler nicht das Geringste mit diesen Scheußlichkeiten zu tun hat.« Quelle: Peter, Jürgen, *Der Nürnberger Ärzteprozess*, Frankfurt/M (o.J.), S.37.

2 »Genau betrachtet sind es also drei Reaktionsformen, mit denen die Einsicht in die überwältigende Schuldlast ferngehalten wird. Zunächst ist es eine auffallende Gefühlsstarre, mit der auf die Leichenberge in den Konzentrationslagern, das Verschwinden der deutschen Heere in Gefangenschaft, die Nachrichten über den millionenfachen Mord an Juden, Polen, Russen [...] geantwortet wurde. Die Starre zeigt die emotionale Abwendung an; die Vergangenheit wird im Sinne eines Rückzugs alles lust- und unlustvollen Beteiligtseins an ihr entwirklicht, sie versinkt traumartig. Diese quasi-stoische Haltung, dieser schlagartig einsetzende Mechanismus der Derealisierung des soeben noch wirklich gewesenen Dritten Reiches, ermöglicht es dann auch im zweiten Schritt, sich ohne Anzeichen gekränkten Stolzes leicht mit den Siegern zu identifizieren. Solcher Identitätswechsel hilft mit, die Gefühle des Betroffenseins abzuwenden, und bereitet auch die dritte Phase, das manische Ungeschehenmachen [...] vor.« Mitscherlich, Alexander und Margarete: *Die Unfähigkeit zu trauern. Grundlagen kollektiven Verhaltens*, München 2004.

3 Zwölf der beim »Hauptkriegsverbrecherprozess« Angeklagten wurden am 1. Oktober 1946 zum Tode verurteilt – zehn von ihnen am 16. Oktober 1946 hingerichtet. Allein Martin Bormann (»in Abwesenheit« verurteilt) und Hermann Göring (Suizid) entzogen sich der Hinrichtung.

1. Herkunft und Kindheit

1 Darunter das *Van Eyck*-Retabel des *Genter Altars*.

2 »Generalmajor von Alten's Porträt wird außerhalb des Gasthauses angebracht sein. Das Gasthaus wurde von einem englischen Soldaten eröffnet, der es nach seinem Kommandeur gegen (Anm.: in der Schlacht bei Waterloo) Napoleon benannte. Der Herzog von Wellington hatte Generalmajor von Alten als tapferen und genialen Offizier beschrieben.«

3 Sigmund Freud brachte seine Familie im Sommer 1896 beim »Pressl-Bauern« in Obertressen unter. Er selbst hielt sich nur kurze Zeit im Ausseerland auf. Als jüngstes Kind dabei war auch

die im Jahr zuvor geborene Anna Freud. 52 Jahre später sollten Alice von Platen und Anna Freud einander in London persönlich begegnen.

4 Hugo von Hofmannsthal (1874–1929) war erstmals 1892 nach Altaussee gekommen, 1908–1928 hielt er sich jährlich in Aussee auf. Hier entstanden ganz oder teilweise »Jedermann«, »Der Schwierige« sowie die Libretti der Richard Strauss-Opern »Rosenkavalier«, »Ariadne auf Naxos« und »Die Frau ohne Schatten«.

5 Quelle: Giacon, Nicoletta und Heumann, Konrad: *Hugo von Hofmannsthals Briefwechsel mit seinen Eltern – Kommentierte Ausgabe.* Dieses Projekt der *Deutschen Forschungsgemeinschaft* (Leitung Prof. Mathias Mayer) war bei Redaktionsschluss noch nicht publiziert.

6 Durch das Fideikommiss (von lat. fidei commissum – etwa: zu treuen Händen belassen) wurde nach früherem deutschen Recht (bis 1938) sichergestellt, dass das jeweilige Familienvermögen (i.d.R. Grundbesitz) in der Hand eines Familienmitglieds blieb. Neben der Kreditaufnahme waren auch Veräußerung und Teilung verboten. Lediglich der Ertrag stand zur freien Verfügung.

7 Die Namenswahl gibt Hinweis darauf, dass im Sommer 1896 auch Alice Montague in Altaussee weilte, spätere »Countess of Derby« und Taufpatin Alice von Platen-Hallermunds.

8 Giacon, Nicoletta und Heumann, Konrad: *Hugo von Hofmannsthals Briefwechsel mit seinen Eltern – Kommentierte Ausgabe.* Dieses Projekt der *Deutschen Forschungsgemeinschaft* (Leitung Prof. Mathias Mayer) war bei Redaktionsschluss noch nicht publiziert.

9 1714 wurde Franz Ernst von Platens Arbeitgeber Georg Ludwig, Kurfürst von Hannover und Herzog von Braunschweig und Lüneburg, als George I. zum englischen König gekrönt.

10 Beim freiwilligen Nutzungstausch wird die Nutzung von landwirtschaftlichen Grundstücken gegen einen Anteil an den erwirtschafteten Naturalien getauscht. In Weissenhaus bewirtschaftete jeder Bauernhof im Durschnitt etwa 40 Hektar.

11 Ein jüngerer Mitschüler Carl von Platens am Lübecker Katharineum war Thomas Mann.

12 Die Zwangsverwaltung durch den Grafen Waldersee und einen Kieler Rechtsanwalt bedingte unter anderem eine jährliche Bestandsaufnahme des kompletten immobilen und mobilen Vermögens. Diese Liste samt Gewinn- und Verlustrechnung wurde durch einen Buchführungsverein geprüft und am Ende vom Landgericht Kiel bestätigt. Die Pachterträge flossen auf ein Treuhandkonto bei der Kieler Ahlbach Bank.

13 In Mayers Konversationslexikon aus dem Jahr 1905 – findet sich unter dem Stichwort »Fräuleinstift« der Eintrag: »Stift für unverheiratete Damen, namentlich adelige.« Tatsächlich handelte es sich bei den erstmals im frühen Mittelalter gegründeten Stiften um weibliche Ordensgemeinschaften. Die Adeligen in der Umgebung des jeweiligen Klosters hatten die Möglichkeit, per »Zustiftung« für ihre ledigen Töchter entweder ein Wohnrecht oder einen Anspruch auf eine monatliche Rentenleistung zu erwerben.

14 Auf welchem Weg Wilhelm von Stumm erstmals von der Pachtmöglichkeit erfuhr, lässt sich heute nicht mehr feststellen. Es ist denkbar, dass von Stumm bereits während seiner Zeit in London Kontakt zu Elisabeth von Platens englischer Verwandtschaft hatte – wie etwa zu Edward Stanley (dem Ehemann von Alice von Platens Taufpatin Alice Stanley), der seit 1908 im britischen Oberhaus saß.

15 1732 hatte Georg Ludwig von Platen durch Heirat mit der Engländerin Sabina von Steuben die englische Staatsbürgerschaft für sich und seine Nachkommen erworben. Die Regelung endete 1918.

16 Die älteste Schwester von Elisabeths Vater, Helene Charlotte Auguste von Alten, war mit dem russischen Gesandten in Athen, Dresden und Brüssel, Andrej Bludow verheiratet.

17 Am 24. Januar 1911. Zehn Jahre zuvor (am 24. September 1901) starb Karl Friedrich Franz Victor von Alten 68-jährig. Am 15. Juli 1911 schließlich erlag Louisa Cavendish, die »Double Duchess« von Manchester und Devonsire während eines Pferderennens nahe Schloss Windsor

einem Schlaganfall. Damit waren alle Vertreter der »Elterngeneration«, die Carl und Elisabeth von Platen 1896 nach Altaussee begleitet hatten, tot.

18 Am 22. Februar 1916 beschrieb der stellvertretende amerikanische Botschafter in Berlin, Joseph Grew, den Ist-Zustand der deutschen Außenpolitik wie folgt: »Herr von Stumm ist derzeit ganz mit der Brautwerbung bei der etwa 20-jährigen Comtesse Platen beschäftigt.«

19 An welcher Krankheit Carl von Platen litt, lässt sich nicht mehr zweifelsfrei feststellen. Alice Ricciardi-von Platen selbst sprach im Interview stets von der »schweren Krankheit« ihres Vaters. Auch die Sterbeurkunde des Standesamts Roggendorf gibt über die Todesursache keinen Aufschluss.

20 Die naheliegende Vermutung, dass Carl von Platens Schwiegersohn Wilhelm von Stumm auch in dieser Angelegenheit die Fäden zog, lässt sich nicht belegen. Wahrscheinlicher ist, dass Carl von Platens fortschreitende Krankheit den Ausschlag für die Erlaubnis zur Heimkehr gab.

21 Ihrem Vetter Georg (*2. November 1910) wird Alice von Platen-Hallermund wenige Jahre in Salem als Mitschüler wiederbegegnen.

2. Stabilisierung und Prägung – Salem 1923–1928

1 Golo Mann, *Erinnerungen und Gedanken. Eine Jugend in Deutschland*, Frankfurt/M 1986, S.119.

2 Alice Ricciardi-von Platen 1994 an Hilde Lotz.

3 Kurt Hahn wurde 1886 als Sohn wohlhabender jüdisch-deutscher Eltern in Berlin geboren.

4 In Oxford war Hahn während seines Studiums Mitglied des »*Hanover Club*«, eines Debattierclubs, der sich die britisch-deutsche Verständigung zum Ziel gesetzt hatte.

5 Mann, *Erinnerungen und Gedanken*, S.121.

6 Mann, *Erinnerungen und Gedanken*, S.120.

7 Der Anteil der weiblichen Studenten an der Gesamtzahl der Studierenden liegt 1923 in Deutschland bei etwa 8,3 % (Quelle: Brinkschulte, Eva, *Weibliche Ärzte*, S. 19).

8 Mann, *Erinnerungen und Gedanken*, S.148.

9 Ein Grund mag gewesen sein, dass Prinz Max neben Sohn Berthold (*1906) auch eine Tochter hatte: Marie Alexandra (*1902).

10 Alice Ricciardi-von Platen im Gespräch mit Ullabritt Horn (2002–2007).

11 = Die Kranken – sh. Mann: *Erinnerungen und Gedanken*, S.122.

12 Ingrid Warburg Spinelli, *Erinnerungen 1910–1989*, Hamburg 1990, S.63.

13 Mann, *Erinnerungen und Gedanken*, S.147.

14 Alice Ricciardi-von Platen im Gespräch mit Ullabritt Horn (2002–2007).

15 Mann, *Erinnerungen und Gedanken*, S.148.

16 Tagebucheintrag Alice von Platens vom 20. Juni 1940.

3. Zwischen »Dreigroschenoper« und Sterilisationsschock – Die Studienjahre

1 Über den Abiturnoten findet sich der handschriftliche Vermerk: »Staatsangehörigkeit: Preußen. Die Erlaubnis, die Reifeprüfung in Baden ablegen zu dürfen, wurde ihr erteilt durch Entschließung des preussischen Ministers für Wissenschaft, Kunst und Volksbildung.«

2 Das vorgedruckte »sein« wurde handschriftlich mit »ihr« überschrieben.

3   Alice Ricciardi-von Platen im Gespräch mit Ullabritt Horn (2002–2007).

4   Etwa zur selben Zeit, als Alice von Platen Berlin verlässt, kehrt Tucholsky Deutschland für immer den Rücken. Mit 39 Jahren fühlt sich der Journalist und Schriftsteller leer geschrieben. Sechseinhalb Jahre später wird Tucholsky in Göteborg an einer Überdosis Barbiturate sterben.

5   Im selben Jahr erschienen unter dem Titel *Seelenbehandlung und Seelenführung. Nach ihren biologischen und metaphysischen Grundlagen betrachtet* eine Sammlung von vier im Jahr 1925 gehaltenen Vorträgen, in denen sich Viktor von Weizsäcker u.a. mit der Frage befasst, welche Bedingungen im helfenden bzw. heilenden Umgang mit Menschen erfüllt sein müssen, damit eine Veränderung des einen Mernschen durch den anderen Menschen stattfinden könne. Beinahe leitmotivisch kommt darin von Weizsäckers Einsicht zum Tragen, dass sich »das ganze Seelenleben nicht nur auf den in sich geschlossenen Einzelmenschen, sondern auf die Beziehungstatsachen der Menschen untereinander« aufbaue. (Siehe auch Mitteilungen der Viktor von Weizsäcker Gesellschaft Nr. 21 (2007).

6   Wenige Tage zuvor hatte der Geschichtsstudent Alexander Mitscherlich München in Richtung Berlin verlassen.

7   Schmeckebier wird später Bücher publizieren wie: *A Handbook Of Italian Renaissance Painting, A brief history of reorganization efforts, Ivan Meštrović, Sculptor and Patriot* und *The Bureau Of Prohibition Its History, Activities And Organization*.

8   Emil Kaepelin hatte in seinem psychiatrischen Lehrbuch von 1899 erstmals die Psychosen geteilt, indem er der *Dementia praecox* (später erweitert zur Gruppe der Schizophrenien) das *manisch-depressive Irresein* gegenüberstellte.

9   Bumke, Oswald, *Das Unterbewusstsein. Eine Kritik*, Berlin 1926.

10 Im Wintersemester 1930/31 und im Sommersemester 1931 wohnte Alice von Platen in der Georgenstraße 22/I.

11 Mit Hellmut Becker wird Alice von Platen von 1931 an eine vertrauensvolle Freundschaft verbinden, wie in den kommenden Kapiteln zu lesen.

12 Brinkschulte, Eva, *Weibliche Ärzte*, S. 153.

13 Heute: Mehring-Damm 38.

14 Dem im elsässischen Bischweiler geborenen Staatsbeamten Otto Meißner gelang das Kunststück, zwischen 1919 und 1945 nahtlos hintereinander Friedrich Ebert, Paul von Hindenburg und Adolf Hitler als Berater zu dienen.

15 Mann, *Erinnerungen und Gedanken*, S.522.

16 Am 15. April 1935.

17 Weizsäcker, Viktor von, *Wege der psychophysischen Forschung*, in: *Arzt und Kranker* (1941), Leipzig.

18 Hans von dem Bussche-Streithorst starb am 27. November 1928 34-jährig in Berlin.

19 Binding, Karl und Hoche, Alfred: *Die Freigabe der Vernichtung lebensunwerten Lebens. Ihr Maß und ihre Form*, Leipzig 1920.

20 Ebd.

21 *Das Tagebuch der Hertha Nathorff. Berlin – New York. Aufzeichnungen 1933 bis 1945*, Frankfurt/M. 1988.

22 Zwei Gesetze bilden die am 15. September 1935 im Reichstag verabschiedeten, auf dem NSDAP-Reichsparteitag in Nürnberg verkündeten so genannten *Nürnberger Rassegesetze:* 1. Das *Gesetz zum Schutz des deutschen Blutes und der deutschen Ehre* – auch »Blutschutzgesetz« genannt – 2. das *Reichsbürgergesetz*. In letzterem wird die deutsche Bevölkerung in »Angehörige deutschen oder artverwandten Blutes« sowie in »Angehörige rassefremden Volkstums«, und damit in Klassen mit unterschiedlichen Rechten geteilt.

23 Die von dem Schweizer Psychiater Hermann Rorschach (1884–1922) entwickelten Tests zählen zu jenen »projektiven« Untersuchungsverfahren, bei denen aus der Deutung fragmenthafter

Gestaltmuster (z.B. farbiger oder schwarzer Flecken) durch Patienten diagnostische Schlüsse abgeleitet werden.

24 1905 hatte der Direktor des psychophysiologischen Instituts an der Pariser Sorbonne, Alfred Binet (1857–1911), im Auftrag des französischen Erziehungsministeriums ein Fragebogen-Testverfahren entwickelt, das auf die Bestimmung des »Intelligenzalters« von Kindern zielte. Die kindlichen Probanden hatten dabei etwa rückwärts zu zählen, unzusammenhängende Begriffe zu sinnvollen Sätzen zu ordnen oder »links« und »rechts« zu unterscheiden. Am Ende stand ein rechnerisch ermittelter Quotient. Wer bei diesem Test durchfiel, dem war der Weg auf eine Sonderschule vorgezeichnet und damit früh jede Chance zum sozialen Aufstieg genommen.

4. Florentiner Exil 1936–39

1 Buchan, William, *The rags of time. A fragment of autobiography*, Southampton 1990.
2 Wolfskehl übersetzte Lyrik und Prosa aus dem Französischen, Englischen, Italienischen, Hebräischen, Lateinischen und Mittelhochdeutschen.
3 = Gartenhaus.
4 In einem hr2-Rundfunk-Interview mit Conrad Lay beantwortete Alice Ricciardi-von Platen 2005 die Frage nach dem berühmten »Vorfahren« so: »Nicht Vorfahre, verzeihen Sie! Er war homosexuell. Hat sehr drunter gelitten. Es gibt wunderbare, leider völlig vergriffene Tagebücher von ihm. Er hat Italien sehr geliebt, und ist ja auch in Syrakus gestorben, wo sein Grab zu besuchen ist. Es gibt auch ein August von Platen-Gymnasium in Syrakus.«
5 Siehe Zefirelli, Franco, *Autobiographie*, München 1987, S. 35ff.
6 Zefirelli, *Autobiographie*, S. 38.
7 Alice von Platen im Gespräch (2002–2007) mit der Dokumentarfilmerin Ullabritt Horn.
8 Marie von Stumms Tochter (*1918).
9 Ihre Lebenserinnerungen schrieb Aurikel von Haimberger (geb. von Raumer) in den 1980er Jahren.
10 Die promovierte Kunsthistorikerin hatte nach ihrem Studium eine Ausbildung an der Münchner Fachschule für Fototechnik absolviert und seit Mitte der 1930er Jahre im Auftrag des Kunsthistorischen Instituts und der römischen Bibliotheca Hertziana unterwegs, um in Italien klassische Architektur- und Kunstobjekte zu fotografieren.

5. »Große Liebe« in Rom

1 Seit Anfang 1939 lebte Alices Mutter in Altaussee. Nach dem Tod Marie Hay's im Dezember 1938 hatte Elisabeth von Platen die Möglichkeit erkannt, sich für die jahrelange Gastfreundschaft in Berlin zu revanchieren, und Herbert von Hindenburg eingeladen, zu ihr in die »Villa Alten« nach Altaussee zu ziehen.
2 Gegenüber Mussolinis Schwiegersohn, dem italienischen Außenminister Conte Galeazzo Ciano.
3 Der deutsch-sowjetische Nichtangriffspakt, auch »Hitler-Stalin-Pakt« genannt, wurde am 24. August 1939, acht Tage vor dem deutschen Angriff auf Polen, in Moskau unterzeichnet. In einem geheimen Zusatzprotokoll wurde für den Fall einer »territorial-politischen Umgestaltung« Osteuropas unter anderem die Aufteilung Polens festgelegt.
4 Die von Hitler im Oktober 1939 unterzeichnete »Führerermächtigung« wurde auf den 1. September 1939, den Tag des Kriegsbeginns, zurückdatiert – der Wortlaut: »Reichsleiter Bouhler

und Dr. med. Brandt sind unter Verantwortung beauftragt, die Befugnisse namentlich zu bestimmender Ärzte so zu erweitern, daß nach menschlichem Ermessen unheilbar Kranken bei kritischster Beurteilung ihres Krankheitszustandes der Gnadentod gewährt werden kann.« Quelle: Hans-Walter Schmuhl: »Die Patientenmorde« in: Angelika Ebbinghaus/Klaus Dörner (Hg.): *Vernichten und Heilen. Der Nürnberger Ärzteprozess und seine Folgen, Berlin 2002.*

5 Bis etwa 1938 lautete der Absender in Elisabeth von Platens Briefkopf »Villa Alten«.

6 »Vor seinem Ende« meint: vor dem Ende des soeben begonnenen Krieges. Einen Monat später fügte Alice von Platen die Fußnote hinzu: »Ich weiss ja doch, dass es nicht sein wird, dieser Satz ist Selbstbetrug. Der Krieg wird Jahre dauern.«

7 Deutscher Staatsrechtler (1903–1990).

8 Alice von Platen spielt hier auf den Personenkreis um Stefan George an, dessen Dichtung sich Hellmut Becker zu dieser Zeit nahe fühlte. Von Beckers NSDAP-Mitgliedschaft seit 1937 hatte Alice von Platen offenbar keine Kenntnis. Indessen zeigen sowohl die Briefwechsel als auch Alice von Platens Tagebucheinträge, dass Hellmut Beckers Einstellung zum Nationalsozialismus sich spätestens seit Kriegsbeginn kritisch gewandelt hatte.

9 An derselben Fakultät studierte zu dieser Zeit der spätere britische Premierminister Edward Heath (*1916).

10 Der sogenannte »Wilhelmstraßenprozess« begann am 4. November 1947 im selben Nürnberger Schwurgerichtssaal 600, in dem zweieinhalb Monate zuvor der Ärzteprozess endete. Angeklagt waren 21 führende Mitarbeiter verschiedener Ministerien und nationalsozialistischer Dienststellen sowie des Auswärtigen Amts – darunter Ernst von Weizsäcker, Bruder des Heidelberger Neurologen und Psychosomatikers. Der von Hellmut Becker »professionell organisierten und glänzend durchgeführten« Verteidigung (Dirk Pöppmann in: *Im Labyrinth der Schuld*) gelang es, das US-amerikanische Gericht von Weizsäckers Nähe zum »Widerstand« zu überzeugen und dadurch das Strafmaß günstig zu beeinflussen. Beckers Assistent in diesem Prozess war Ernst von Weizsäckers Sohn Richard von Weizsäcker (*1920).

11 Gisela von Nostitz-Wallwitz, geborene Gräfin Einsiedel, *1909, war in erster Ehe mit Oswalt von Nostitz-Wallwitz verheiratet, dem Sohn von Herbert von Hindenburgs Schwester Helene von Nostitz-Wallwitz.

12 Gemeint ist die mit dem deutsch-lettischen Vertrag vom 30. Oktober 1939 eingeleitete Umsiedelung von »Bürgern deutscher Volkszugehörigkeit« aus dem Baltikum ins Deutsche Reich.

13 *Au retour de l'URSS.* Deutscher Titel: *Zurück aus Sowjetrussland* – erschienen 1937.

14 Alice von Platen am 14. Dezember: »Katherine Mansfields großer Reiz ist ihre Phantasie, die jeden Gegenstand ergreift und ummodelt ... Ihre leuchtende Kindheit, die schrecklichen Tage der Krankheit, vertane Tage, wie man sie auch kennt, alles geht einen unmittelbar an.«

15 Alice von Platen am 17. Dezember: »Ich fühlte mich so krank am Willen zum Leben, dass ich meine Form von Rauschgift nahm: Ich las bis spät in die Nacht einen ›Thriller‹ und wachte heute früh ganz zerschlagen auf.«

16 Alice von Platen am 17. Dezember: »Ich sollte bei Franzosen in die Lehre gehen, sie meistern das Praktische des Lebens so gut und zergrübeln sich nicht den Kopf über den Willen zum Leben.«

17 »Schon 1933 war mir klar.«, heißt es in Ludwig Curtius' Lebenserinnerungen, »dass ich mein Amt verlieren müsse. Aber der Entschluss, die glückliche Insel des römischen Instituts so lange wie möglich zu verteidigen, wurde mir dadurch erleichtert, dass dieses, wie das gesamte Archäologische Institut des Deutschen Reiches, dem Auswärtigen Amte in Berlin unterstand, das, ehe es durch Herrn von Ribbentrop »gereinigt« wurde, von allen Reichsämtern am zähesten den Verwüstungen durch die Partei widerstand.« Auch nach dem Krieg gehörte das Deutsche Archäologische Institut (DAI) als »Bundesanstalt« weiterhin zum Geschäftsbereich des Auswärtigen Amtes.

18 Der Tenor Beniamino Gigli (*1890) hatte 1940/41 mit dem in Cinecittà gedrehten, italienisch-deutschen Spielfilm »Mamma« einen Riesenerfolg.

19 Zu den Gästen, die in der Casa Curtius ein- und ausgehen, zählen auch der Archäologe Guido Kaschnitz von Weinberg (*1890 in Wien) und dessen Ehefrau, die Schriftstellerin Marie Luise Kaschnitz (*1901 in Karlsruhe).

20 Koch, Richard, *Die ärztliche Diagnose – Beitrag zur Kenntnis des ärztlichen Denkens*, Wiesbaden 1920. Der Medizinhistoriker und -theoretiker (*1882) vertritt in seinen Schriften die Auffassung, dass sich aus Erfolgen und Misserfolgen im Laufe der Medizingeschichte wesentliche Erkenntnisse zur Verbesserung des ärztlichen Denkens und Handelns ableiten lassen. Koch sah die Selbstheilungskräfte als die wesentlichen Faktoren zur Überwindung von Krankheiten an und plädierte für eine den ganzen Menschen umfassende – sprich: ganzheitliche – Therapie.

21 Archäologin und Historikerin (1860–1943).

22 Toni Fiedler (*1899 in Bad Tölz) emigrierte nach seinem Ausschluss aus der Reichskulturkammer gemeinsam mit seiner jüdischen Ehefrau nach Rom.

23 Ältere Schwester (*1906) von Golo Manns bestem Freund aus Salemer Zeit, Michael von Lichnowsky (*1909). Vater der beiden war der ehemalige deutsche Botschafter in London (1912–1914), Karl Max Fürst von Lichnowsky.

24 1939 wurde Hans Wimmer, Freund und Bewunderer André Maillols, mit dem *Rompreis* der *Preußischen Akademie der Künste* ausgezeichnet. Die vorgesehene Berufung Wimmers an die Nürnberger Kunstakademie wie auch an weitere deutsche Hochschulen scheitert an dessen Weigerung, der NSDAP beizutreten.

25 Der 20. April 1940 ist ein Samstag.

26 Elisabeth von Platen und Marie Hay.

27 15./16. Mai 1940.

28 42 Jahre später wird Alice von Platen in Cortona heimisch.

6. Die Odyssee geht weiter – 1940–1946

1 Unter den von C.G. Jung in die analytische Psychologie eingeführten »Archetypen« kommt dem »Schatten« besondere Bedeutung zu. Er steht für die ins Unbewusstsein abgeschobenen »negativen« – sprich: unerwünschten – Züge der eigenen Persönlichkeit. Die Auseinandersetzung mit dem eigenen Schatten und dessen Integration in die Gesamtpersönlichkeit zählen laut Jung zu den zentralen Aufgaben des menschlichen Reifeprozesses.

2 Brinkschulte, *Weibliche Ärzte*, S. 126ff.

3 Ludwig Curtius und Tochter Stella reisten Anfang Juli für mehrere Wochen nach Bayern.

4 Mit Angriffen auf Essex, Kent, Sussex und Hampshire begann am 12. August 1940 der Luftkrieg gegen England. Allein in der Nacht zum 15. November luden 449 deutsche Flugzeuge insgesamt 503 Tonnen Sprengbomben und 31 Tonnen Brandbomben über der mittelenglischen Industriestadt Coventry ab und zerstörten dabei rund 85 Prozent aller Gebäude. Obwohl alliierte Luftaufklärungsflugzeuge schon früh bis bis München durchdrangen, sollten zwei Jahre vergehen, bevor britische Bomber im September 1942 erstmals diesen vermeintlichen »Luftschutzkeller des Reiches« angriffen.

5 Im *Mitteilungsblatt der Stadtverwaltung Kitzbühel* vom August 2009 heißt es über die Klinik unter anderem: »1930 wurde am Hornweg das Sanatorium von Dr. Waldemar von Carl-Hohenbalken eröffnet. Lange Zeit wichtigste Geburtenstation im Raum Kitzbühel, war es auch Anlaufstelle für Unfallchirurgie, bevorzugt von touristischen Kurgästen«.

6 Altgriechisch: »Süße Träume« – auch: »schlafe gut!«

7 Alice von Platen wird lebenslang jeweils die »männliche« Berufsbezeichnung für sich in Anspruch nehmen: (»Volontärassistent«, »Landarzt«, »Psychiater«).

8 Ernst Heinrich Buschor (*1886) war vor seiner Professur Direktor der Abteilung Athen des Deutschen Archäologischen Instituts. Buschor übersetzte u.a. sämtliche Werke von Aischylos, Sophokles und Euripides. Manche dieser Übersetzungen (z.B. »Oidipus auf Kolonnos«) sind heute noch gebräuchlich.

9 Gemeint ist die Hochzeit zwischen Johann Nepomuk Anton Karl Leonhard Otto Bonaventura (*25.9.1904) und Stephanie Maria Rosa Ludwine Walpurga Thekla von und zu Eltz (*30.9.1917).

10 Hellmut Becker war 1940 zunächst an der nordfranzösischen Kanalküste stationiert, bevor er 1941 an die Ostfront abkommandiert wurde. Nach einer schweren Verwundung wurde Becker kriegsuntauglich geschrieben und ging 1943 als Doktorand nach Straßburg, wo er im Haus seines Freundes Carl Friedrich von Weizsäcker lebte. Während der sechs Kriegsjahre blieben Becker und Alice von Platen in regelmäßigem brieflichen Kontakt.

11 So bezeichnete Alice Ricciardi von Platen 1994 rückblickend die mit dem Ausfüllen von Ausreise- und Bezugsscheinanträgen, Korrespondenz, dem Schlangestehen nach Lebensmitteln, Babymatratze und Steppdecke sowie dem »Umhäkeln« von Babywäsche verbrachten vier Wochen.

12 Die Bezeichnung »Drache« stammt von Ernst Homann-Wedeking. Nach der Entscheidung für den Namen »Georg« hatte eine launige Namensassoziation mit dem legendären Drachentöter Sankt Georg zu dem Einfall geführt. Alice von Platen machte sich die Bezeichnung während der ersten Lebenstage und -wochen ihres Sohnes zu eigen, wechselte dann zur Bezeichnung »Georgie«, die sie lebenslang beibehielt. Nur während ihrer Landarzttätigkeit in Pettenbach schrieb sie »Georg«.

13 Joseph Goebbels und seine Familie wohnten im Sommer 1941 in der Villa Roth am Grundlsee. Die schulpflichtigen Kinder besuchten während dieser Zeit die Volksschule im benachbarten Dorf Gössl.

14 Liesel Hentzen hatte Alice von Platen in Rom angeboten, ihr während der ersten Monate nach der Entbindung zur Seite zu stehen. Daraus wurden zwei Jahre. Als sich Alice von Platens Hoffnungen auf eine Landarztpraxis zerschlugen, ging Liesel Hentzen nach Italien zurück. Das Kindermädchen aus Bodman gehörte bis Mitte 1942 der Wohngemeinschaft an.

15 Der Einsatz führte Alice von Platen im November 1941 ins unterfränkische Wiesentheid. Zutiefst unglücklich schrieb sie an EW: »Hier ist es ein ewiges, nervenaufreibendes Auf und Ab, draußen liegt tauender, graubrauner Schnee, dazu eisiger, nasskalter Wind. Im Bett werde ich Siebenkäs lesen und gänzlich trübselig werden – alles wegen des Nasen-Rachen-Kehl- und übrigen -Kopf-, Brust-, Augen- und Seelenkatarrh Wiesentheid'scher Prägung.« Dennoch sollte sich jener Kurzeinsatz für Alice von Platen sechs Jahre später als bedeutsam für ihre berufliche Zukunft erweisen.

16 Am 20. Januar 1942 wurde in der Villa *Am Großen Wannsee 56–58* in Berlin unter dem Vorsitz des SS-»Obergruppenführers« Reinhard Heydrich die organisatorischen Details der geplanten Juden-Vernichtung festgelegt.

17 Seit 1939 dem neugebildeten Reichsgau »Oberdonau« zugehörig.

18 Die Stelle in Pettenbach wurde Alice von Platen von der Linzer Ärztekammer zugewiesen.

19 Im Juni 1941 hatte Clemens von Platen-Hallermund Alices Wunsch, Georg standesamtlich mit dem Namen »Platen-Hallermund« einzutragen – (»ohne von und zu«) – widersprochen und Georg umstandslos »in die Familie aufgenommen«.

20 Im KZ Mauthausen waren zwischen 1938 und 1945 etwa 200.000 Menschen inhaftiert. Etwa die Hälfte von ihnen wurde erschlagen, erhängt, erschossen oder auf andere Weise getötet. Im Schloss Hartheim wurden zwischen 1940 und 1944 etwa 30.000 geistig, seelisch oder körperlich behinderte Menschen durch Giftgas oder tödliche Injektionen ermordet. Das KZ Ebensee war eines der so genannten »Außenlager« des KZ Mauthausen. Durch Sklavenarbeit sollte hier auf Befehl Hitlers ein unterirdisches Raketenentwicklungswerk entstehen. Zwischen 1943 und 1945 kamen in Ebensee durch Entkräftung, Verhungern oder gezielte Tötung 8745 Menschen zu Tode.

21 Zum Zweck der »Aktion T4« genannten Tötungsaktion (sh. folgende Fußnote) waren folgende sechs Einrichtungen beschlagnahmt und mittels Vergasungsanlagen entweder teilweise oder ganz zu Tötungsstätten ausgebaut worden: Schloss Grafeneck, das ehemalige Zuchthaus Brandenburg an der Havel, Schloss Hartheim bei Linz, die Heil- und Pflegeanstalten Sonnenstein bei Pirna, die Landes-Heil- und Pfleggeanstalt in Bernburg an der Saale in thüringischen Bernburg an der Saale und das Gelände der psychiatrischen Klinik Hadamar bei Limburg.

22 Die »Euthanasie«-Zentraldienststelle war zunächst in den Räumen der Führerkanzlei untergebracht. Im April 1940 wurde der Großteil der rund 100 Personen umfassenden Verwaltung in eine Villa in der Berliner Tiergartenstraße 4 verlegt. Nach dieser Adresse etablierte sich darauf für die Erwachsenen-«Euthanasie« im internen Sprachgebrauch das Kürzel »Aktion T4«. Quelle u.a.: Hans-Walter Schmuhl: *Die Patientenmorde«*, in Ebbinghaus, Angelika/Dörner, Klaus (Hg.): *Vernichten und Heilen.*

23 Quelle: Angela Hanke: *Die Deutschen waren die Verteidiger.*

24 Allein der Tötungsanstalt Hadamar waren neun Zwischenanstalten zugeordnet: Herborn, Weilmünster, Eichberg/Eltville, Kalmenhof/Idstein, Scheuern/Nassau, Galkhausen/Langenfeld, Andernach, Wiesloch, Weinsberg.

25 Quelle: Hans-Walter Schmuhl: *Die Patientenmorde*, in Angelika Ebbinghaus/Klaus Dörner (Hg.): *Vernichten und Heilen*, Berlin 2002.

26 Quelle: Angela Hanke: *Die Deutschen waren die Verteidiger.* Bereits im Oktober 1940 hatte der 1903 in Graz geborene Architekt Herbert Eichholzer gemeinsam mit anderen österreichischen Widerstandskämpfern in einem Flugblatt auf gezielte Tötungsaktionen aufmerksam gemacht: »In Steinhof in Wien, das seinerzeit (Anm.: 1907) von der Gemeinde Wien für Nervenkranke erbaut worden war, und wo sich 6000 Kranke befanden, brachten die Nazis einen neuen Beweis für (ihre) ›Menschlichkeit‹. […] So gingen diese nationalsozialistischen Unmenschen her, steckten die Narren vom Steinhof in Omnibusse und führten sie ins Altreich. Angeblich sollten sie dort in besseren Anstalten untergebracht werden. Nach kurzer Zeit wurden die Eltern oder Verwandten vom Tod ihres Angehörigen verständigt. Als Todesursache wurde Lungenentzündung, Blinddarm- oder Mandelentzündung udgl. angegeben.« Im Januar 1943 – drei Monate nach seinen Mitstreitern Karl Drews, Franz Weiß und Josef Neuhold – wurde Eichholzer wegen »Hochverrats« hingerichtet.

27 Am 3. August 1941 berichtete der Münsteraner Bischof Clemens August Graf von Galen (1878–1946) während einer Predigt in seiner ehemaligen Pfarrkirche St. Lamberti, dass aus Heil- und Pflegeanstalten in Westfalen Kranke abtransportiert würden und die Angehörigen nach kurzer Zeit die Mitteilung erhielten, der Kranke sei verstorben und die Leiche bereits eingeäschert. Galen äußerte hierbei den »an Sicherheit grenzende[n] Verdacht, daß man dabei jener Lehre folgt, die behauptet, man dürfe sogenanntes ›lebensunwertes Leben‹ vernichten«. Galen weiter: »Hier handelt es sich um Menschen, unsere Mitmenschen, unsere Brüder und Schwestern! Arme Menschen, kranke Menschen, unproduktive Menschen meinetwegen! Aber haben sie damit das Recht auf das Leben verwirkt? Hast du, habe ich nur so lange das Recht zu leben, solange wir produktiv sind, solange wir von den anderen als produktiv anerkannt werden?«

28 Schloss Hartheim wurde der Mordbetrieb bis Ende 1944 – und damit am längsten von den sechs Tötungsanstalten der »Aktion T4« – aufrecht erhalten. Im Juni 1945 fanden Besatzungssoldaten in einem Stahlfach in Hartheim eine 39-seitige Statistik. Darin hieß es u.a., dass im Rahmen der so genannten Aktion T4 »bei 70.273 Desinfizierten(!) und einer Lebenserwartung von 10 Jahren Lebensmittel im Wert von 140 Millionen Reichsmark eingespart« worden seien.

29 1945 wird Alice von Platen erfahren, dass in Linz eine Gestapo-Akte über sie angelegt wurde.

30 Alice Ricciardi-von Platen 2002–2007 im Interview mit Ullabritt Horn.

31 1994 wird sich Alice Ricciardi-von Platen in einem Brief an Hilde Lotz an die gemeinsamen Pettenbacher Jahre so erinnern: »Wunderbar waren unsere gegenseitigen Besuche, wahre Fest-

tage. Auch kam Wolfgang gelegentlich in unsere Einsamkeit. Es waren arbeitsreiche Jahre, ganz in der Natur und mit der Bevölkerung verwachsen, zum ersten und einzigen Mal in meinem Leben!«

32 Tatsächlich wurde Hilde Lotz' Wohnung in der Münchner Fürstenstraße, wo Alice von Platen den März 1941 verbracht hatte, wenige Monate später bei einem Luftangriff zerstört.

33 Wörtliches Zitat Alice Ricciardi-von Platens. Der Name wurde geändert.

34 Alice Ricciardi-von Platen im Gespräch (2002–2007) mit der Dokumentarfilmerin Ullabritt Horn.

35 Dazu Hellmut Beckers Sohn Michael Becker am 12.10.2011: »Damals (Anm: als Hellmut Beckers Söhne den Nachlass ihres Vaters ordneten) fielen die Briefe von Alice dadurch auf, dass sie sich viel offener kritisch über die politischen Verhältnisse äußerte als andere Korrespondenten. Ich kann nicht sagen, ob sie einfach gegenüber den Nazis kritischer eingestellt war als andere Freunde meines Vaters oder ob sie im Unterschied zu diesen keine Angst vor staatlicher Überwachung des Briefverkehrs hatte und sich in Briefen deshalb keinerlei politische Zurückhaltung auferlegte.«

36 Während Alice von Platens älteste Schwester Marie von Stumm zur selben Zeit in Berlin für den englischsprachigen deutschen Propagandasender »German Calling« arbeitete, war ihr nunmehr einziger Sohn Wilhelm (genannt »Kicker«) nach einer Denunziation wegen angeblich »wehrkraftzersetzender« Äußerungen statt zum geplanten Kompanieführerlehrgang an die Ostfront abkommandiert worden und kurz darauf gefallen. Alice von Platens Bitte, sich an seine mit Ribbentrop befreundete Mutter zu wenden, hatte Wilhelm von Stumm mit den Worten abgelehnt, »dass mein Stolz mir nicht erlauben wird, in gefährlichen Augenblicken Konzessionen zu machen. Dazu bin ich zu sehr Salemer, gleichgültig welche Folgen das auch für mich haben mag.«

37 1941 war Viktor von Weizsäcker von Heidelberg nach Breslau gegangen und hatte dort neben der Professur für Neurologie die Nachfolge Otfried Försters als Direktor des gleichnamigen Instituts angetreten.

38 Siehe hierzu die Brief- und Tagebuchzitate Alice von Platens nach ihrer Rückkehr in den Arztberuf – so am 22. 11. 1940: »Ich bin bei dem häufigen Föhn wie zerschlagen [...] und möchte mich nur in einen Winkel verkriechen. Es ist aber ganz gut, dass ich es nicht kann, es erzieht ungeheuer, dabei Kranke anzuhören.«

39 Weizsäcker, Viktor von (1941), *Arzt und Kranker*, Leipzig.

40 rozzo (it) = ungehobelt.

7. Der Nürnberger Ärzteprozess

1 Henkelmann, Thomas, *Viktor von Weizsäcker (1886–1957). Materialien zu Leben und Werk*, Berlin/Heidelberg 1986, S.160f.

2 Viktor von Weizsäcker war nach seiner Ankunft kurzzeitig von den US-Militärbehörden interniert worden.

3 Henkelmann, Thomas, *Viktor von Weizsäcker (1886–1957)*, S. 162.

4 Gegen die Annahme, dass etwa allein Bauers Sorge um seine jüdische Ehefrau die Anpassungsbereitschaft des Mediziners befördert hätte, spricht unter anderem Bauers bereits 1925 veröffentlichte Abhandlung »*Rassenhygiene. Ihre biologischen Grundlagen*«. Am 11. November 1933 zählte Bauer zu den Unterzeichnern des »Bekenntnis(ses) der Professoren an den deutschen Universitäten und Hochschulen zu Adolf Hitler und dem nationalsozialistischen Staat.« 1934 publizierte Bauer in der Fachzeitschrift *Der Chirurg* einen Beitrag, in dem er »zur Ausmerze von

Erbübeln« eine »Unfruchtbarmachung schwer Erbkranker« befürwortete. 1944 schließlich gehörte Bauer dem wissenschaftlichen Beirat Karl Brandts an.

5 Zu Viktor von Weizsäckers Rolle während der NS-Zeit findet sich auf der Homepage der Viktor von Weizsäcker-Gesellschaft (*www.viktor-von-weizsaecker-gesellschaft.de*) eine den diesbezüglichen Forschungsstand umfassend reflektierende Untersuchung von Hans Stoffels und Peter Achilles. Titel: *Anmerkungen zum Streitfall. Viktor von Weizsäcker und der Nationalsozialismus.*

6 Weizsäcker, Viktor von, *Euthanasie und Menschenversuche*, im 1. Heft der Zeitschrift *Psyche* (1947).

7 Stoffels, Hans und Achilles, Peter, *Anmerkungen zum Streitfall. Viktor von Weizsäcker und der Nationalsozialismus,* www.viktor-von-weizsaecker-gesellschaft.de.

8 Nachdem Experten wie der Leiter des Wiener Instituts für Denkmalpflege, Dr. Seiberl, die Verhältnisse (v.a. Temperatur und Luftfeuchtigkeit) im Altausseer Salzberg als ideal für die Bilderkonservierung befunden hatten, wurden ab November 1943 rund 7.000 für das geplante Linzer (»Führer)-Museum der Deutschen Kunst« – teils durch »Arisierungen« (aus Privatbesitz), teils durch so genannte »Requirierung« (aus Museen) – in Europa zusammengeschaffte bzw. zusammengeraubte Gemälde in einem eigens mit Holz verschalten Stollen im Salzbergwerk Altaussee eingelagert. Nach Kriegsende dauerte es etwa drei Jahre, bis der Stollen wieder komplett geräumt war.

9 Toots' Tochter (*1918).

10 Golo Manns Weg seit 1933 sh. Personenverzeichnis.

11 Ernst Niekisch (*1889) siehe Personenverzeichnis.

12 Carl Oelemann im Rundschreiben vom 9.11.1946 an alle deutschen Universitäten, sh. Peter, Jürgen, *Der Nürnberger Ärzteprozess im Spiegel seiner Aufarbeitung anhand der Dokumentensammlungen von Alexander Mitscherlich und Fred Mielke,* S.32, unter Hinweis auf das Alexander-Mitscherlich-Archiv der Stadt- und Universitätsbibliothek Frankfurt/M II 2/112.1a.

13 Petition von Carl Oelemann vom 27.11.1946 »To the Office of the Chief of Counsel (Trial of Nazi Doctors), Palace of Justice, Nuremberg«, Peter S. 317, unter Hinweis auf das Alexander-Mitscherlich-Archiv der Stadt- und Universitätsbibliothek Frankfurt/M II 2/106.1.

14 Peter S.318, unter Hinweis auf das Alexander- Mitscherlich-Archiv der Stadt- und Universitätsbibliothek Frankfurt/M II 2/106.3.

15 In seinem Antwortschreiben vom 19.11.1946 an Carl Oelemann bat der Dekan der medizinischen Fakultät Göttingen, Prof. H.J. Deuticke zudem »um Mitteilung«, »welche Herren außer dem bereits genannten Kommissionsvorsitzenden, Herrn Kollegen Dr. Mitscherlich, noch dem Ausschuss angehören.« Peter, S.36, unter Hinweis auf das Alexander- Mitscherlich-Archiv der Stadt- und Universitätsbibliothek Frankfurt/M II 2/112.13.

16 Peter S.318, unter Hinweis auf das Alexander- Mitscherlich-Archiv der Stadt- und Universitätsbibliothek Frankfurt/M II 2/106.3.

17 Alice von Platen, *Ärzteprozess Nürnberg. I. Anklage,* in: Hippokrates, 1947/Heft 1/4, S.29.

18 Ebd.

19 Ebd.

20 Ebd.

21 Alice von Platen, *Ärzteprozess Nürnberg. I. Anklage,* in: Hippokrates, 1947/Heft 1/4, S.30.

22 Alice Ricciardi von Platen im Gespräch mit Ullabritt Horn (2002–2007).

23 Alice von Platen, *Ärzteprozess Nürnberg. I. Anklage,* in: Hippokrates, 1947/Heft 1/4, S.30.

24 Ebd.

25 Peter S.39, unter Hinweis auf das Alexander- Mitscherlich-Archiv der Stadt- und Universitätsbibliothek Frankfurt/M II 2/112.21.

26 Alice von Platen, *Ärzteprozess Nürnberg. I. Anklage,* in: Hippokrates, 1947/Heft 1/4, S.30.

27 Ein von der Publizistin Hannah Arendt geprägter Begriff: Arendt, Hannah, *Eichmann in Jerusalem. Ein Bericht von der Banalität des Bösen*, München 1964.

28 Tarn-Kürzel für die am 1. September 1939 gestartete NS-»Euthanasie«-Aktion – nach der Adresse der Berliner »Euthanasie«-Zentraldienststelle: Tiergartenstraße 4.

29 Eines der Tötungsprogramme, die der »Aktion T4« folgten. Die »Aktion Brandt« zielte ab 1943 u.a. darauf, in Heil- und Pflegeanstalten Bettenplätze für Lazarette und Ausweichkrankenhäuser zu schaffen.

30 Alice von Platen, *Ärzteprozess Nürnberg. I. Anklage*, in: Hippokrates, 1947/Heft 1/4, S.31.

31 Schreiben vom 10. Januar 1947. sh. Peter, S.41, unter Hinweis auf das Alexander- Mitscherlich-Archiv der Stadt- und Universitätsbibliothek Frankfurt/M II 2/115.1.

32 Wie schon im *Prolog* erwähnt, gehörten der offiziellen Beobachterkommission anfangs folgende sechs Personen an: 1. Alexander Mitscherlich, 2. Alice von Platen, 3. Fred Mielke, 4. Wolfgang Benstz (alle Heidelberg), 5. Wolfgang Spamer (Neckarsteinach), 6. Friedrich Jensen (Frankfurt/M). Der Darmstädter Ärztekammerfunktionär Friedrich Koch war zur Unterstützung der Kommission mit angereist.

33 Peter, S.42, unter Hinweis auf das Alexander-Mitscherlich-Archiv der Stadt- und Universitätsbibliothek Frankfurt/M II 2/115.1.

34 *1905 in Wien, sh. Personenverzeichnis.

35 Peter, S.43, unter Hinweis auf das Alexander-Mitscherlich-Archiv der Stadt- und Universitätsbibliothek Frankfurt/M II 2/112.24.

36 Peter, S.44, unter Hinweis auf das Alexander- Mitscherlich-Archiv der Stadt- und Universitätsbibliothek Frankfurt/M II 2/112.27.

37 Martin Dehli, *Leben im Konflikt. Zur Biographie Alexander Mitscherlichs*, Göttingen 2007, S.187 – zitiert aus Haase, Helga (Hg.) *Alexander Mitscherlich. Gesammelte Schriften*, Frankfurt/M 1983, S.377.

38 Später wurde der Subtitel geändert in: *Zeitschrift für Psychoanalyse und ihre Anwendungen*.

39 Gemeint ist Alexander Mitscherlich.

40 Martin Dehli, *Leben im Konflikt. Zur Biographie Alexander Mitscherlichs*, Göttingen 2007, S.189 – zitiert aus: Bundesarchiv Koblenz, Nachlass Felix Schottlaender N 1498/I.

41 Jeremias 38,4: »Daraufhin sagten die Beamten zum König: Dieser Mann muss mit dem Tod bestraft werden; denn er lähmt mit solchen Reden die Hände der Krieger, die in dieser Stadt noch übrig geblieben sind.«

42 Die zwei ersten Artikel Alice von Platens (»Ärzteprozess Nürnberg. Die Anklage« und »Nürnberger Ärzteprozess II, Verteidigung«) erschienen in *Hippokrates*, Heft 1/1947, der dritte (Nürnberger Ärzteprozess, III. Urteil«) in Heft 2, 1948. Neben Veröffentlichungen in der Schweiz kam Alexander Mitscherlich während des Ärzteprozesses nur einmal in einer deutschen Standeszeitschrift zu Wort, als das »Südwestdeutsche Ärzteblatt in seiner Juli-September-Ausgabe ein von Mitscherlich im Juni vor Ärztevertretern in Bad Nauheim gehaltenes Referat (»Bericht über Nürnberger Ärzteprozess«) abdruckte. Bei derselben Veranstaltung wurde Alexander Mitscherlich für seine Schweizer »Presseveröffentlichungen« gerügt, da diese »zu Mißverständnissen Anlass gegeben« hätten: »Es wurde darauf hingewiesen, daß man heute bei der Leserschaft keineswegs immer mit dem Willen zu objektiver Beurteilung rechnen dürfe, und daß andererseits jedes Eingreifen in die schwebenden Verhandlungen im Interesse der Wahrheitsfindung vermieden werden müsse.« Bei derselben Veranstaltung hatte der anfangs zur Unterstützung der Beobachterkommission nach Nürnberg mit angereiste Ärztekammerfunktionär Friedrich Koch einen Vortrag zum Thema »Vom Wesen des Arzttums« gehalten. »Nach den Erfahrungen« des Ärzteprozesses, so Koch, könne »eine Neubesinnung auf das Wesen des Arzttums nur davon ausgehen, daß Aufgabe des Arztes grundsätzlich ist, dem Einzelnen zu dienen, daß er Helfer des hilfesuchenden Menschen sein soll, daß die Beziehung zwischen Arzt und Patient eine personale ist«.

43 Peter, S.43, unter Hinweis auf das Alexander- Mitscherlich-Archiv der Stadt- und Universitätsbibliothek Frankfurt/M I/5184.4.

44 In Mitscherlichs 1943 abgeschlossener und 1946 erstpublizierter Monographie *Freiheit und Un-freiheit in der Krankheit* findet sich u. a. folgende Textpassage: »Zwar lebt der einzelne länger, und dies ist ein unschätzbarer Gewinn in der Vorstellungswelt einer vom Individualegoismus bestimmten Menschheit. Aber die Mehrung von Krankheit und bloßem Vegetieren, das alle Kraft zu der Aufrechterhaltung des Daseins verbraucht, erschreckt. Daneben wachsen nun noch Individuen auf, die überhaupt ihre Existenz der Anstrengung Leben um jeden Preis zu erhalten verdanken. Auch diese Zahl wächst an, beunruhigend für eine Menschheit, die ihre Gesundheit mit Mühe gegen ihre Morbidität verteidigt.« (Haase, Helga (Hg.), *Alexander Mitscherlich. Gesammelte Schriften*, Frankfurt/M 1983, S.121). Martin Dehli weist in seinem Buch *Leben als Konflikt. Zur Biographie Alexander Mitscherlichs* auf S.120 darauf hin, dass Mitscherlich die beiden letzten Sätze bei der Neuauflage der Monographie im Jahr 1977 »kommentarlos aus dem Text« genommen habe.

45 Auch in der 1960 erschienenen, erweiterten Neuauflage *Medizin ohne Menschlichkeit* findet sich kein Hinweis auf Alice von Platens Mitarbeit an der Dokumente-Sammlung. Stattdessen heißt es in Alexander Mitscherlichs Vorwort: »Ich habe als Leiter der deutschen ›Ärztekommission‹ beim 1. Amerikanischen Militärgerichtshof in Nürnberg im Auftrag der Arbeitsgemeinschaft der Westdeutschen Ärztekammern gemeinsam mit meinem Mitarbeiter, Dr. Fred Mielke, die Unterlagen zu dieser Dokumentation und zu der früheren gesammelt.« Einzig in einem Querverweis auf ihr 1948 erschienenes Buch »Die Tötung Geisteskranker in Deutschland« scheint Alice von Platens Name auf.

46 Minna Specht (*1879), ehemalige Leiterin des *Internationalen sozialistischen Kampfbundes*, emigrierte 1938 nach Wales und leitete von 1946–1951 die *Odenwaldschule*.

47 Neben sieben Todesurteilen »durch den Strang« (darunter Viktor Brack, Karl Brandt und Karl Gebhardt), die am 2. Juni 1948 vollstreckt wurden, verhängte der I. Amerikanische Militärgerichtshof neun Haftstrafen zwischen 10 Jahren und »lebenslänglich«. Sieben Angeklagte wurden von den gegen sie erhobenen Beschuldigungen freigesprochen. Herta Oberheuser, ehemalige Lagerärztin im KZ Ravensbrück und einzige Frau unter den 23 Angeklagten, wurde zu 20 Jahren Haft verurteilt. Die Strafe wurde am 31. Januar 1951 in eine 10-jährige Haftstrafe umgewandelt. Am 4. April 1952 wurde Oberheuser vorzeitig aus der Haft entlassen.

48 Im Interview mit der Dokumentarfilmerin Ullabritt Horn (2002–2007).

49 In seinem Eröffnungsstatement am 9. Dezember 1946 wies Chefankläger Telford Taylor darauf hin, dass die Angeklagten als Ärzte den Hippokratischen Eid geschworen hätten, folglich in Ausübung ihres Berufes zu Mördern geworden seien. Da es neben diesem Beurteilungskriterium ansonsten keine völkerrechtlich verbindliche Rechtsgrundlage gab, schuf das Gericht eine auf dem Hippokratischen Eid basierende Rechtsgrundlage für die Be- und Verurteilung der NS-Medizinverbrechen. »Herzstück« der seit dem Nürnberger Ärzteprozess als »Nürnberger Kodex« fortwirkenden Rechtsnorm ist der »informed consent« über »zulässige medizinische Versuche«. In Artikel 1 des Kodex heißt es dazu: »Die freiwillige Zustimmung der Versuchsperson ist unbedingt erforderlich. Das heißt, dass die betreffende Person im juristischen Sinne fähig sein muss, ihre Einwilligung zu geben; dass sie in der Lage sein muss, unbeeinflusst durch Gewalt, Betrug, List, Druck, Vortäuschung oder irgendeine andere Form der Überredung oder des Zwanges, von ihrem Urteilsvermögen Gebrauch zu machen; dass sie das betreffende Gebiet in seinen Einzelheiten hinreichend kennen und verstehen muss, um eine verständige und informierte Entscheidung treffen zu können. Diese letzte Bedingung macht es notwendig, dass der Versuchsperson vor der Einholung ihrer Zustimmung das Wesen, die Länge und der Zweck des Versuches klargemacht werden; sowie die Methode und die Mittel, welche angewendet werden sollen, alle Unannehmlichkeiten und Gefahren, welche mit Fug zu erwarten sind, und die Folgen für ihre Gesundheit oder ihre Person, welche sich aus der Teilnahme ergeben mögen. Die Pflicht und Verantwortlichkeit, den Wert der Zustimmung festzustellen, obliegt jedem, der den Versuch

anordnet, leitet oder ihn durchführt. Dies ist eine persönliche Pflicht und Verantwortlichkeit, welche nicht straflos an andere weitergegeben werden kann.«

8. Der Weg zur Psychoanalyse

1   Peter, S.28, unter Hinweis auf das Alexander-Mitscherlich-Archiv der Stadt- und Universitätsbibliothek Frankfurt/M II 2/115.4.

2   Heubner wehrte sich gegen diese Buchpassage u.a. mit dem Argument, er sei davon ausgegangen, dass die Human-Versuche nicht an KZ-Häftlingen vorgenommen wurden, sondern »an zum Tode Verurteilten«. Über Art und Verlauf der diversen Auseinandersetzungen, denen sich vor allem Alexander Mitscherlich zu stellen hatte, sh. Jürgen Peter: *Der Nürnberger Ärzteprozess.*

3   Im Schreiben vom 1. Mai 1947 an Carl Oelemann bezeichnete Mitscherlich es als »erfreuliches Zeichen der Gesundung, daß wir als Deutsche selbst, diese betrübliche Tatsache offiziell zur Kenntnis nehmen, und sie uns nicht nur aus fremdem Munde sagen lassen«. (Hoyer, Timo, *Im Getümmel der Welt. Alexander Mitscherlich – Ein Porträt*, Göttingen 2008, S.395, unter Hinweis auf das Alexander-Mitscherlich-Archiv der Stadt- und Universitätsbibliothek Frankfurt/M II 2/112.29.

4   *Geschichte zum Hören. Die Nürnberger Prozesse.* Deutschlandradio Kultur 2005.

5   Peter, S.28, unter Hinweis auf das Alexander-Mitscherlich-Archiv der Stadt- und Universitätsbibliothek Frankfurt/M II 2/115.5.

6   Platen-Hallermund, Alice, *Die Tötung Geisteskranker in Deutschland*, Frankfurt/M 1993, S.10 (Da die Originalausgabe allenfalls noch in Einzelexemplaren erhältlich ist, beziehen sich diese und alle folgenden Seitenangaben auf den 1993 im Psychiatrieverlag erschienenen Reprint.

7   Quelle: Universitätsbibliothek Frankfurt a.M. / Archivzentrum / Nachlass Mitscherlich.

8   Rudolf Bilz (1898–1976) wurde 1947 von Georg Zillig in St. Getreu angestellt. Bilz' Werdegang sh. Personenverzeichnis.

9   Quelle: Universitätsbibliothek Frankfurt a.M. / Archivzentrum / Nachlass Mitscherlich.

10   Norbert von Hellingrath: *Hölderlin-Vermächtnis – Forschungen und Vorträge.*

11   Platen-Hallermund, *Die Tötung Geisteskranker*, S.9.

12   Platen-Hallermund, *Die Tötung Geisteskranker,* S.16f.

13   Bei der Lehranalyse – einem inzwischen obligaten Bestandteil der psychoanalytischen Ausbildung – soll der künftige Analytiker neben den Analysetechniken sich selbst zu erfahren lernen – sprich: die eigenen unbewussten Konflikte zu erkennen und aufzulösen lernen. In seinen Schriften zur Behandlungstechnik bezeichnete Sigmund Freud 1910 die »Selbstanalyse« als einzigen Weg für Psychoanalytiker, »Übertragung und Gegenübertragung« – heißt: die unbewusste »Übertragung« von Gefühlen, Vorurteilungen und Erwartungen des Patienten auf den Analytiker – und umgekehrt – zu erkennen und zu beherrschen.

14   *1889 in Bukarest, aufgewachsen in Wien. Wanderte 1925 in die USA aus und entwickelte ab 1936 in seiner eigenen psychiatrischen Klinik in Beacon (New York) den therapeutischen Ansatz des »Psychodramas« weiter.

15   *1890 im ukrainischen Poltawa. Slavson befasste sich erstmals 1919 mit psychoanalytischer Gruppentherapie und fungierte als erster Präsident der von ihm mitbegründeten American Group Psychotherpy Association (AGPA). Slavson gilt unter anderem als Begründer der Kindergruppentherapie.

16   1920 zur Behandlung traumatisierter Soldaten gegründet.

17   *1882 in Wien, seit 1926 in London (sh. Personenverzeichnis). Zwischen Melanie Klein und Anna Freud kam es nach Sigmund Freuds Tod 1939 hinsichtlich der Ausrichtung und Zukunft

der Psychoanalyse zu kontroversen Dikussionen. Die Folge war eine Aufspaltung der britischen psychoanalytischen Szene in drei Gruppen.

18 Dieter Janz (*1920), arbeitete seit 1946 in der Heidelberger Klinik; sh. Personenverzeichnis.

19 Quelle: Prof Dieter Janz.

20 Quelle: Prof. Dieter Janz.

21 In Bamberg lebende Freunde des Ehepaars Janz waren der Arzt, Kunstsammler und Schriftsteller Erich Wolff und dessen Ehefrau Herlinde von den Steinen. Letztere wiederum war mit dem Archäologen Karl Schefold verschwägert, den Alice von Platen 1940 in der Casa Curtius in Rom kennengelernt hatte.

22 Quelle: BR, Historisches Archiv, SN/97.1: 11.07.1949 – Der Hörsaal: Alice Platen-Hallermund, Anlage und Umwelt / Kultur und Erziehung.

23 Quelle: BR, Historisches Archiv, SN/97.1: 14.11.1949 – Die Sprechstunde: Alice Platen-Hallermund, Gruppenpsychotherapie / Kultur und Erziehung.

24 Die Kapazität der von König George V. und Königin Mary im Jahr 1934 eröffneten Klinikanlage umfasste seit dem Ende der 1930er Jahre insgesamt 2300 Betten. Gegliedert war die Anlage in Gebäudeeinheiten, in denen jeweils 20 bis 45 Patienten Platz fanden.

25 In London lebt Alice von Platen zunächst zur Untermiete bei einem Neffen Viktor von Gebsattels, dessen Frau und drei Kindern in Ermismore Gardens, einer kleinen Anliegerstraße am Südrand des Hydeparks.

26 Im Interview gab Alice Ricciardi-von Platen 2006 die Episode so wieder: »Augusto ging gerne von Vincigliata aus den Weg hinunter nach Florenz, dabei kam er an der Villa i Tatti vorbei. Er pfiff sehr gerne Lieder aus seiner Kindheit, und darunter war auch das Lied ›John Browns Baby […] Glory Glory Halleluja‹. Eines Tages begegnete er Berenson, der ihn bat: ›Junger Mann, bitte pfeifen sie das nochmal!‹ Augusto Ricciardi war in Uniform und wusste eigentlich nicht, was er pfiff. Aber er tat es noch einmal für Berenson.«

27 »Ich glaube nicht, dass wir uns heute sehen sollten. Ich versuche allein zu sein. Wenn ich Menschen treffe, laufe ich vor mir davon. Es geht mir einzig darum, an mir zu arbeiten. Hoffe, Sie sind ok!«

28 Im Mai 1950 hatte sich Ernst Homann-Wedeking in Frankfurt mit der Arbeit »Die Anfänge der griechischen Grossplastik« habilitiert.

29 1898 als »Heath Asylum« – etwa: »Heide-Asyl« gegründet.

30 Quelle: BR, Historisches Archiv, SN/128.1, 15.08.1950, *Mensch und Gesellschaft: Ashridge College*, von Alice von Platen-Hallermund.

31 In der Einleitung zu ihrem Buch »Psychoanalyse und Gruppe« stellt Herausgeberin Annelise Heigl-Evers gemeinsam mit Raimund Battegay den Bezug von Sigmund Freuds Psychoanalyse zu den modernen gruppenanalytischen Konzepte her: »Die an den Prinzipien der Psychoanalyse von S. Freud orientierte Behandlung von seelisch bedingten Erkrankungen ist ursprünglich für die Anwendung in einer Zweierbeziehung, zwischen einem Therapeuten und einem Patienten, konzipiert worden. Sie ist in den letzten Jahrzehnten aber zunehmend auch in Kleingruppen, in der Pluralität von 4–9 Personen, erprobt und als wirksam befunden worden. Dem Schöpfer der Psychoanalyse lag ihre Anwendung in Kleingruppen noch fern. Er hat sich jedoch in seiner 1921 erschienenen Schrift über ›Massenpsychologie und Ich-Analyse‹ mit den Einflüssen der Masse oder der Gruppe auf das Seelenleben des einzelnen theoretisch auseinandergesetzt […] So sah Freud einen wesentlichen Faktor der Gruppenbildung in der Person des Führers, der dadurch charakterisiert sei, dass alle Gruppenzugehörige ihn an die Stelle ihres persönlichen Ich-Ideals […] gesetzt hätten […] Diese […] wurde später durch die Hypothese einer Interdependenz zwischen Führer und Gruppe abgelöst.« (Annelise Heigl-Evers: Psychoanalyse und Gruppe).

32 Foulkes, S.H., *Group-analytic Psychotherapy. Method and principles*, London 1975.

33 Mehr noch als der Tod des sowjetischen Diktators Josef Stalin, die Niederschlagung des Volksaufstands in der »DDR«, die Erstbesteigungen des Nanga Parbat und des Mount Everest hielt
die Briten die Krönung ihrer Königin Elisabeth II. am 2. Juni 1953 in Westminster Abbey in
Atem.

34 Alice von Platens psychotherapeutische Praxis befand sich in Harley Street 130. Nur vier Haus-
eingänge weiter (Nr. 146) praktizierte bis zu seinem Tod im Frühjahr 1953 Lional Logue. Logue
therapierte ab Mitte der 1920er Jahre die Sprachstörung des späteren Königs George VI. (des
Vaters Elisabeth II.). Nachträgliche Berühmtheit erlangte der Vorgang 2010 durch den Film
»The King's Speech«.

35 »Wieder war mir danach zu schreiben ›Lass mich allein‹, als ich Deinen Brief erhielt. Doch dann
dachte ich: ›Warum nicht eine Friedenszigarette rauchen‹. Ja, ich finde, das soll und wird geschehen.«

36 Zwischen Hydepark und Hollandpark.

37 Wörtliches Zitat Alice Ricciardi von Platen 2003.

38 Der »Brüsseler Pakt« oder »Brussels Treaty Organisation« (BTO) war ein am 17. März 1948
geschlossenes Militärbündnis zwischen Frankreich, Großbritannien und den Benelux-Staaten.

39 Die am 18.4.1951 gegründete »Montanunion« – auch »Europäische Gemeinschaft für Kohle
und Stahl« – war als Zollunion zwischen Frankreich Italien, den Benelux-Staaten und der BRD
die eine wesentliche Vorläufer-Organisation von EWG, EG und EU. Im Gegensatz zur Montanunion besteht die am 25.3.1957 gegründete »Europäische Atom-Gemeinschaft« (Euratom
bzw. EAG) als einzige EU-Vorläuferorganisation auch nach dem »Lissabon-Vertrag« vom
1.12.2009 fort. Aufgabe der Atom-Gemeinschaft war und ist es laut Vertrag, »durch die Schaffung der für die schnelle Bildung und Entwicklung von Kernindustrien erforderlichen Voraussetzungen zur Hebung der Lebenshaltung in den Mitgliedstaaten und zur Entwicklung der Beziehungen mit den anderen Ländern beizutragen.«

40 Alice von Platen im Gespräch mit der Dokumentarfilmerin Ullabritt Horn, 2002–2007.

9. Kein Ende der »Odyssee« – 1957–1967: London – Brüssel – Tripolis

1 Seitdem Georg die *Westminster Cathedrale Choir School* wegen des beginnenden Stimmbruchs
verlassen musste, lebt er in der *Blankfriars' School*, einer von Dominikanern geleiteten Internats-
Oberschule im mittelenglischen Laxton.

2 Franz Froschmaier (*1930) war von 1981 bis 1987 Generaldirektor der Europäischen Kommission für Information, Kommunikation und Kultur. 1988 wechselte er als Wirtschaftsminister
ins erste Kabinett Engholm (bis 1992).

3 Franz Froschmaier am 17. September 2010.

4 Die 1959 gegründete »Deutsche Bibliothek« zog 1961 in das ehemalige deutsche Botschaftsge-
bäude in der Rue Belliardstraat um und wurde 1963 offiziell vom Goethe-Institut München
übernommen.

5 Tripoli = Offizielle nicht-arabische Schreibweise Mitte der 1960er Jahre.

6 Frankreich hatte seine Truppen 1956 aus Libyen abgezogen.

7 Aurikel von Raumer war 1949 nach 3-monatiger Ehe von einem Graf Haller von Hallerstein
geschieden worden. 1952 heiratete sie in Kanada den deutschen Pädagogen Hans von Haimberger. Neben Aurikels Tochter aus erster und drei eigenen Kindern zog das paar auch eine indiani-
sche Adoptivtochter auf. Ihren Arztberuf übte Aurikel von Haimberger mangels Approbation in
Kanada nicht aus.

10. Wegbereiterin der Gruppenpsychoanalyse

1 Quelle: Universitätsbibliothek Frankfurt a.M. / Archivzentrum / Nachlass Mitscherlich.
2 Quelle: Universitätsbibliothek Frankfurt a.M. / Archivzentrum / Nachlass Mitscherlich.
3 Quelle: Universitätsbibliothek Frankfurt a.M. / Archivzentrum / Nachlass Mitscherlich.
4 Dem Antrag Heubners und Sauerbruchs auf eine einstweilige Verfügung (betreffend Streichung bzw. Modifikation der von den Antragstellern beanstandeten Textpassagen) gab das Landgericht Berlin am 29.7.1947 statt.
5 Dazu DER SPIEGEL, Ausgabe 24/1996: »In den zwischen 1946 und 1959 gedrehten 65 Arztfilmen gaben die Edelchargen Ewald Balser (›Sauerbruch – das war mein Leben‹), O. E. Hasse (›Der Arzt von Stalingrad‹) und Dieter Borsche (›Die große Versuchung‹) in suite vor ramponierten, aber ausverkauften Lichtspielhäusern jene zwischen Selbstaufopferung und Liebesqualen schwankenden Heroen der Heilkunst zum besten, die wie ihr erlösungswilliges Publikum neben dem akuten oralen Mangel nur an einem litten: einer auf die vergangenen zwölf Jahre (1933–45) bezogenen Totalamnesie.«
6 1950 nahm das als »Institut für Psychotherapie« geplante Institut zunächst unter dem Namen »Abteilung für Allgemeine Medizin« seinen Betrieb auf.
7 sh. Alexander Mitscherlich: Ein Leben für die Psychoanalyse. Anmerkungen zu meiner Zeit, a.a.O., S.188.
8 Max Horkheimer (1895–1973) war seit 1951 Rektor der Frankfurter Universität.
9 Sh. Martin Dehli: Leben als Konflikt. Zur Biographie Alexander Mitscherlichs, S. 228.
10 Im selben Jahr wurde Viktor von Weizsäcker auf eigenen Wunsch in Heidelberg emeritiert.
11 Mitscherlich, Alexander (Hg.), Entfaltung der Psychoanalyse – Das Wirken Sigmund Freuds in die Gegenwart, Stuttgart 1956.
12 Untertitel: Reprint des 1948 erschienenen Abschlussberichts vom Nürnberger Ärzteprozess, Wissenschaft ohne Menschlichkeit. Im Auftrage und entsprechend dem Beschluss des 51. Deutschen Ärztetages am 16. und 17. Oktober 1948 in Stuttgart.
13 In seinem Aufsatz »Nationalsozialismus und Lebensvernichtung« in der Aprilausgabe 1967 der Vierteljahreshefte für Zeitgeschichte nahm der Arzt, Soziologe und angehende Psychiater Klaus Dörner (*1933) als erster Autor öffentlich auf Alice von Platens Buch Bezug.
14 Universitätsbibliothek Frankfurt a.M. / Archivzentrum / Nachlass Mitscherlich.
15 Universitätsbibliothek Frankfurt a.M. / Archivzentrum / Nachlass Mitscherlich.
16 Die diesbezüglichen Kapitel-Stichworte in Alexander Mitscherlichs Buch Auf dem Weg zur vaterlosen Gesellschaft lauten unter anderem: »Triebgehorsam«, »Lerngehorsam«, »Identifikation«, »Angsterweckung als Herrschaftsmittel«, »Anpassungsbereitschaft«, »Rollenverhalten«, »Vorurteile«, »Regression in der Masse«.
17 Elisabeth von Platen Hallermund wurde auf dem Altausseer Friedhof unmittelbar neben dem Schriftsteller Jakob Wassermann (1873–1934) und dem Altausseer Bergpionier Paul Preuß (1886–1913) bestattet. Ebenfalls auf dem Altausseer Friedhof begraben liegt der Schriftsteller und Drehbuchautor des NS-»Euthanasie«-Propagandafilms »Ich klage an«, Eberhard Frowein (1881–1964).
18 Ricciardi-von Platen, Alice, Bericht über psychotherapeutische Gruppenfahrten mit je zwei Parallelgruppen, in: Praxis der Psychotherapie, Band XVI, München 1971.
19 *1912; sh Personenverzeichnis.
20 Im April 1974 setzte die »Nelkenrevolution« in Portugal einer der letzten westeuropäischen Diktaturen ein Ende. Noch im selben Jahr beschritt Griechenland den Weg zur Demokratie, ein Jahr später folgte Spanien (1975/76).
21 Die von Michael Lukas Möller wenig später in Abstimmung mit S.H. Foulkes gegründeten Gruppenanalyse-Seminare (GRAS) bestehen seit 1975 fort. Website: http://www.gruppenanalyse-gras.de.

22 Dazu Alice Ricciardi-von Platen 2007 im Gespräch mit Gisela Höller-Trauth und Regine
    Scholz: »Ursel Heim, weit mehr als Mathilde Trappe, war sehr auf Kameradschaft, [...] und ich
    war durch England trainiert auf Abstinenz, auf psychoanalytische Abstinenz: Also, nach der
    Sitzung geht man auseinander, denn sonst wird es verdünnt. [...] Schließlich haben wir uns
    getrennt.«

23 In dem zu seinem 70. Geburtstag erschienenen Sammelband *Die leise Stimme der Psychoanalyse
    ist beharrlich (Hg. B.Grossmann-Garger/W.Parth)* gibt Josef Shaked Aufschluss über seinen per-
    sönlichen Zugang zur Gruppenanalyse: »Die Gruppe interessiert mich aus einem besonderen
    Grund: wegen des Phänomens der Massenpsychologie. Die Psychoanalyse hat angesichts der
    Massenpsychologie versagt. Wenn man sieht, wie blauäugig und völlig unwissend die Psycho-
    analytiker reagiert haben auf Hitler in Deutschland und Österreich und wie sie das zum Teil
    noch immer bei diesem Thema tun, das hat mich immer sehr geängstigt. Das war mein Motiv,
    mich mit der Gruppe zu beschäftigen, und das war auch ein Grund, warum ich zur analytischen
    Großgruppe gekommen bin. Mein persönliches Motiv war Angst, wie zivilisierte Menschen
    derart entfesselt sein können.«

24 Am 3. Oktober 2010.

25 Am 6. Oktober 2010.

26 Am 6. Oktober 2010.

27 Prof. Dieter Janz am 29. September 2010.

28 Nach Auflösung des *Central Art Collecting Point* in der Münchner Arcisstraße leitete Wolfgang
    Lotz ab 1. März 1947 zunächst kommissarisch das im selben Gebäude eingerichtete Münchner
    Zentralinstitut für Kunstgeschichte, bevor er 1952 als Kunstprofessor an das *Vassar College* im
    Staat New York wechselte. Ab 1959 folgte eine Professur am *Institute of Fine Arts* der *New York
    University*. 1962 schließlich kehrte er nach Rom zurück, wo er bis 1980 die Bibliotheca Hertzi-
    ana als Direktor leitete.

29 1968 gründete Fabrizio Napolitani in Rom das *Istituto di Gruppo-Analisi (IGAR)*, 1973 initiierte
    Diego Napolitani in Mailand die *Associazione Milanese di Analisti di Gruppo (AMAG)*. Ähnlich
    wie Alice Ricciardi-von Platen folgten beide dabei weitgehend dem von S. H. Foulkes entwickel-
    ten Konzept.

30 Marion Gräfin Dönhoff war der Familie von Platen-Hallermund auch als Kuratoriumsmitglied
    der von Kurt Hahn im Frühjahr 1952 in Weissenhaus gegründeten Kurzschule verbunden.
    Über die Einrichtung schrieb Marion Dönhoff am 20.12.1951 in der ZEIT: »Diese erste Kurz-
    schule wird im Frühjahr 1952 in Weissenhaus, einem Platenschen Besitz an der Ostküste Schles-
    wig-Holsteins, eröffnet werden. Es sollen dort etwa hundert Jungen im Alter von 16 bis 19
    Jahren für jeweils vier Wochen zusammenkommen (...) Es sollen Lehrlinge aus Industrie und
    Handwerke sein, die sonst nur manuelle Arbeit leisten, und höhere Schüler, die sonst nur das
    Lernen und Studieren kennen (...) Es fügt sich, daß Graf (Anm.: Clemens) Platen, der Besitzer
    von Weissenhaus, seit Jahren dort an der Küste den Rettungsdienst unter sich hat (...) Da es
    zum Prinzip der neuen Erziehungsmethode gehört, junge Menschen zur Hilfe durch die Tat zu
    erziehen, auch dort, ja gerade dort, wo ein Hauch von Abenteuer und Kühnheit weht, werden
    die ›Kurzschüler‹ in diesem Rettungsdienst mithelfen. In Weissenhaus ist ferner die Feuerwehr
    des Bezirks stationiert, und das Rote Kreuz richtet dort eine Unfallhilfestation ein. Gerade diese
    Tradition eines auf Hilfe und Rettung eingestellten Ortes schien der ideale Rahmen für eine
    solche Kurzschule.«

11. Im Unruhestand

1   Es war das letzte Wiedersehen Alice-Ricciardi-von Platens mit ihrem Vetter. Ein knappes Jahr später, am 20. Juni 1983, starb Clemens von Platen in Weissenhaus.

2   Im *Tagesspiegel*-Porträt vom 24. April 2006 wird Josef Shaked zum Wesen analytischer »Großgruppen« indirekt zitiert: »Die Einzelsitzung, erklärt Shaked, das sei der Raum, in dem man mit dem Psychoanalytiker familiäre Konflikte austrägt und sich mit Kindheitsbeziehungen beschäftige. In den großen Gruppen habe man hingegen eine Situation wie in einem Clan, der die Gesellschaft repräsentiert. Es werden soziale Konflikte ausgetragen, zwischen Mann und Frau, Jung und Alt, Stadt und Land. Der Psychoanalytiker immer dazwischen ›als der Deuter, der Vater‹, wie Shaked es nennt. In den Gruppen, die einige hundert Leute umfassen können, wird die eigene, kollektive Geschichte verhandelt.« (*Die Gesetze der Seele. In den Fußstapfen des großen Meisters: Der Psychoanalytiker Josef Shaked, das Freud-Jahr und die Abgründe der Stadt Wien; Der Tagesspiegel*, 24. April 2006).

3   Dazu Michael Hayne am 3. Oktober 2010: »Auch darin war Alice auch sehr stark, sehr einfühlsam, und immer mit dem für sie charakteristischen Verhalten, niemals jemanden zu kränken. Sie war eine Meisterin darin, auch einen Dissens so zu behandeln, dass sie niemals jemanden brüskiert hat.«

4   Am 27. Januar 1979 berichtete Alice EW über einen »Diabetes-Kollaps« ihres Sohnes »mit Blutzucker über 600«, und äußerte sich dabei besorgt über Georgs eingeschränkte Möglichkeiten bei einer eventuellen Stellungssuche.

5   Gemeint sind regelmäßige Arbeitsgruppen von etwa acht bis maximal zwölf Ärzten, die unter der Leitung eines befähigten Psychoanalytikers aktuelle »Arzt-Patient-Probleme« diskutieren. Diese Anfang der 1950er Jahre von Michael Balint entwickelte Methode der ärztlichen Weiterbildung zielt auf ein besseres Verständnis und letztlich auf eine verbesserte Behandlung der Patienten.

6   Franz und Ane Froschmaier am 7. Oktober 2010.

7   Camucìa ist der südlich der Altstadt gelegene Ortsteil Cortonas.

8   Quelle: Website der IPPNW Nürnberg – Fürth – Erlangen: http://www.ippnw-nuernberg.de.

9   Auch in Italien häuften sich seit dem Bozener Konvent Veranstaltungen zum Themenkomplex NS- »Euthanasie«/Ärztliche Ethik und damit verbundene Einladungen an Alice Ricciardi-von Platen. So sprach sie etwa am 24. Februar 1996 in der Aula Magna der Universität Siena zum Thema: »Nazismo e Psichiatria«.

10   Kongressdokumentation: Kolb,Stephan und Seithe, Horst / IPPNW (Hrsg.), *Medizin und Gewissen. 50 Jahre nach dem Nürnberger Ärzteprozess*, Frankfurt/M 1998.

11   Das Feature wurde am 19.1.1998, 22.30–23.00 Uhr in WDR3 erstausgestrahlt – Titel: »›Die Deutschen waren die Verteidiger‹ – Alice von Platen-Ricciardi im Gespräch über ihr Buch ›Die Tötung Geisteskranker in Deutschland‹«. Zwei Jahre später erschien das Gespräch in leicht modifizierter Form als Buchkapitel in dem von Irmgard Eisenbach-Stangl und Wolfgang Stangl herausgegebenen Buch »Das äußere und innere Ausland«.

12. 1997 – 2008: Wettlauf mit der Zeit

1   Teile von Alice Ricciardis Interview-Aussagen finden sich wieder in: Paul Weindling, *Nazi Medizine an the Nuremberg Trials*, Hampshire/New York 2004.

2   Im Anschluss an dieses Interview lud Paul J. Weindling Alice Ricciardi-von Platen ein, an der Brookes University in Oxford eine Vorlesung zum Themenkomplex »NS-Medizinverbrechen/ Ärzteprozess« zu halten. Die Veranstaltung fand am 12. März 1998 statt.

3 Helmut Sörgel: *Die Frau, die das Schweigen brach*, in: Deutsches Ärzteblatt 1996; 93: A-3104–3107 – [Heft 47].

4 Felix de Mendelssohn am 21. September 2010.

5 Michael Hayne am 3. Oktober 2010.

6 Wolrad Bode, Lektor des Mabuse-Verlags, hatte von der Absicht des Psychiatrie-Verlages erfahren, Alice Ricciardi-von Platens Buch nicht mehr neu aufzulegen, und hatte das Buch, dessen weiteres Erscheinen er für wichtig hielt, in den Frankfurter Verlag geholt. Am 2. September 2004 fragte Bode formell bei der Autorin an: »Sehr geehrte Frau Ricciardi-von Platen, ich freue mich sehr, dass Sie damit einverstanden sind, dass wir Ihr Buch ›Die Tötung Geisteskranker in Deutschland‹ in Absprache mit dem Psychiatrie-Verlag in unserer Reihe Wissenschaft neu verlegen. Ich wäre Ihnen für eine kurze Bestätigung dankbar. (gez. Wolrad Bode).« Die Einverständniserklärung der Autorin erfolgt am 7. September 2004, darin äußert sie die Sorge: »Ich hoffe, dass Sie keinen finanziellen Verlust erleiden werden.«

7 Unter anderem Ex-Geschäftsführer von AOL Deutschland.

8 Bis 2007 wohnte Alice Ricciardi-von Platen während ihrer Altaussee-Aufenthalte als Gast von Hans und Heidi Glaser im »Gasthof Loser«.

9 Alice Ricciardi-von Platen: »Gerade das Thema des Opfers hat ihn beschäftigt« in Stoffels, Hans (Hg.), *Soziale Krankheit und soziale Gesundung*, Würzburg 2008.

10 Unter anderem: *Ein Chinese mit dem Kontrabass* (Dokumentarfilm 90 min – erstausgestrahlt in 3sat am 6. Februar 2005).

11 Ricciardi-von Platen, Alice: *Il corpo violato. La cosidetta eutanasia e la psichiatria tedesca sotto il nazismo* in Mazzoni, C. M. (Hg.): *Per un statuto del corpo*, Milano 2008.

Literatur

Aly, Götz (Hg.) (1989), *Aktion T4 1939–1945. Die »Euthanasie«-Zentrale in der Tiergartenstraße 4*, Berlin

Annas, George J. u. Grodin, Michael A. (1992), *The Nazi Doctors and the Nuremberg Code. Human Rights in Human Experimentation*, Oxford

Arendt, Hannah (1964), *Eichmann in Jerusalem. Ein Bericht von der Banalität des Bösen*, München

Associazione Olokaustos (Hg.) (2007), *Progetto Eutanasia, Sterminate i disabili! Percorso storico-iconografico sul progetto die »eutanasia« nazista*, Venezia

Benzenhöfer, Udo (2007): *Der Arztphilosoph Viktor von Weizsäcker. Leben und Werk im Überblick*, Göttingen.

Binding, Karl und Hoche, Alfred (1920): *Die Freigabe der Vernichtung lebensunwerten Lebens. Ihr Maß und ihre Form*, Leipzig

Brinkschulte, Eva (1993), *Weibliche Ärzte. Die Durchsetzung des Berufsbildes in Deutschland*, Berlin

Bock, Gisela (2010), *Zwangssterilisation im Nationalsozialismus. Studien zur Rassenpolitik und Geschlechterpolitik*, Münster

Buchan, William (1990), *The rags of time. A fragment of autobiography*, Southhampton

Cremer, Klaus (1996), *Arbeitsgemeinschaft Gruppenanalyse: Toleranz und Verständnis* in: Deutsches Ärzteblatt 1996; 93(3): A-137 / B-115 / C -111

Curtius, Ludwig (1958), *Deutsche und antike Welt. Lebenserinnerungen*, Stuttgart

Dehli, Martin (2007), *Leben als Konflikt. Zur Biographie Alexander Mitscherlichs*, Göttingen

Delacampagne, Christian (2005), *Die Geschichte des Rassismus*, Düsseldorf/Zürich

Dönhoff, Marion Gräfin (1998), *Kindheit in Ostpreußen*, München

Dörner/Haerlin/Rau/Schernus/Schwendy (Hg.) (1989), *Der Krieg gegen die psychisch Kranken. Nach »Holocaust«, Erkennen – Trauern – Begegnen. Gewidmet den im »Dritten Reich« getöteten psychisch, geistig und körperlich behinderten Bürgern und ihren Familien*, Frankfurt/M

Ebbinghaus, Angelika u. Dörner, Klaus (Hg.) (2002), *Vernichten und Heilen. Der Nürnberger Ärzteprozess und seine Folgen*, Berlin

Foulkes, S.H. (1975), *Group-analytic psychotherapy. Method and Priciples*, London

Gerst, Thomas (2008), *Alice Ricciardi, geb. von Platen-Hallermund † – Spät erst fand sie Anerkennung in Deutschland* in Deutsches Ärzteblatt 2008; 105(11): A-583 / B-517 / C-505

Gerst, Thomas (1996), *Nürnberger Kongreß: Ärztliches Handeln als ethische Herausforderung* in Deutsches Ärzteblatt 1996; 93(47): A-3104 / B-2404 / C-2190

Grossmann-Garger, Brigitte/ Parth, Walter (Hg.) (1999), *Die leise Stimme der Psychoanalyse ist beharrlich*; Gießen

Haase, Helga (1983), *Alexander Mitscherlich. Gesammelte Schriften in zehn Bänden*, Frankfurt/M

Hanke, Angela, *Die Tötung Geisteskranker in Deutschland. Ein Gespräch mit Alice von Platen-Ricciardi über ihr gleichnamiges Buch und den Nürnberger Ärzteprozess 1946/47* in: Eisenbach-Stangl, Irmgard und Stangl, Wolfgang (Hg.) (2000), *Das äußere und innere Ausland*, Wien

Haubl, Rolf u. Lamott, Franziska (Hg.) (1994), *Handbuch Gruppenanalyse*, Berlin/München

Hayne, Michael (1997), *Grundstrukturen menschlicher Gruppen*, Lengerich

Hayne, Michael, *Psychose und Kunst. 50 Jahre nach der Euthanasieforschung von Alice v. Platen-Haller-mund* in: Ardjomandi, M.E. (Hg.) (2000), *Konflikt und Solidarität in und zwischen Gruppen, Jahrbuch für Gruppenanalyse Band 6*, Heidelberg

Heigl-Evers, Annelise (Hg.) (1971), *Psychoanalyse und Gruppe*, mit Beiträgen von S.H. Foulkes, A. Heigl-Evers, F. Heigl u.a., Göttingen

Hellingrath, Norbert von (1936), *Hölderlin-Vermächtnis – Forschungen und Vorträge. Ein Gedenkbuch zum 14. Dezember 1936*, München

Henkelmann, Thomas (1986), *Viktor von Weizsäcker (1886–1957). Materialien zu Leben und Werk*, Berlin/Heidelberg

Homann-Wedeking, Ernst (1975), *Archaisches Griechenland*, Baden Baden

Hoyer, Timo (2008), *Im Getümmel der Welt. Alexander Mitscherlich – Ein Porträt*, Göttingen 2008

Kaul, Friedrich Karl (1979), *Die Psychiatrie im Strudel der Euthanasie. Ein Bericht über die erste indus-triemässig durchgeführte Mordaktion des Naziregimes*, Köln/Frankfurt/M

Keitel, W. und Nürnberger, H. (Hg.) (1997), *Theodor Fontane. Werke, Schriften und Briefe*, München

Kerckhoff, Annette (2010), *Alice Ricciardi-von Platen (1910–2008)* in: *Heilende Frauen. Ärztinnen, Apothekerinnen, Krankenschwestern, Hebammen und Pionierinnen der Naturheilkunde*, München

Klee, Ernst (1985), *»Euthanasie« im NS-Staat. Die »Vernichtung lebensunwerten Lebens«*, Frankfurt/M

Klee, Ernst (Hg.) (1985), Dokumente zur »Euthanasie«, Frankfurt/M

Klee, Ernst (1992), *Was sie taten – Was sie wurden. Ärzte, Juristen und andere Beteiligte am Kranken- oder Judenmord*, Frankfurt/M

Klee, Ernst (2011), *Das Personenlexikon zum Dritten Reich. Wer war was vor und nach 1945*, Frankfurt/M

Kolb, Stephan und Seithe, Horst / IPPNW (Hg.) (1998), *Medizin und Gewissen. 50 Jahre nach dem Nürnberger Ärzteprozess*, Frankfurt/M

Leyden, Wolfgang von (1984), *Growing up under the Weimar Republic, 1918–1933*, New York

Mahler-Bungers, Annegret (2002), *Entgrenzung, Spaltung und Integration am Beispiel einer Gruppen-analyse in der Ukraine* in Ardjomandi, M.E. (Hg.), *Der Andere in der Gruppe – Angst und Neu-gier. Jahrbuch für Gruppenanalyse und ihre Anwendungen Band 8*, Heidelberg

Mann, Golo (1986), *Erinnerungen und Gedanken. Eine Jugend in Deutschland*, Frankfurt/M

Meiners, Antonia (2006), *Kluge Mädchen oder wie wir wurden, was wir nicht werden sollten*, München

Mitscherlich, Alexander (2003) [1963], *Auf dem Weg zur vaterlosen Gesellschaft. Ideen zur Sozialpsy-chologie*, Weinheim/Basel/Berlin

Mitscherlich, Alexander (Hg.) (1956), *Entfaltung der Psychoanalyse. Das Wirken Sigmund Freuds in der Gegenwart. Gedenkaufsätze anläßlich des 100. Geburtstages von Sigmund Freud*, Stuttgart

Mitscherlich, Alexander (1980), *Ein Leben für die Psychoanalyse. Anmerkungen zu meiner Zeit*, Frankfurt/M

Mitscherlich, Alexander und Margarete (2004) [1967], *Die Unfähigkeit zu trauern. Grundlagen kol-lektiven Verhaltens*, München

Mitscherlich, Alexander u. Mielke, Fred (Hg.) (1947), *Das Diktat der Menschenverachtung. Der Nürnberger Ärzteprozess und seine Quellen*, Heidelberg

Mitscherlich, Alexander und Mielke, Fred (Hg. u. Kommentar) (1960), Medizin ohne Menschlichkeit. Dokumente des Nürnberger Ärzteprozesses, (Reprint des 1948 erschienenen Abschlussberichts vom Nürnberger Ärzteprozess, *»Wissenschaft ohne Menschlichkeit. Im Auftrage und entsprechend dem Beschluss des 51. Deutschen Ärztetages am 16. und 17. Oktober 1948 in Stuttgart«*), Frankfurt/M

Nathorff, Hertha (1988), *Das Tagebuch der Hertha Nathorff. Berlin – New York. Aufzeichnungen 1933 bis 1945*, Frankfurt/M.

Nowak, Kurt (1984), *Euthanasie und Sterilisierung im »Dritten Reich«. Die Konfrontation der evange-lischen und katholischen Kirche mit dem »Gesetz zur Verhütung erbkranken Nachwuchses« und der »Euthanasie«-Aktion*, Göttingen

Perwanger, Verena u. Vallazza, Giorgio (Hg.) (1998), *Follia e pulizia etnica in Alto Adige*, Publikation zur Bozener Tagung am 10. März 1995 mit Beiträgen von Klaus Dörner, Alice Ricciardi von Platen, Lorenzo Toresini, Michael von Cranach und anderen, Bolzano

Peter, Jürgen (1994), *Der Nürnberger Ärzteprozess im Spiegel seiner Aufarbeitung anhand der Dokumentensammlungen von Alexander Mitscherlich und Fred Mielke*, Münster/Hamburg

Platen-Hallermund, Alice von (1948), *Die Tötung Geisteskranker in Deutschland. Aus der deutschen Ärztekommission beim amerikanischen Militärgericht (Leiter Priv. Doz. Dr. Alexander Mitscherlich)*, Frankfurt/M

Platen-Hallermund, Alice von (1993), *Die Tötung Geisteskranker in Deutschland. Reprint der Erstausgabe 1948. Mit einem Vorwort der Autorin und einem Geleitwort von Klaus Dörner*, Bonn

Platen-Hallermund, Alice von (2000), *Il nazismo e l'eutanasia dei malati di mente* (italienische Ausgabe des Buchs *Die Tötung Geisteskranker in Deutschland*), Florenz

Platen-Hallermund, Alice von (2002), *»L'extermination des malades mentaux dans l'Allemagne Nazie«* (französiche Ausgabe des Buchs *Die Tötung Geisteskranker in Deutschland*), Paris

Platen-Hallermund, Alice von (2007), *Exterminio de enfermos mentales en la Alemania nazi* (argentinische Ausgabe des Buchs *Die Tötung Geisteskranker in Deutschland*), Buenos Aires

Pöppmann, Dirk, *Robert Kempner und Ernst von Weizsäcker im Wilhelmstraßenprozess* in: Wojak, Irmtrud und Meinl, Susanne (Hg.) (2003), *Im Labyrinth der Schuld. Täter – Opfer – Angeklagte*. Frankfurt/M/New York

Ricciardi-von Platen, Alice (1971), *Bericht über psychotherapeutische Gruppenfahrten mit je zwei Parallelgruppen*, in, *Praxis der Psychotherapie*, Band XVI, München

Ricciardi-von Platen, Alice, *Die Entwicklung der gruppenanalytischen Ausbildung durch die Internationale Arbeitsgemeinschaft für Gruppenanalyse in Altaussee*, in: Gefäller, Georg R. (Hg.) 2006, *Gruppenanalyse, Gruppendynamik, Psychodrama-Quellen und Traditionen – Zeitzeugen berichten. Der Umgang mit Phänomenen in deutschsprachigen Ländern*, Heidelberg.

Ricciardi-von Platen, Alice, *Gerade das Thema des Opfers hat ihn beschäftigt* in: Stoffels, Hans (2008), *Soziale Krankheit und soziale Gesundung*, Würzburg

Ricciardi-von Platen, Alice, *Il corpo violato. La cosidetta eutanasia e la psichiatria tedesca sotto il nazismo* in: Mazzoni, Cosimo Marco (Hg.) (2008), *Per un statuto del corpo*, Milano

Rutschky, Katharina (Hg.) (2001), *Schwarze Pädagogik. Quellen zur Naturgeschichte der bürgerlichen Erziehung*, München

Schmidt, Gerhard (1965), *Selektion in der Heilanstalt 1939–1945*, Stuttgart

Seidl, Margarethe, *Alice Ricciardi-von Platen 90 Jahre* in Ardjomandi, M.E. (Hg.) (2000), *Konflikt und Solidarität in und zwischen Gruppen, Jahrbuch für Gruppenanalyse Band 6*, Heidelberg

Shaked, Josef, *In memoriam Alice Ricciardi-von Platen (1910–2008)* in Ardjomandi, M.E. (Hg.) (2008), *Aufbruch ins Ungewisse. Identitätswandel in Gruppen. Jahrbuch für Gruppenanalyse und ihre Anwendungen Band 13*, Heidelberg

Shaked, Josef (2011), *Ein Leben im Zeichen der Psychoanalyse*, Gießen

Sörgel, Helmut (2005), *Eine mutige Botschafterin für eine humane Medizin, Alice Ricciardi von Platen* in, Psychosozial (Zeitschrift) 101, Gießen

Sternberger, D./Storz, G./Süskind, W.E. (1962), *Aus dem Wörterbuch des Unmenschen*, München

Warburg Spinelli, Ingrid (1990), *Die Dringlichkeit des Mitleids und die Einsamkeit, nein zu sagen. Erinnerungen 1910–1989*, Hamburg

Weindling, Paul (1989), *Health, race and German politics between national unification and Nazism, 1870–1945*, Cambridge

Weindling, Paul Julian (2004), *Nazi Medicine and the Nuremberg Trials. From Medical War Crimes to Informed Consent*, Hampshire/New York

Weizsäcker, Viktor von (1941), *Arzt und Kranker*, Leipzig

Weizsäcker, Viktor von (1949), *Begegnungen und Entscheidungen*, Stuttgart

Weizsäcker, Viktor von (1941), *Klinische Vorstellungen*, Stuttgart

Weizsäcker, Viktor von (1954), *Natur und Geist. Erinnerungen eines Arztes*, Göttingen

Zeffirelli, Franco (1987), *Autobiographie*, München

Abbildungsnachweise

Kurzbiographien (Auswahl)

Albedyll, Emil von, geb. 1824 in Liebenow, gest. 1897 in Potsdam. Berufsoffizier. Ab 1871 Chef des preußischen Militärkabinetts, ab 1873 Generalmajor und General à la suite Kaiser Wilhelms I., ab 1876 dessen Generaladjutant, ab 1888 Kommandierender General des VII. Armee-Korps in Münster. Verheiratet mit Julie von Alten (geb. 1935), der jüngeren Schwester Carl Friedrich Franz Victor von Altens.

Alexander, Leo, Neurologe und Psychiater, geb. 11.10.1905 in Wien, gest. 20.07.1985 in Boston/Massachusetts. Studierte 1923-27 Medizin in Wien, absolvierte dort 1927/28 sein praktisches Jahr und ging 1931 als Assistenzarzt der Städtischen und Universitätsklinik für Gemüts- und Nervenkranke nach Frankfurt/Main. 1933 verlor Alexander seine Stellung, emigrierte in die USA und lehrte dort u. a. Neurologie an der *Harvard Medical School.* 1938 wurde Alexander US-Staatsbürger, ab 1942 (bis 1946) gehörte er dem *Medical Corps* der US-Army als Major an, vom November 1946 bis Juni 1947 fungierte Alexander als medizinischer Sachverständiger der Anklage im Nürnberger Ärzteprozess. Ab den 1950er Jahren arbeitete Alexander als Psychiater in Boston und publizierte u. a. Studien zur Behandlung von Geisteskrankheiten und zur Multiplen Sklerose.

Alten, Carl Friedrich Franz Victor von, Alice von Platens Großvater, geb. 1833 in Hannover, gest. 1901 in Gainfarn (Österr./Ungarn). Von Alten begann seine militärische Laufbahn 1852 als Garde-Kavallerist in Hannover. 1862 wurde er preußischer Militärattaché in Den Haag und lernte dort Baronin Caroline Groeninx-van Zoelen kennen, die er 1862 heiratete. Dem Paar wurden zwei Töchter geboren, die jüngere – Elisabeth – am 1. August 1875. 1876 wurde von Alten zum Kommandeur des Regiments der *Gardes du Corps* in Potsdam befördert, 1888 zum Generaladjutanten Kaiser Friedrichs III. Es folgten zwei Jahre als Militärgouverneur der Bundesfestung Ulm, schließlich (1891) die Ernennung zum General der Kavallerie à la suite Kaiser Wilhelms II.

Balint, Michael (eigentlich Mihály Maurice Bergmann), Psychoanalytiker, geb. 1896 in Budapest, gest. 1970 in London. Nach dem Medizinstudium in Budapest und Psychoanalyse-Vorlesungen bei Sándor Ferenczi arbeitete Balint ab 1920 zunächst in einem biochemischen Labor in Berlin. 1924 kehrte er nach Budapest zurück, schloss 1926 seine psychoanalytische Ausbildung ab und arbeitete anschließend als Lehranalytiker. 1939 emigrierte er nach England, wurde (1947) psychiatrischer Berater an der *Tavistock Clinic* und gründete 1948 gemeinsam mit Enid Eichholz (die er 1958 heiratete) das *Family Discussion Bureau*, in dem Alice von Platen von 1950 bis 1951 mitarbeitete. In dieser Zeit initiierte Balint erstmals Fallbesprechungsgruppen für Allgemeinmediziner, aus denen die so genannten *Balint-Gruppen* hervorgingen. Ab 1968 war Balint Präsident der *British Psychoanalytical Society*.

Basaglia, Franco, Psychiater, geb. 1924 in Venedig, gest. 1980 in Venedig. Nach dem Medizinstudium unterrichtete Basaglia ab 1949 an der Psychiatrieschule in Padua. 1961 übernahm er die Leitung des psychiatrischen Krankenhauses in Gorizia (Grenzort zu Slowenien). Entsetzt über die dort vorgefundenen Zustände und Praktiken (Zwangsjacken, Elektroschocks, Kalte Bäder u. a.), begann Basaglia die Schließung vergleichbarer Anstalten zu betreiben und Reformansätze zu propagieren. Ab 1968 leitete er die Psychiatrische Klinik in Colorno (Parma), 1972 das *Dipartimento di salute mentale* in Triest. Seit dieser Zeit datierte der Kontakt mit Alice Ricciardi-von Platen. Basaglias therapeutischer Erfolg, sein unermüdlicher medialer Einsatz und ein günstiges politisches Klima führten schließlich im Mai 1978 zur Verabschiedung des Psychiatriereform-Gesetzes durch das italienische Parlament.

Becker, Hellmut, Jurist, Bildungsforscher, geb. 1913 in Hamburg als Sohn des preußischen Kultusministers Carl Heinrich Becker, gest. 1993 in Berlin. Nach dem Jura-Studium in Freiburg (wo Becker sich 1931 im Freundeskreis um Gerda Picht mit Alice von Platen anfreundete), Berlin und Kiel folgte Becker 1937 dem Kieler Strafrechtsprofessor Ernst Rudolf Huber als Assistent nach Leipzig. Nach einer schweren Kriegsverwundung 1941 ging Becker 1943 – erneut als Assistent Hubers – nach Strassburg. 1948/49 verteidigte er den Vater seines Freundes Carl Friedrich von Weizsäcker – Ernst von Weizsäcker – als Anwalt im Nürnberger »Wilhelmstraßenprozess«. Anschließend baute Becker eine Anwaltspraxis am Bodensee auf. 1956 wurde Becker Präsident des deutschen Volkshochschulverbandes, 1963 Mitbegründer und erster Direktor des *Max-Planck-Instituts für Bildungsforschung*.

Benn, Gottfried, Arzt, Schriftsteller, geb. 1886 in Mansfeld (Brandenburg), gest. 1956 in Berlin. Ab 1905 studierte Benn an der *Kaiser-Wilhelm-Akademie für das militärärztliche Bildungswesen* Medizin. Als Doktorand kam er erstmals in Kontakt mit Berliner Künstlern und Literaten. Nach dem Ersten Weltkrieg, in dem er als Militärarzt gedient hatte, eröffnete Benn in der Belle-Alliancestraße 12 in Berlin eine Praxis für Haut- und Geschlechtskrankheiten. 1932 begegnete Benn bei einem literarischen Leseabend in der Wohnung von Marie Hay und Herbert von Hindenburg der Medizinstudentin Alice von Platen. Während Benns frühe Lyrik von den traumatischen Erfahrungen im Ersten Weltkrieg geprägt ist, zeichnen sich seine späteren Arbeiten vor allem durch hohe Sprachkunst, Form und Stil aus. 1951 war Benn erster Preisträger des *Georg Büchner-Preises*.

Bilz, Clemens Rudolf, Arzt, Psychotherapeut, geb. 1898 in Thalheim (Erzgebirge), gest. 1976. 1925 unterzog Bilz sich in Wien bei dem Sigmund-Freud-Schüler Paul Schilder einer Lehranalyse und schloss danach in Heidelberg sein 1923 begonnenes Medizinstudium mit der Promotion bei Viktor von Weizsäcker ab. 1934 ließ Bilz sich als Nervenarzt und Psychotherapeut in Hamburg nieder, 1939 wechselte er als Dozent zum *Deutschen Institut für Psychotherapie und Psychologische Forschung* nach Berlin. Nachdem er 1945 vor den russischen Truppen aus Berlin geflüchtet war, arbeitete Bilz 1947 erstmals wieder als Psychiater und

Psychotherapeut – u. a. in der Bamberger Klinik St. Getreu, wo er ab Anfang 1948 Alice von Platen in Lehranalyse nahm. Nach mehreren Jahren als Dozent an der Mainzer Universitätsklinik lehnte Bilz 1958 den angebotenen Lehrstuhl für Psychotherapie und medizinische Psychologie an der Universität Würzburg ab und ging 1963 in den Ruhestand.

Binding, Karl, Professor für Strafrecht, Strafprozessrecht und Staatsrecht, geb. 1841 in Frankfurt/Main als Sohn einer bekannten Bierbrauerfamilie. Nach der Habilitation mit 23 Jahren (in Heidelberg) wechselte Binding als Professor zunächst nach Basel (1865), dann nach Freiburg i. Br. (1870) und Strassburg (1872), bevor er 1873 (bis 1913) an der Leipziger Universität seine endgültige akademische Heimat fand. Mehr als durch seine juristischen Lehrbücher (u. a. *Die Schuld im deutschen Strafrecht*; 1919) wurde der Staatsrechtler durch die gemeinsam mit Alfred Erich Hoche verfasste Schrift *Die Freigabe der Vernichtung lebensunwerten Lebens. Ihr Maß und ihre Form* bekannt, deren Erscheinen 1920 Binding nicht mehr erlebte.

Bion, Wilfred Ruprecht, Psychoanalytiker, Pionier der Gruppenpsychoanalyse, geb. 1897 in Mathura (Indien), gest. 1979 in Oxford. Nach dem Ersten Weltkrieg studierte Bion zunächst in Oxford Geschichte, anschließend in London Medizin. Ab 1938 arbeitete er an der Londoner *Tavistock Clinic* und behandelte dort u. a. den Schriftsteller Samuel Beckett. Während des Zweiten Weltkriegs sammelte Bion in einem Militärhospital erste Erfahrungen in der gruppentherapeutischen Behandlung traumatisierter Soldaten. 1945 kehrte er an die *Tavistock Clinic* zurück und beteiligte sich ab 1948 an der Planung und Gründung des *Tavistock Institute of Human Relations*, an dem Alice von Platen ab 1952 ihre gruppenpsychoanalytische Ausbildung erfahren sollte. Bions während dieser Zeit verfasste, grundlegende Aufsätze zur Gruppentherapie erschienen 1961 in Buchform – Titel: *Experiences in Groups*. 1962-65 war Bion Präsident der *British Psychoanalytical Society*.

Cohn, Ruth, Psychoanalytikerin, geb. 1912 in Berlin, gest. 2010 in Düsseldorf, studierte ab 1931 Nationalökonomie und Psychologie, bevor sie 1933 in die Schweiz emigrierte. In Zürich ließ sie sich nach dem Abschluss ihres Psychologiestudiums zur Psychoanalytikerin ausbilden. 1941 wanderte sie in die USA aus, ließ sich in New York gruppentherapeutisch ausbilden und begann u. a., therapeutisch mit Kindern zu arbeiten. Inspiriert durch einen Workshop zum Thema »Gegenübertragung« entwickelte sie ab 1955 das Konzept der »Themenzentrierten Interaktion«, in der es – vereinfacht gesagt – darum geht, über die Lern- und Gesprächsinhalte hinaus auf der (gruppen-) psychologischen Ebene zu interagieren. Kurz nach ihrer Rückkehr in die Schweiz Anfang der 1970er Jahre lernte sie Alice Ricciardi-von Platen kennen. In den folgenden Jahren fungierte Ruth Cohn neben ihrer psychotherapeutischen Praxis u. a. als Beraterin der *École d'humanité*.

Curtius, Ludwig, geb. 1874 in Augsburg, gest. 1954 in Rom. Studierte zunächst Philosophie, Rechts- und Volkswirtschaft, schließlich ab 1896 in München Altertumswissenschaft. 1920 wurde Curtius Professor für Archäologie in Heidelberg, 1928 Direktor der römischen Abteilung des *Deutschen Archäologischen Instituts*. 1932 starb Curtius' Frau und Mutter zweier gemeinsamer Töchter. Nach seiner vorzeitigen Versetzung in den Ruhestand 1937 blieb Curtius die Zentralgestalt der deutschen Archäologenszene in Rom. Von Januar bis Juli 1940 lebte Alice von Platen als Betreuerin von Curtius' jüngerer Tochter

Stella in der Familie. Nach 1945 erhielt Curtius zahlreiche höchste Auszeichnungen, darunter das Bundesverdienstkreuz mit Stern der Bundesrepublik Deutschland.

Dönhoff, Marion Gräfin von, geb. 1909 im ostpreußischen Friedrichstein (Gem. Löwenhagen), studierte ab 1931 in Königsberg Volkswirtschaft. Während der Semesterferien freundete sie sich in Berlin mit Alice von Platen an, 1935 wurde Marion Dönhoff in Basel promoviert, von 1939 bis zu ihrer Vertreibung Anfang 1945 verwaltete sie das ostpreußische Familiengut Quittainen. Kurz nach Gründung der Wochenzeitung *Die Zeit* wurde Marion Dönhoff von den Gründungsmitgliedern zur Mitarbeit eingeladen. Ab 1951 engagierte sie sich u. a. für die von Kurt Hahn in Weissenhaus gegründete Kurzschule. *Die Zeit* blieb Marion Dönhoffs publizistische Heimat: Bis 1968 war sie politische Redakteurin, von 1968 bis 1972 Chefredakteurin, bis zu ihrem Tod im Jahr 2002 war sie Mitherausgeberin.

Dörner, Klaus, Sozialpsychiater, geb. 1933 in Duisburg. Studium der Medizin, Geschichte und Soziologie, Habilitation an der Psychiatrischen Universitätsklinik Hamburg. 1967 nahm Klaus Dörner als erster Autor publizistisch auf Alice von Platens 1948 erschienenes Buch *Die Tötung Geisteskranker in Deutschland* Bezug, 1978 war er Mitbegründer des *Psychiatrie-Verlages*, von 1980 bis 1996 ärztlicher Leiter der Westfälischen Klinik für Psychiatrie, Psychosomatik und Neurologie in Gütersloh, daneben lehrte Klaus Dörner Psychiatrie an der Universität Witten/Herdecke. 1993 gab seine Befürwortung den Ausschlag für die Wiederauflage von Alice von Platens Buch im *Psychiatrie-Verlag*.

Foulkes, S.H. (eigentlich: Sigmund Heinrich Fuchs), Psychiater, Psychoanalytiker, Pionier der Gruppenpsychoanalyse, geb. 1898 in Karlsruhe, gest. 1976 in London. Nach dem Medizinstudium und einer psychiatrischen und psychoanalytischen (u. a. bei Helene Deutsch) Ausbildung in Wien leitete Fuchs ab 1930 das Ambulatorium des *Psychoanalytischen Instituts* in Frankfurt/Main. 1933 emigrierte Fuchs nach England, eröffnete in Exeter eine psychoanalytische Praxis und erhielt 1938 die britische Staatsbürgerschaft. Aus der gruppenanalytischen Arbeit als Militärpsychiater während des Zweiten Weltkrieges entwickelte Foulkes – wie er sich nun schrieb – gruppenanalytische Ansätze, die er nach 1945 zu einem geschlossenen Lehrkonzept ausarbeitete. 1952 gründete er in London die *Group Analytic Society*, 1971 das *Institute of Group Analysis*. 1974 zählte Foulkes zu den ersten Lehrenden der von Alice Ricciardi-von Platen initiierten Ausbildungs-Workshops in Altaussee.

Freud, Anna, Psychoanalytikerin, jüngste Tochter Sigmund Freuds, geb. 1895 in Wien, gest. 1982 in London. Ab 1918 psychoanalytisch ausgebildet, wurde Anna Freud zur wichtigsten Mitarbeiterin ihres Vaters. In den 1920er Jahren begann sie sich mit Kinderanalyse zu befassen und eröffnete eine eigene psychoanalytische Praxis. 1938 emigrierte sie mit der übrigen Familie nach England, 1941 gründete sie gemeinsam mit der Kinderärztin und Psychoanalytikerin Josefine Stross und der Kinderpsychoanalytikerin Dorothy Tiffany Burlingham in London die *Hampstead Nurseries* zur Betreuung von Kriegskindern und Kriegswaisen. Durch Vermittlung Viktor von Weizsäckers lernten Anna Freud und Alice von Platen einander dort im Spätsommer 1948 kennen. Bis 1952 folgte der Ausbau der *Nurseries* zur *Hampstead Child-Therapy Clinic*. Zu Anna Freuds bekanntesten Publikationen zählt *Das Ich und die Abwehrmechanismen* (1936).

Gebsattel, Viktor Emil von, Psychiater, Psychotherapeut, Philosoph und Schriftsteller, geb. 1883 in München, gest. 1976 in Bamberg. Nach dem Studium der Philosophie, Kunstgeschichte und Psychologie nahm von Gebsattel 1913 das Medizinstudium auf, promovierte 1920 und gründete 1925 in Berlin ein psychiatrisches Privatsanatorium. Während des Krieges arbeitete er als Lehranalytiker mit eigener Praxis am sogenannten »Göring-Institut«. Nach 1945 folgten eine Anstellung als Chefarzt in Badenweiler, Lehraufträge an den Universitäten Freiburg und Würzburg sowie Fallbesprechungen in der Bamberger Klinik St. Getreu, wo von Gebsattel auch mit Alice von Platen bekannt wurde. Von Gebsattel war Herausgeber zahlreicher Zeitschriften und Buchreihen und zählt zu den wichtigsten Vertretern einer »daseinsanalytisch« orientierten Psychotherapie.

Guardini, Romano, katholischer Religionsphilosoph und Theologe, geb. 1885 in Verona, gest. 1968 in München. Nach dem Theologiestudium in Freiburg i. Br. und Tübingen wurde Guardini 1910 zum Priester geweiht, 1915 promoviert und 1922 in Bonn habilitiert. 1923 folgte Guardini dem Ruf der Berliner *Friedrich-Wilhelms-Universität* auf den Lehrstuhl für *Religionsphilosophie und Christliche Weltanschauung*, den er bis zu seiner vorzeitigen Emeritierung 1939 innehatte. Daneben wirkte er in Berlin als Studentenseelsorger. An den Arbeitskreisen und Begegnungen, die Guardini in dieser Funktion ausrichtete, nahm bis 1935 auch Alice von Platen gelegentlich teil. Nach dem Krieg lehrte Guardini *Religionsphilosophie und Christliche Weltanschauung* in Tübingen, ab 1948 in München. 1962 ließ sich der viel geehrte Autor zahlloser Aufsätze und Bücher aus gesundheitlichen Gründen in den Ruhestand versetzen.

Hahn, Kurt, Reformpädagoge, geb. 1886 in Berlin, gest. 1974 in Salem. Nach dem Studium in Oxford arbeitete Hahn von 1914 bis 1919 in der *Zentralstelle für Auslandsdienst* des Berliner Auswärtigen Amtes, wo er u. a. mit dem Unterstaatssekretär Wilhelm von Stumm und dem letzten Reichskanzler der deutschen Monarchie, Prinz Max von Baden, zusammentraf. 1920 gründete Hahn auf dem Familienstammsitz des Badener Markgrafen gemeinsam mit diesem das Landerziehungsheim Schloss Salem, das er bis 1933 leitete. Nach kurzzeitiger Verhaftung durch die Nationalsozialisten emigrierte Hahn im Juli 1933 nach Schottland, wo er 1934 in Gordonstoun eine *Salem School* nach dem erprobten Muster gründete. Nach dem Krieg engagierte Hahn sich für völkerverbindende und sozialpädagogische Konzepte und rief gemeinsam mit Prinz Philip von Edinburgh den *Duke of Edinburgh's Award* zur Förderung internationaler Jugendprogramme ins Leben.

Haimberger, Aurikel von, geb. 1919 in Berlin als jüngste Tochte des späteren Reichswirtschaftsministers (ab 1923) Hans von Raumer. 1935 lernte sie in Berlin Alice von Platen kennen und begann – ihrem Vorbild folgend – 1938 Medizin zu studieren. 1944 stellte Aurikel von Raumer die Verbindung zwischen Viktor von Weizsäcker und Alice von Platen her und motivierte ihre Freundin im Frühjahr 1946, nach Heidelberg zu gehen. Nach mehreren Jahren als Klinikärztin in Heidelberg und Frankfurt/Main heiratete Aurikel von Raumer 1952 den Pädagogen Hans von Haimberger, dem sie im selben Jahr nach Kanada folgte. Während ihr Mann in Kanada als Professor lehrte, kehrte Aurikel – inzwischen Mutter von fünf Kindern – in Kanada nicht mehr in den Arztberuf zurück.

Hayne, Michael, Psychologischer Psychotherapeut, Psychoanalytiker, geb. 1937 in Köln, studierte Psychologie und ließ sich u. a. in England zum Psychoanalytiker und Gruppenpsychoanalytiker ausbilden. Im Winter 1975/76 lernte er in London Alice Ricciardi-von Platen kennen. 1976 folgte er der Einladung Alice Ricciardi-von Platens und Josef Shakeds, auf dem Fundament des Altausseer *Internationalen Arbeitskreises für Gruppenanalyse* eine dem Ansatz von S. H. Foulkes verpflichtete gemeinsame Aus- und Fortbildungseinrichtung zu gründen: die *Internationale Arbeitsgemeinschaft für Gruppenanalyse* (*IAG*). Hayne betreibt eine psychotherapeutische Praxis, lehrt als Professor am *Institut für Psychologie* an der Universität Klagenfurt und ist Mitautor zahlreicher Bücher. 1997 erschien sein Buch *Grundstrukturen menschlicher Gruppen*.

Heinze, Hans, Psychiater, Professor für Neurologe und Psychologie an der Universität Berlin, geb. 1895 in Elsterberg (Vogtland), gest. 1983 in Wunstorf. Nach den ersten Berufsjahren als Assistenz- und Oberarzt an der kinder- und jugendpsychiatrischen Klinik in Leipzig übernahm Heinze 1934 – neben der Leitung der kinderpsychiatrischen Abteilung der Berliner Universitätsklinik – die Leitung der *Landesheilanstalt Potsdam*, wo er umgehend das NS-Sterilisationsprogramm durchsetzte.1938 wurde er Direktor der *Landesanstalt Brandenburg-Görden*, eines späteren Zentrums der NS-»Euthanasie«. Ab Herbst 1939 zählte er zu den Gutachtern der Kinder-»Euthanasie« und der so genannten »Aktion T4«. 1946 wurde Heinze von einem sowjetischen Gericht zu sieben Jahren Haft verurteilt. Nach deren Verbüßung ging er in den Westen, wurde 1954 Leiter der jugendpsychiatrischen Klinik beim niedersächsischen Landeskrankenhaus und ging 1960 regulär in den Ruhestand.

Hindenburg, Herbert von, (eigentlich *von Beneckendorff und Hindenburg*), geb. 1872 in Berlin, gest. 1956 in München. Nach dem Studium (in Oxford) und zweijährigem Militärdienst trat der Neffe des späteren Reichspräsidenten 1898 in den Diplomatischen Dienst ein. 1903 heiratete von Hindenburg in Schottland die Schriftstellerin Marie Hay, Enkeltochter des Earl of Kinnoul. Das Paar siedelte sich in Berlin an, wo sie sich in den 1920er Jahren eng mit Elisabeth von Platen, einer weitläufigen Verwandten Hindenburgs, befreundeten und diese schließlich in ihr Haus in unmittelbarer Nähe des Kurfürstendamms aufnahmen. Nach dem Tod Marie Hays im Dezember 1938 folgte von Hindenburg Elisabeth von Platens Angebot, mit ihr gemeinsam in die Villa Platen nach Altaussee zu ziehen.

Hoche, Alfred Erich, Psychiater und Neurologe, geb. 1865 im sächsischen Wildenhain, gest. 1943. Nach dem Medizinstudium trat der Sohn eines evangelischen Pfarrers mit wissenschaftlichen Arbeiten hervor (1888: *Zur Lehre von der Tuberkulose des Zentralnervensystems*; 1896: *Über Verlauf und Endigungsweise der Fasern des ovalen Hinterstrangfeldes im Lendenmark* – Letztere seither bekannt als »Hoche'sches Bündel«), wurde 1902 Direktor der Psychiatrischen Universitätsklinik in Freiburg und profilierte sich daneben als Kritiker Emil Kraepelins und Sigmund Freuds. Hoches nachhaltig zweifelhafter Ruf gründet indes vor allem auf seiner 1920 gemeinsam mit dem Staatsrechtler Karl Binding herausgegebenen Schrift *Die Freigabe der Vernichtung lebensunwerten Lebens. Ihr Maß und ihre Form*.

Homann-Wedeking, Ernst, Klassischer Archäologe, geb. 1908 in Bremen, gest. 2002. Nach dem Studium in München arbeitete Homann-Wedeking ab 1936 zunächst am *Deutschen Archäologischen Institut (DAI)* in Athen, bevor er – nach seiner Promotion 1938 – zur *Abteilung Rom* des *DAI* wechselte. Im Januar 1940 lernte er im Haus von Ludwig Curtius Alice von Platen kennen. Nach dem Krieg wurde Homann-Wedeking wissenschaftlicher Asistent bei Guido Kaschnitz-von Weinberg an der Universität Frankfurt/Main, 1950 erfolgte seine Habilitierung. Von 1954 bis 1959 war Homann-Wedeking Professor an der Universität Hamburg, anschließend – bis zu seiner Emeritierung 1973 – Professor für Klassische Archäologie an der Ludwig Maximilian Universität München. Während dieser Zeit leitete er von 1963 bis 1975 die Grabungen im *Heraion* auf der Insel Samos.

Janz, Dieter, Neurologe, Epileptologe, geb. 1920 in Speyer. Nach Abschluss seines Medizinstudiums in Freiburg wurde Janz 1946 Assistent des Neurologen Paul Vogel an der Heidelberger Ludolf Krehl-Klinik. Dort lernte er neben Viktor von Weizsäcker und Alexander Mitscherlich 1948 auch Alice von Platen kennen. 1955 wurde Janz in Heidelberg habilitiert, 1961 folgte eine außerordentliche Professur in Heidelberg. Während dieser Zeit war Janz u. a. zwei Jahre lang Vorsitzender der Deutschen Sektion der *Internationalen Liga gegen Epilepsie.* 1973 wechselte Dieter Janz als Professor für Neurologie und Leiter der Abteilung für Neurologie des Klinikums Charlottenburg zur Freien Universität Berlin. 1988 wurde Janz emeritiert.

Kaschnitz von Weinberg, Guido, Archäologe und Kunsthistoriker, geb. 1890 in Wien, gest. 1958 in Frankfurt/Main. Kaschnitz studierte in Wien Klassische Archäologie und Kunstgeschichte (Promotion 1913) und war zunächst als Verlagslektor tätig, bevor er 1923 ins *Deutsche Archäologische Institut (DAI)* nach Rom wechselte. 1925 heiratete er dort die Buchhändlerin Marie-Luise von Holzing, die später unter dem Namen Marie-Luise Kaschnitz als Schriftstellerin bekannt wurde. Der Habilitation in Freiburg folgten Professuren in Königsberg und Marburg. Im Frühjahr 1940 lernten Guido und Marie-Luise Kaschnitz von Weinberg Alice von Platen in Rom kennen, im selben Jahr wurde Kaschnitz von Weinberg als Professor an die Universität Frankfurt/Main berufen. 1945 folgte ihm Ernst Homann-Wedeking als Assistent nach Frankfurt. Ab 1952 (bis 1956) leitete Kaschnitz von Weinberg neben seiner Frankfurter Professur das wieder eröffnete römische *DAI.*

Klein, Melanie, geb. 1882 in Wien, gest. 1960 in London, befasste sich frühzeitig mit den Theorien Freuds und unterzog sich 1918 in Budapest einer Analyse bei Sándor Ferenczi, der sie dazu ermutigte, selbst als Psychoanalytikerin tätig zu werden. Noch im selben Jahr begann Melanie Klein mit der Analyse ihrer drei Kinder und erhielt 1919 die Anerkennung als Psychoanalytikerin. 1921 folgte sie ihrem Mann nach Berlin und entwickelte dort eine eigene Form der Kinderpsychoanalyse, indem sie die »freie Assoziation der Erwachsenenanalyse durch kindgerechte Ausdrucksformen wie Spielen und Zeichnen ersetzte.« (Zitat: Der Standard, 21.9.2010) Nach einer Vortragsreihe in England wechselte sie 1926 nach London und trat der *British Psychoanalytical Society* bei. In den 1940er Jahren gipfelten die Auffassungsunterschiede zwischen ihr und Anna Freud bezüglich der von Melanie Klein entwickelten »Objektbeziehungstheorie« in einem offenen Konflikt.

Kogon, Eugen, Publizist, Soziologe, geb. 1903 in München, gest. 1987 in Königstein/ Taunus, arbeitete nach dem Volkswirtschafts- und Soziologiestudium in Wien zunächst als Redakteur einer katholischen Zeitschrift, bevor man ihn 1934 zum Vermögensverwalter des Hauses Sachsen-Coburg-Gotha bestellte. 1938 wurde Kogon durch die Gestapo verhaftet (Vorwurf: »Arbeit für antinationalsozialistische Kräfte«) und 1939 ins KZ Buchenwald verschleppt, wo er bis 1945 u. a. als Arztschreiber in der Fleckfieberversuchsstation arbeitete. Über die an KZ-Häftlingen durchgeführten Versuche gab Kogon im Januar 1947 als Zeuge beim Nürnberger Ärzteprozess Aufschluss. Dabei lernten er und Alice von Platen einander kennen. Kogon, dessen Buch *Der SS-Staat* 1946 erschien, wurde zum Mentor und Verleger von Alice von Platens Buch.

Leyden, Wolfgang von, Philosoph, geb. 1911 in Berlin, gest. 2004 in Durham (England). Der Enkel des Berliner Charité-Direktors Ernst Viktor von Leyden schloss sein in Berlin begonnenes Philosophiestudium 1936 in Florenz mit einer Dissertation über Montaigne ab. Anfang 1939 zwangen ihn die italienischen Rassengesetze zur Emigration nach England. Nach Internierung und erneutem Studienbeginn in London schloss von Leyden 1944 in Oxford seine zweite Dissertation (Thema: *Time and History*) ab und wechselte 1946 als Dozent an die Durham University, wo er 1956 zum »Senior Lecturer« und schließlich (1962) zum »Reader« avancierte. Nach seiner Pensionierung 1977 unterrichtete von Leyden an der *London School of Economics* und publizierte daneben Werke wie *Hobbes and Locke: the politics of freedom and obligation* (1981). (Über die Beziehung zu Alice von Platen siehe ausführlich Kapitel 4 und 5.)

Lotz-Bauer, Hilde, Kunsthistorikerin und Fotografin, geb. 1907 in München, gest. 1999 in München. Nach dem Studium der Kunstgeschichte (Promotion 1931) absolvierte Hilde Bauer in München die *Fachschule für Fototechnik.* Ein Stipendium führte sie 1933 nach Italien, wo sie im Auftrag der *Bibliotheca Hertziana* und des *Deutschen Kunsthistorischen Instituts* Kunstwerke und Kulturdenkmäler fotografierte. Nach einer Kurzehe (1937–39) mit dem Kunsthistoriker Bernhard Degenhart heiratete Hilde Bauer 1941 den Kunsthistoriker Wolfgang Lotz. 1942 wurde im *Torre dei Ramaglianti* Sohn Christoph geboren. Nach Wolfgang Lotz' Einberufung Ende 1942 folgte Hilde Lotz Alice von Platens Rat und zog mit ihrem Sohn nach Michelsdorf nahe Pettenbach.

Lotz, Wolfgang, Kunsthistoriker, geb. 1912 in Heilbronn, gest. 1981 in Rom. Nach dem Studium der Kunstgeschichte (Promotion 1937) kam Lotz als Stipendiat zum *Kunsthistorischen Institut* nach Florenz und lernte dort 1939 Hilde Degenhart-Bauer kennen. Noch im selben Jahr zog das Paar in Alice von Platens ehemalige Turmwohnung und lebte dort bis zur Einberufung Wolfgang Lotz' zur Wehrmacht (1942). 1945 geriet Lotz in amerikanische Kriegsgefangenschaft und wurde kurz darauf in die *Kommission für Beutekunst* zum *Central Art Collecting Point* nach München berufen. Das daraus hervorgegangene Münchner *Zentralinstitut für Kunstgeschichte* leitete Lotz einige Jahre lang kommissarisch. 1952 wechselte er als Kunstprofessor ans *Vassar College* (USA), 1959 folgte eine Professur am New Yorker *Institute of Fine Arts.* 1962 kehrte das Ehepaar Lotz nach Italien zurück, wo Wolfgang Lotz bis 1980 die *Bibliotheca Hertziana* in Rom als Direktor leitete.

Mann, Golo, Historiker, Publizist, geb. 1909 in München, gest. 1994. Nach dem Abitur 1927 studierte der zweitälteste Sohn Thomas und Katja Manns zunächst Jura, wechselte dann zu den Fächern Geschichte und Philosophie. Promotion 1932 in Heidelberg. 1933 folgte Golo Mann seinen Eltern zunächst in die Schweiz, dann nach Frankreich, schließlich (1939) in die USA, wo er unter anderem am Olivet College in Michigan Geschichte unterrichtete. Der freiwillige Eintritt in die US-Army (1943) führte Golo Mann 1944 nach Europa zurück – zunächst als Verfasser und Sprecher deutscher Rundfunkkommentatore in London, schließlich (ab Herbst 1945) als Kontrolloffizier beim Nürnberger Hauptkriegsverbrecherprozess. Die weiteren Stationen: 1947-58 Assistenzprofessor für Geschichte am Claremont Men's College in Kalifornien, 1960-65 Professor für Politikwissenschaften an der Stuttgarter TH, danach freier Publizist.

Mitscherlich, Alexander Harbord, Arzt, Psychoanalytiker, Schriftsteller, geb. 1908 in München, gest. 1982 in Frankfurt/Main. Über den Werdegang Alexander Mitscherlichs siehe ausführlich Kapitel 7 und 10.

Münster, Clemens, geb. 1906 in Cochem (Mosel), gest. 1998 in Ainring (Oberbayern). Münster studierte Chemie, Physik und Mathematik, promovierte zum Dr. phil. und arbeitete bis 1933 als wissenschaftlicher Assistent in Bonn und Jena, bevor er zunächst Mitarbeiter und schließlich Leiter einer Entwicklungsabteilung der Firma Carl Zeiss wurde. Nach dem Krieg wurde Münster Publizist, gab gemeinsam mit Walter Dirks und Eugen Kogon die *Frankfurter Hefte* heraus und wechselte 1949 als Abteilungsleiter »für kulturelle und erzieherische Fragen« zum Bayerischen Rundfunk. Im selben Jahr ermunterte er Alice von Platen, deren Buch 1948 im *Verlag der Frankfurter Hefte* erschienen war, Hörfunkbeiträge mit medizinischen Themen für den BR zu schreiben. 1954 wurde Münster der erste Fernseh(programm)direktor des BR. Das Amt hatte er bis zu seiner Pensionierung 1971 inne.

Niekisch, Ernst, Politiker und Publizist, geb. 1889 in Trebnitz (Schlesien), gest. 1967 in Westberlin. Niekisch wuchs in der schwäbischen Kleinstadt Nördlingen auf und wurde zunächst Volksschullehrer. 1917 trat er in die SPD ein, wechselte 1922 in die USPD, trat 1926 wieder aus und begann aus sozialistischen und nationalistischen Versatzstücken eine eigene Mischideologie zu entwickeln, die er in seiner 1927 gegründeten Zeitschrift *Der Widerstand* publizistisch vertrat und von der sich unter anderem Ernst Jünger und Alexander Mitscherlich angezogen fühlten. 1937 wurde Niekisch von der Gestapo verhaftet und 1939 wegen »Hochverrats« zu lebenslangem Zuchthaus verurteilt. Nach dem Krieg war Niekisch zunächst KPD-Mitglied, später als SED-Mitglied bis 1953 DDR-Volkskammerabgeordneter. 1963 siedelte Niekisch nach Westberlin über.

Platen-Hallermund, Caroline Julie von, geb. 1900 in Weissenhaus, gest. 1975. Alice von Platens zweitälteste Schwester heiratete 1923 in Dresden den Diplomaten und späteren Staatssekretär im Auswärtigen Amt, Freiherrn Hans von dem Bussche-Streithorst (1894-1928). Aus der Ehe gingen zwei Söhne hervor.

Ribbentrop, Joachim von, NS-Politiker, geb. 1893, etablierte sich ab 1919 in Berlin als Wein- und Spirituosengroßhändler. Im selben Jahr lernte er die Tochter des Sektfabrikanten Otto Henkell, Annelies, kennen, die er 1920 heiratete. Ribbentrop baute seine Firma aus, erwarb eine Villa in Berlin-Dahlem und gab teure Empfänge für die Berliner Gesellschaft. In den späten 1920er Jahren freundete sich das Ehepaar mit Alice von Platens Schwester Marie von Stumm an. 1932 trat Ribbentrop der NSDAP bei und zog vor Hitlers Machtergreifung 1933 die entscheidenden Fäden. Nach vier Jahren als Sonderbotschafter erfolgte 1938 die Ernennung zum Außenminister. 1939 war Ribbentrop maßgeblich am so genannten »Hitler-Stalin-Pakt« zur Unterwerfung Polens beteiligt. Am 1. Oktober 1948 wurde Ribbentrop im alliierten Kriegsverbrecherprozess in Nürnberg zum Tode verurteilt und 15 Tage später hingerichtet.

Rubinstein, Nicolai, Historiker, geb. 1911 in Berlin, gest. 2002 in London. 1933 emigrierte Rubinstein nach Italien, schloss in Florenz sein in Berlin begonnenes Geschichtsstudium mit der Promotion ab und publizierte daneben erste Artikel über das mittelalterliche Florenz. Neben Wolfgang von Leyden zählte Rubinstein in Florenz zu Alice von Platens engsten Freunden. Anfang 1939 zwangen die italienischen »Rassengesetze« Rubinstein zur Emigration nach England, wo er ab 1942 an verschiedenen Instituten und Universitäten arbeitete. 1948 gab Rubinstein mit der Einladung zum Londoner *Medical Health Congress* (1948) einen entscheidenden Impuls für Alice von Platens weiteres Leben, 1965 übernahm er den Lehrstuhl für Geschichte am Londoner *Westfield College* (bis zur Emeritierung 1978), 1966 publizierte Rubinstein sein wissenschaftliches Hauptwerk *The Government of Florence under the Medici.*

Shaked, Josef, Psychiater, Psychoanalytiker, geb. 1929 in Ungarn. Shaked wuchs in Haifa auf, las bereits als 16-Jähriger Freud und Marx und kämpfte 1948 im arabisch-israelischen Krieg für die Unabhängigkeit des Staates Israel. In den 1950er Jahren ging er nach New York, studierte dort Medizin und kehrte Jahre später nach Europa zurück, wo Wien seine private und vor allem berufliche Heimat wurde. In den 1960er Jahren ließ Shaked sich u. a. in England zum Gruppenpsychoanalytiker ausbilden. 1975 schloss er sich dem von Alice Ricciardi-von Platen in Altaussee begründeten *Internationalen Arbeitskreis für Gruppenanalyse* an, aus dem 1976 die *Internationale Arbeitsgemeinschaft für Gruppenanalyse* hervorging. Shaked lehrt als Honorarprofessor an der Universität Klagenfurt und ist Mitautor zahlreicher Bücher. 2011 erschien seine Autobiographie *Ein Leben im Zeichen der Psychoanalyse.*

Stanley, Alice, Countess of Derby, geb. 1862 in Westminster, gest. 1957. Sie war die jüngste Tochter des 7. Herzogs von Manchester und dessen Gattin Louise von Alten, der Schwester Carl Friedrich Franz Victor von Altens. 1889 heiratete Alice Lord Stanley Bickerstaffe (1865-1948), der seinem Vater 1908 als 17. Earl of Derby nachfolgte. Von 1900 bis 1910 war Alice Stanley u. a. »Lady of the Bedchamber« (etwa: Palastdame) Königin Alexandras, der Frau Edwards VII., am 2. Juni 1910 wurde sie Alice von Platen-Hallermunds Taufpatin.

Stresemann, Wolfgang, Jurist, Dirigent, Komponist, Intendant, geb. 1904 in Dresden als Sohn des späteren Reichskanzlers und Außenministers Gustav Stresemann, gest. 1998 in Berlin. Stresemann studierte Rechtswissenschaften und Musik und absolvierte daneben in Berlin erste Auftritte als Dirigent. Nach der NS-Machtübernahme, die er am 30. Januar 1933 in Berlin Seite an Seite mit Alice von Platen erlebte, verschlossen sich Stresemann nach und nach sämtliche Auftritts- und Wirkungsmöglichkeiten in Deutschland. 1939 emigrierte er gemeinsam mit seiner Mutter Käte Stresemann in die USA, arbeitete eine Zeitlang als Assistent Bruno Walters und wurde schließlich in Toledo (Ohio) Chefdirigent eines eigenen Orchesters. 1956 kehrte Stresemann in die Bundesrepublik zurück. Als Indendant der *Berliner Philharmoniker* (1959-1978 und 1984-86) arbeitete er lange Jahre eng mit Herbert von Karajan zusammen.

Stumm, Marie Aurelie Wilhelmine Sophie Anna Sidonie von, geb. 1896 in Altaussee, gest. 1986 in München. Sie war die erste von vier Töchtern des Ehepaars Carl und Elisabeth von Platen-Hallermund und heiratete im April 1916 Wilhelm von Stumm. Dem Ehepaar wurden zwei Söhne und eine Tochter geboren. Beide Söhne fielen im Zweiten Weltkrieg.

Stumm, Wilhelm von, geb. 1869 in Frankfurt/Main als Sohn einer saarländischen Unternehmerfamilie, gest. 1935. Nach dem Jurastudium trat von Stumm 1894 ins Auswärtige Amt ein, war zunächst Legationssekretär in Brüssel und St. Petersburg und fungierte bis 1908 als deutscher Geschäftsträger in London. Nachdem man ihn nach Berlin zurückbeordert hatte, stieg Wilhelm von Stumm zunächst zum Legationsrat, später zum Unterstaatssekretär im Kabinett des Reichskanzlers von Bethmann-Hollweg auf. (Über die Rolle, die von Stumm während dieser Zeit spielte, siehe Kapitel 1.) Von 1912 bis 1913 war von Stumm vorübergehend Pächter von Weissenhaus, 1916 heiratete er in Berlin Marie von Platen-Hallermund. Nach dem Verlust aller politischen Funktionen im November 1918 beschränkte von Stumm sich beruflich weitgehend auf seine Funktionen als Aufsichtsrat und Gesellschafter der Gebrüder Stumm GmbH.

Warburg, Anita, geb. 1908 in Hamburg, gest. 2008. Die jüngere Schwester Erich Warburgs emigrierte 1935 nach London, arbeitete dort für das britische Rote Kreuz und das *Jewish Refugee Committee* und siedelte 1938 nach New York über. Dort lebte sie als Bildhauerin und Malerin und wirkte als Mitglied und Vorstand verschiedener Organisationen wie etwa des *Institute for International Education* oder *Mannes The New College of Music*. Von den Salemer Abiturienten der Jahre 1925-1930 war Anita Warburg die einzige, die ihre Freundin Alice von Platen überlebte.

Warburg, Erich, Sohn des Privatbankiers Max Warburg, geb. 1900 in Hamburg, gest. 1990 in Hamburg. Banklehre in Berlin, London und New York. Kriegsfreiwilliger im Ersten Weltkrieg, ab 1929 Mitteilhaber der Familienbank, 1938 Emigration in die USA. Im Zweiten Weltkrieg kehrte Warburg als Nachrichtenoffizier der US-Army nach Europa zurück und war 1945 an den Verhören Hermann Görings beteiligt. 1949 setzte Anita Warburgs älterer Bruder sich erfolgreich für den Demontagestopp der deutschen Industrie ein. Zwischen ihm und Alice von Platen entwickelte sich ab den 1950er Jahren eine enge Freundschaft. Warburg war Teilhaber des Hamburger Bankhauses M. M. Warburg, Brinckmann, Wirtz & Co.

Warburg-Spinelli, Ingrid, geb. 1910 in Hamburg, gest. 2000. Erich und Anita Warburgs Cousine studierte nach dem Abitur 1931 in Heidelberg, Oxford und Hamburg Deutsch, Englisch und Philosophie, promovierte 1935 und kehrte 1936 von einem USA-Urlaub nicht mehr nach Deutschland zurück. In den folgenden Jahren bemühte sich Ingrid Warburg im Herzen mehrerer Organisationen – wie des *Emergency Rescue Committee* – um die Rettung von Menschen vor dem Nationalsozialismus. 1941 heiratete sie den italienischen Ex-Jagdflieger Veniero Spinelli (gest. 1969). Ihre letzten Lebensjahrzehnte verbrachte Ingrid Warburg-Spinelli in Rom – unweit ihrer Salemer Schulfreundin Alice von Platen.

Weizsäcker, Viktor von, geb. 1886 in Stuttgart als jüngster Sohn des späteren württembergischen Ministerpräsidenten Karl von Weizsäcker, gest. 1957 in Heidelberg. Medizinstudium (bis 1910), Medizinalpraktikum (in Freiburg), Assistenzeit (bei Ludolf Krehl in Heidelberg), Inspektor von Feldlazaretten im Ersten Weltkrieg, Habilitation (1919) – so lauteten die ersten Stationen im beruflichen Werdegang Viktor von Weizsäckers. Ab 1920 leitete er die neurologische Abteilung an der Heidelberger Medizinischen Klinik, 1926 besuchte er Sigmund Freud in Wien. Im selben Jahr erschien seine programmatische Schrift *Stücke einer medizinischen Anthropologie*, in der er erstmals seine ganzheitlich-medizinische Sichtweise darlegte. 1932 schrieb von Weizsäcker seine Ideen zum »Gestaltkreis« nieder. 1941 folgte er Otfried Foerster als Professor und Institutsleiter in Breslau nach. 1944 datierte der erste Briefwechsel mit Alice von Platen. 1945 schließlich Flucht und Rückkehr nach Heidelberg. 1952 wurde von Wezsäcker emeritiert.

Wimmer, Hans, Bildhauer, geb. 1907 in Pfarrkirchen, gest. 1992 in München. Nach dem Studium in München unternahm Wimmer Reisen nach Rom und Paris, wo er u. a. den Bildhauer und Graphiker Aristide Maillol kennenlernte. 1939 erhielt Wimmer den »Rompreis« der *Preußischen Akademie der Künste* und verbrachte anschließend mit seiner Frau Gabriele (verh. seit 1935) ein Jahr in Rom. In dieser Zeit freundeten sich beide mit Alice von Platen an. 1941 lehnte Wimmer die Berufung als Professor an die Nürnberger Kunstakademie wegen der damit verbundenen NSDAP-Pflichtmitgliedschaft ab und wurde 1943 zur Wehrmacht eingezogen. 1949 erhielt Wimmer eine Professur an der Nürnberger Akademie, die er bis 1972 innehatte.

Wolfskehl, Karl, Schriftsteller und Übersetzer, geb. 1869 in Darmstadt als Sohn einer jüdischen Patrizier-Familie, gest. 1948 in Neuseeland. Wolfskehl gehörte ab 1892 zum Münchner Kreis um Stefan George, mit dem er u. a. die *Blätter für die Kunst* herausgab. Nach der Machtübernahme durch die Nationalsozialisten setzte sich Wolfskehl zunächst in die Schweiz ab und kam ein Jahr später nach Florenz an, wo er 1936 u. a. Alice von Platen kennenlernte. Wolfskehl, der sich dichterisch der deutschen und der jüdischen Tradition gleichermaßen verbunden fühlte, emigrierte 1938 – unmittelbar nach dem Erlass der italienischen »Rassegesetze« – nach Neuseeland.

Zillig, Georg, Psychiater, geb. 1911, gest. 1950. Abschluss des Medizinstudiums 1934 an der Universität Würzburg (Dissertation: *Untersuchungen über seelische Dauerstörungen bei defektgeheilten Paralytikern nach Malariabehandlung*), Habilitation 1942, ab Dezember 1945 Leitung der Bamberger Klinik St. Getreu als Direktor. Im Sommer 1947 lernte der Musikliebhaber und leidenschaftliche Pianist Alice von Platen bei den Musiktagen in Pommersfelden kennen und lud sie daraufhin zur Mitarbeit in der psychiatrischen Klinik St. Getreu ein.

Geschichte

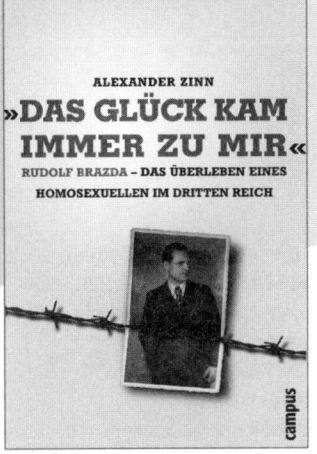

Alexander Zinn
»Das Glück kam immer zu mir«
Rudolph Brazda – Das Überleben eines
Homosexuellen im
Dritten Reich
2011. 356 Seiten
ISBN 978-3-593-39435-0

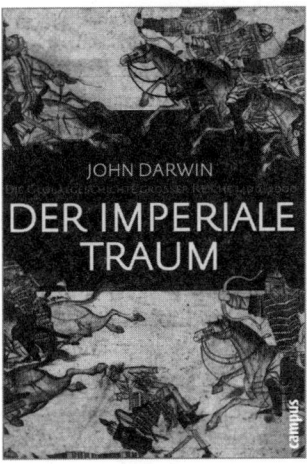

John Darwin
Der imperiale Traum
Die Globalgeschichte großer
Reiche 1400–2000
2010. 544 Seiten
ISBN 978-3-593-39142-7

campus
Frankfurt. New York

www.campus.de/wissenschaft

Geschichte

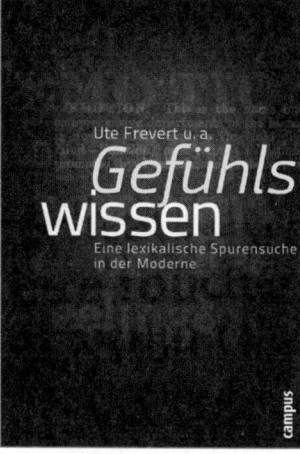

Ute Frevert, Monique Scheer,
Anne Schmidt, Pascal Eitler,
Bettina Hitzer, Nina Verheyen, Benno
Gammerl, Christian
Bailey, Margrit Pernau
Gefühlswissen
Eine lexikalische Spurensuche
in der Moderne
2011. 364 Seiten
ISBN 978-3-593-39389-6

Alexander Kraus, Birte Kohtz (Hg.)
Geschichte als Passion
Über das Entdecken und Erzählen der Vergangenheit
Zehn Gespräche
2011. 348 Seiten, ISBN 978-3-593-39409-1

Sven Reichardt, Wolfgang Seibel (Hg.)
Der prekäre Staat
Herrschen und Verwalten im Nationalsozialismus
2011. 300 Seiten, ISBN 978-3-593-39422-0

Oliver Janz, Roberto Sala (Hg.)
Dolce Vita?
Das Bild der italienischen Migranten in Deutschland
2011. 299 Seiten, ISBN 978-3-593-39482-4

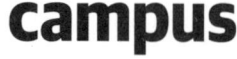

www.campus.de/wissenschaft

Frankfurt. New York